Aktuelle Probleme der Neuropsychiatrie

Aktuelle Probleme der Neuropsychiatrie

Herausgegeben von

M. Gottschaldt, H. Grass und M. Brock

Mit 74 Abbildungen

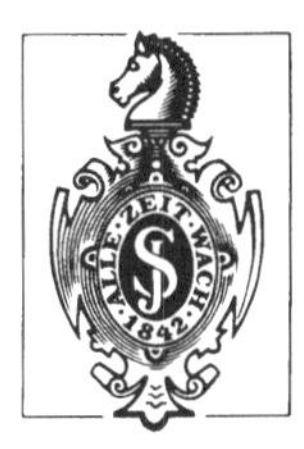

Springer-Verlag
Berlin Heidelberg New York 1978

Prof. Dr. med. M. Gottschaldt
Chefarzt der Neurologischen Klinik des Kreiskrankenhauses Herford, Schwarzenmoorstraße 70, D-4900 Herford

Dr. med. H. Grass
Oberarzt der Neurologischen Klinik des Kreiskrankenhauses Herford, Schwarzenmoorstraße 70, D-4900 Herford

Prof. Dr. med. M. Brock
Oberarzt der Neurochirurgischen Klinik der Medizinischen Hochschule Hannover, Karl-Wiechert-Allee 9, D-3000 Hannover

ISBN-13: 978-3-540-08700-7 e-ISBN-13: 978-3-642-93082-9
DOI: 10.1007/978-3-642-93082-9

2127/3321-543210

Inhaltsverzeichnis

Mitarbeiterverzeichnis

Adam, H., Erster Staatsanwalt am Landgericht, 7800 Freiburg

Brock, M., Prof. Dr. med., Oberarzt der Neurochirurgischen Klinik der Medizinischen Hochschule Hannover, Karl-Wiechert-Allee 9, 3000 Hannover

Gobiet, W., Neurologische Universitätsklinik, 3400 Göttingen

Gottschaldt, K.-M.:, Dr. med., Leiter der Somatosensorischen Arbeitsgruppe der Abteilung Neurobiologie am Max-Planck-Institut für Biophysikalische Chemie, Postfach 968, 3400 Göttingen-Nikolausberg

Gottschaldt, M., Prof. Dr. med., Chefarzt der Neurologischen Klinik des Kreiskrankenhauses, Schwarzenmoorstr. 70, 4900 Herford

Grass, H., Dr. med., Oberarzt der Neurologischen Klinik des Kreiskrankenhauses, Schwarzenmoorstr. 70, 4900 Herford

Krainick, J. U., Priv.-Doz. Dr., med. Oberarzt der Abteilung für Allgemeine Neurochirurgie der Neurochirurgischen Universitätsklinik, Hugstetter Str. 55, 7800 Freiburg

Kunze, St., Priv.-Doz. Dr. med., Leitender Oberarzt der Neurochirurgischen Klinik der Universität Erlangen-Nürnberg, Krankenhausstr. 12, 8520 Erlangen

Manz, F., Priv.-Doz. Dr. med., Chefarzt der Neurologischen Abteilung der Krankenanstalten des Kreises Lippe, Krankenhaus Lemgo, Rintelner Str. 85, 4920 Lemgo

Müke, R., Prof. Dr. med., Oberarzt der Neurochirurgischen Abteilung des Universitätskrankenhauses Eppendorf, Martinistr. 52, 2000 Hamburg 20

Mundinger, F., Prof. Dr. med., Ärztlicher Direktor und Vorstand der Abteilung für Stereotaxie und Neuronuklearmedizin der Neurochirurgischen Universitätsklinik, Hugstetter Str. 55, 7800 Freiburg

Oldenbürger, H.-A., Dipl.-Psychol., Psychologisches Institut der Universität, Nikolausberger Weg 57, 3400 Göttingen

Pöll, W., Dr. med., Neurochirurgische Klinik der Medizinischen Hochschule Hannover, Karl-Wiechert-Allee 9, 3000 Hannover

Stöwsand, D., Prof. Dr. med., Chefarzt der Neurochirurgischen Klinik des Zentralkrankenhauses der Stadt, 2850 Bremerhaven

Thoden, U., Priv.-Doz. Dr. med., Oberarzt der Neurologischen Klinik mit Abteilung für klinische Neurophysiologie der Universität, Hansastr. 9, 7800 Freiburg

Vorwort

Die Erfahrungen vergangener Jahre haben uns veranlaßt, die Thematik und den Referentenkreis der Fortbildungsveranstaltungen des Berufsverbandes Westfälischer Nervenärzte in den Jahren 1975 und 1976 so zu wählen, daß durch die Veröffentlichung der gehaltenen Vorträge ein Nachschlagewerk von unmittelbarer praktischer Bedeutung für jeden in der Neuropsychiatrie und ihren Nachbargebieten Tätigen zustande kommen würde. Dies ist gelungen, weil alle Autoren in ihren Übersichtsreferaten zwar den neuesten Stand der Wissenschaft berücksichtigt, dennoch den praktischen Gesichtspunkten den Vorrang eingeräumt haben. Durch Anwendung zahlreicher Illustrationen sollen dem Leser wichtige Punkte optisch einprägsam übermittelt werden.

Dieser Band befaßt sich mit 4 Hauptthemen.

Mit der Problematik der *intrakraniellen Drucksteigerung* und des *Hirnödems* sieht sich jeder von uns fast täglich konfrontiert. Es kommt nicht nur darauf an, die modernen Methoden der Überwachung des Schädelinnendrucks zu kennen, vielmehr geht es um die klinische Erfassung und die Behandlung des Hirnödems und seiner schwerwiegenden Folgen.

Ebenso aktuell ist die im 2. Abschnitt dieses Werkes behandelte Frage der *Pathophysiologie* und *Therapie des Schmerzes*. Hier wurde auf die Darstellung der neurophysiologischen Grundlagen besonderer Wert gelegt.

Ein Nachschlagewerk für die alltägliche Praxis wäre ohne die Einbeziehung von *EEG*, *Echoencephalographie* und *EMG* unvollständig. Diese Methoden sind in den meisten Praxen vorhanden. Dem Leser dieses Werkes wird die Möglichkeit geboten, sich mit aktuellen Problemen auf diesem Gebiet auseinander zu setzen.

Im letzten Abschnitt wird auf die in jüngster Zeit an Bedeutung erheblich zunehmende Problematik der Sucht eingegangen. Unter gezielter Ausklammerung pharmakologischer Aspekte wurden die „parapsychiatrischen" Probleme der Sucht in einer sehr ausführlichen und praxisbezogenen Weise behandelt.

Mit der Veröffentlichung dieses Werkes hoffen die Herausgeber, den Kollegen in der Praxis ein nützliches Werk zum alltäglichen Gebrauch in die Hand zu geben.

Für die Unterstützung bei der Publikation dieses Werkes danken wir der Firma Sharp & Dohme, Herrn Prof. Dr. G. H. Finger und dem Springer-Verlag.

Herford, im April 1978 M. Gottschaldt, H. Grass, M. Brock

Intrakranieller Druck, Hirnödem

Differentialdiagnose und Diagnostik intrakranieller Drucksteigerungen

D. Stöwsand

Hirndruck stellt im Fachgebiet der Neurologie und der Neurochirurgie eine der häufigsten Todesursachen dar. Die Diagnose einer intrakraniellen Drucksteigerung und deren pathogenetischen Abklärung ist deshalb von außerordentlicher Bedeutung. Sie kann aber den Neurologen und den Neurochirurgen vor erhebliche Probleme stellen.

Jedem von uns ist die klassische Trias des Hirndruckes bekannt: Kopfschmerzen, Erbrechen, Stauungspapille.
Hierzu zwei Bemerkungen:

1. Wenn Hirndruck bereits zu einer Stauungspapille und zu Erbrechen geführt hat, ist ein für den Patienten bedrohliches Stadium eingetreten, bei dem es jederzeit zu einer tödlichen Hirnstammeinklemmung kommen kann.
   Die Diagnose einer intrakraniellen Drucksteigerung sollte also möglichst vor diesem Stadium gestellt werden.

2. Zwischen den klinischen Hirndruckzeichen und den tatsächlichen intrakraniellen Druckverhältnissen besteht oft eine Diskrepanz: Wir kennen Patienten mit erheblicher, intrakranieller Drucksteigerung, zum Beispiel solche mit einem sogenannten Pseudotumor cerebri, die eine hochgradige Stauungspapille haben, aber keine Kopfschmerzen, kein Erbrechen, die völlig bewußtseinsklar und ohne psychische Veränderungen sind. Jeder Neurochirurg verfügt auch über Erfahrungen bei der Operation von Patienten mit Hirntumoren, bei denen trotz klinisch erheblicher Hirndruckzeichen die Dura bei der operativen Freilegung nicht gespannt und das Gehirn nicht vorgewölbt ist. Bei anderen Patienten wiederum, die klinisch nur leichte Zeichen einer intrakraniellen Drucksteigerung haben, ist die Dura bei der Operation hochgradig gespannt und das Gehirn quillt nach der Duraeröffnung (Abb. 1) unter Druck hervor. Auch die Größe eines intrakraniellen, raumfordernden Prozesses hat keine direkten Beziehungen zum Ausmaß des bestehenden Hirndruckes.

   Wir kennen Patienten mit riesigen Meningiomen, die klinisch kaum Hirndruckzeichen haben, vielleicht im Röntgenbild eine sogenannte Drucksella, während andererseits Patienten mit relativ kleinen, malignen Hirntumoren schnell erhebliche Hirndruckzeichen entwickeln.
   Das Ausmaß eines Hirndruckes hängt also auch stark ab von der Art des zugrunde liegenden raumfordernden Prozesses und seiner Wachstumsgeschwindigkeit.

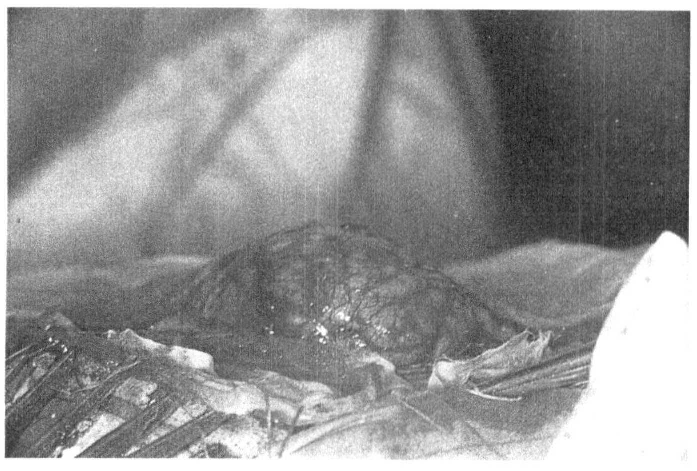

Abb. 1. Hirndruck. Operations-Situs

1. Pathophysiologie des Hirndruckes

Zunächst möchte ich kurz auf die Pathophysiologie des Hirndruckes eingehen.

Der *Schädelinhalt* (Abb. 2) aus Gehirn, Liquor und Blut ist praktisch inkompressibel. Der Schädel selbst stellt eine starre Kapsel dar, wobei eine Ausweichmöglichkeit für den Schädelinhalt insgesamt nur nach caudal zum Tentoriumschlitz und zum Foramen magnum besteht.
Etwas anders sind die Verhältnisse nur beim Kinde infolge der lockeren Verbindung der Schädelteile im Bereich der Schädelnähte.

Die komplexen Abläufe bei einer intrakraniellen Drucksteigerung sind in dem bekannten *Schema von TÖNNIS* (Abb. 3) wiedergegeben. Die Volumenzunahme einer der Komponenten des Schädelinhaltes, also Liquor - Blut - Gehirn, ist nur auf Kosten der beiden anderen Komponenten möglich. Zum Beispiel kommt es bei der Zunahme des Gehirnvolumens infolge einer Ödemeinlagerung zu einer Abnahme der Hirndurchblutung. Leichte Schwankungen des Hirndruckes können durch die Autoregulation des Hirnkreislaufes kompensiert werden. Diese Kompensationsmechanismen sind jedoch schnell erschöpft und es kommt zu einer arteriellen Drosselung der Blutzufuhr zum Gehirn mit einer entsprechenden Hypoxydose. Bei der Serienangiographie läßt sich zunächst eine Verlangsamung der Hirnzirkulation nachweisen. Bei einer Zirkulationszeit von 12 sec kommt es bereits zu einer deutlichen Bewußtseinseintrübung und bei einer Zirkulationszeit von mehr als 15 sec ist ein Überleben praktisch nicht mehr möglich.
Im Extremfall bildet sich schließlich ein *cerebraler Kreislaufstillstand* (Abb. 4) aus, der sich angiographisch nachweisen läßt und der als eines der Kriterien für den eingetretenen Hirntod gelten kann.

Für die klinische Symptomatik des fortgeschrittenen Hirndruckes sind anatomische Besonderheiten des Hirnschädels von Bedeutung. Der Hirn-

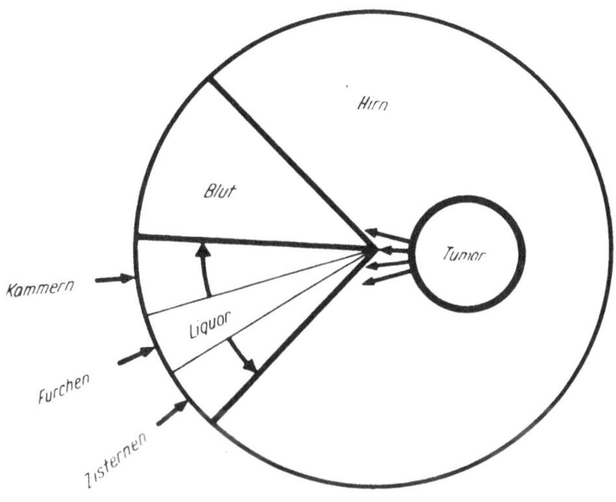

Abb. 2. Schematische Darstellung des Schädelinhaltes

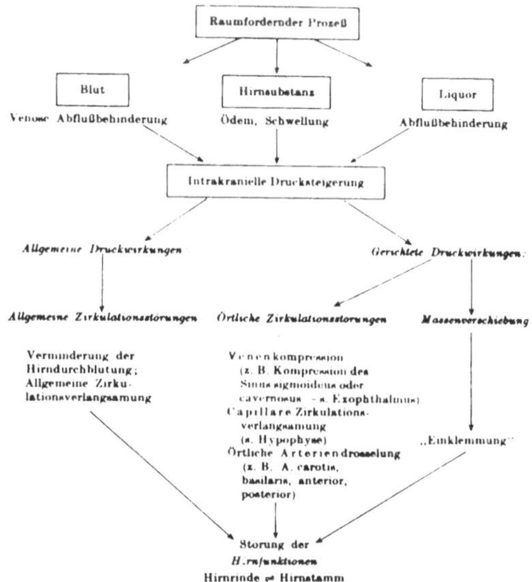

Abb. 3. Pathophysiologie der intrakraniellen Drucksteigerung (nach TÖNNIS)

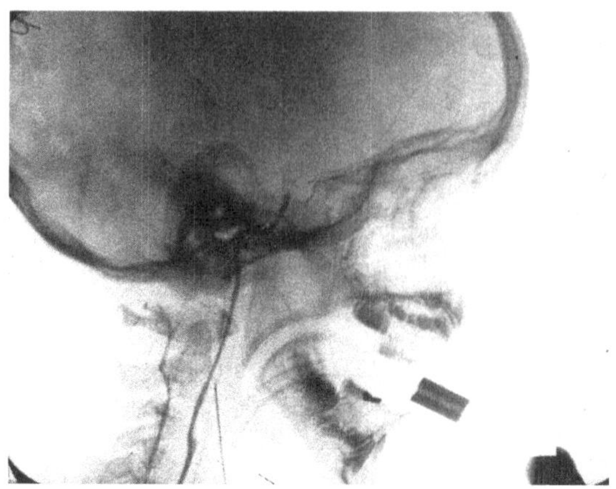

Abb. 4. Cerebraler Kreislaufstillstand (Carotis-Angiographie)

schädel ist durch Falx und Tentorium in drei unvollständig voneinander getrennte Räume unterteilt. Bei einer Volumenzunahme des Gehirns kommt es zunächst zu einer kompensatorischen Ausfüllung von Liquorräumen mit Hirnsubstanz. Die Hirnwindungen werden abgeflacht und die Hirnfurchen verschmälert. Schließlich tritt eine Kompression der Hirnkammern und der Basalzisternen ein. Bei einer Ausfüllung der Basalzisternen durch Hirnsubstanz bildet sich von einem bestimmten Grad der Volumenzunahme ab zunächst ein sogenannter tentorieller *Druckconus am Tentoriumschlitz* aus (Abb. 5). Das heißt, im Bereich der Basalzisternen dringen vor allem mediale Temporallappenabschnitte einseitig oder beidseitig in den Tentoriumschlitz vor. Hierbei wird der Hirnstamm komprimiert und verschoben. Die Kompression der Hirnschenkel kann zunächst zu Pyramidenbahnzeichen führen, später auch zu einer Parese. Diese Parese wird häufig bei einseitigen raumfordernden Prozessen auch homolateral zur Seite des Ödems beobachtet. Bei anderen Patienten bildet sich schnell eine Decerebrationsstarre aus mit Erhöhung des Muskeltonus, Streckkrämpfen und schließlich einer Hyperthermie und Tachykardie. In der Ebene des Tentoriumschlitzes verlaufen auch die N. oculomotorii, die bei diesem Einklemmungssyndrom durch die seitliche und axiale Verschiebung des Hirnstammes gegen den Processus clinoideus posterior gedrückt und gezerrt werden. Es resultiert in der Regel zuerst eine homolaterale und später eine bilaterale *Mydriasis* (Abb. 6).

Eine zusätzliche supratentorielle Drucksteigerung entsteht durch Kompression des Aquädukts im Bereich des Tentoriumschlitzes. Dabei wird die *Liquorzirkulation* unterbrochen und es resultiert eine zusätzliche beträchtliche Drucksteigerung im dritten Ventrikel und in den Seitenventrikeln. Schließlich tritt auch eine axiale Verschiebung des Hirnstammes in Richtung zum Foramen magnum hin ein. Dabei entstehen *Blutungen im Hirnstamm*, die in der Regel tödlich sind (Abb. 7). Sie sind sowohl arterieller wie venöser Natur und werden durch eine Dehnung und Ruptur von Arterien, bzw. Kompression und Ruptur von Venen, erklärt. Im Endstadium entsteht auch ein *cerebellarer Druckkegel*, der durch eine Kompression des Atemzentrums in der Medulla oblongata zu einem Atemstillstand führt (Abb. 8).

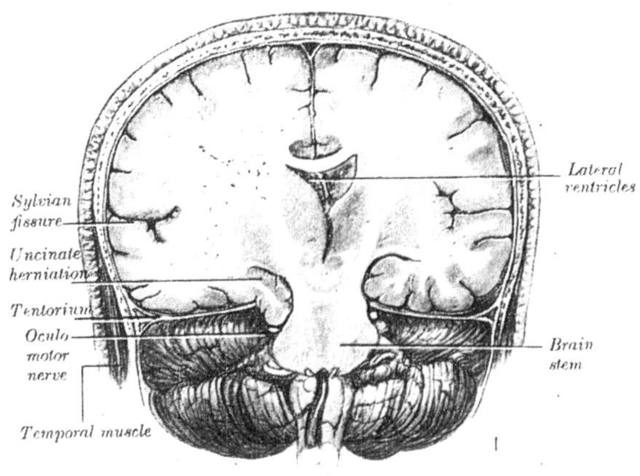

Abb. 5. Ausbildung eines Druck-Conus am Tentoriumschlitz

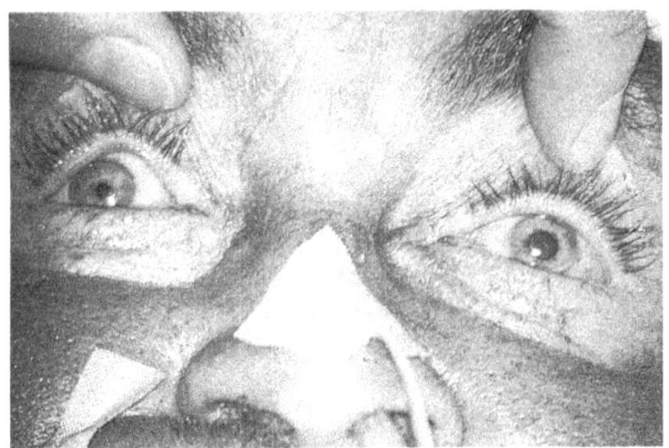

Abb. 6. Homolaterale Mydriasis bei beginnender Hirnstamm-Einklemmung

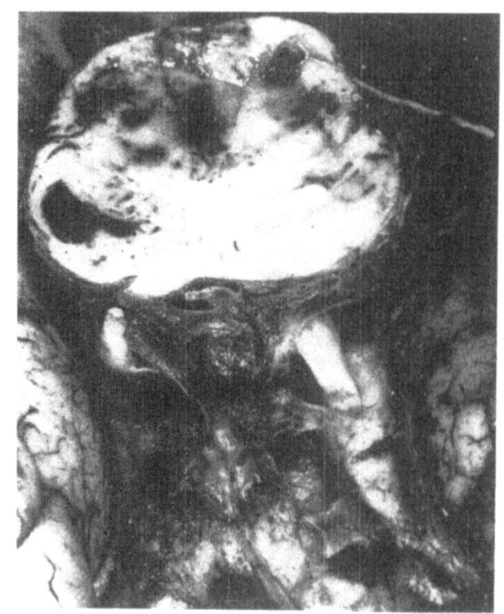

Abb. 7. Hirnstamm-Blutungen bei "Einklemmung"

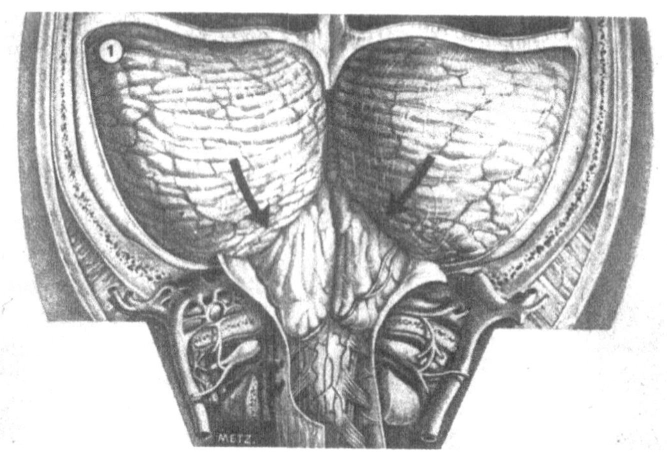

Abb. 8. Cerebellarer Druck-Conus bei Einklemmung im Foramen magnum

2. Hirndruck - Symptome

Nach dieser kurzen Schilderung der Pathophysiologie und der Extremzustände des Hirndruckes möchte ich mich den klinischen Symptomen und insbesondere den Frühsymptomen des Hirndruckes zuwenden.

Trotz der Häufigkeit und Gefährlichkeit von Hirndruckzuständen gibt es bisher keinen einfachen Test zu seinem Nachweis. Hirndruckmessungen, auf die Herr Brock noch eingehen wird, erfordern einen operativen Aufwand und lassen sich nur in speziellen Kliniken durchführen. Der Neurologe und der Neurochirurg muß aber die Diagnose des Hirndruckes in der Sprechstunde und am Krankenbett stellen. Die Lumbalpunktion, die in dieser Frage ohnehin wenig ergiebig ist, ist beim Hirndruck kontraindiziert, da sie zu einer tödlichen Hirnstammeinklemmung führen kann.

Kopfschmerzen sind ein uncharakteristisches, aber häufiges Frühzeichen einer beginnenden intrakraniellen Drucksteigerung. Ausgelöst werden diese Kopfschmerzen über schmerzempfindliche Strukturen in der A. meningica media und ihren Ästen, den großen Hirnbasisarterien, den Sinus und Brückenvenen und schließlich der Dura an der Hirnbasis. Für deren Auslösung ist offenbar weniger die intrakranielle Drucksteigerung selbst als eine Zug- oder Scherwirkung an den intrakraniellen Gefäßen von Bedeutung. Nach den experimentellen Untersuchungen von WOLFF (1963) traten z.B. Kopfschmerzen nicht auf bei einer artefiziellen, intrakraniellen Drucksteigerung durch intrathekale Injektion größerer Mengen von Kochsalzlösung. Dagegen wurden regelmäßig Kopfschmerzen angegeben, wenn den Patienten bei sitzender Position eine größere Menge Liquor abgezogen wurde. Allgemein läßt sich sagen, daß weniger der erhöhte intrakranielle Druck selbst, sondern der *gerichtete* Druck der entscheidende pathogenetische Faktor bei der Auslösung der meisten Symptome ist. Kopfschmerzen, die bei erhöhtem intrakraniellem Druck auftreten, sind oft besonders heftig morgens beim Aufwachen, und die Patienten geben eine Erleichterung nach eingetretenem Erbrechen an. Die Kopfschmerzen werden meistens in die Stirnregion oberhalb der Augen lokalisiert. Oft treten sie aber auch in der Hinterhauptsregion auf. Aus der Lokalisation der Kopfschmerzen lassen sich keine Schlüsse auf die Art oder Lokalisation eines zugrunde liegenden raumfordernden Prozesses ziehen. So werden z.B. bei Tumoren der hinteren Schädelgrube besonders oft frontale Kopfschmerzen angegeben. Sie werden meistens als dumpf oder reißend geschildert. Occipitale Schmerzen und Nackenschmerzen werden ausgelöst durch Irritationen von caudalen Hirnnerven oder oberen cervikalen Wurzeln, welche die Dura in der Umgebung des großen Hinterhauptsloches innervieren.
In Zusammenhang damit kann auch eine Nackensteife auftreten, die als meningitischer Reizzustand fehlinterpretiert werden kann. Vorgänge, welche den intrakraniellen Druck kurzfristig steigern, wie Husten oder Niesen, verstärken die Kopfschmerzen. Als bedrohlich müssen plötzlich auftretende, heftige Kopfschmerzattacken angesehen werden, welche mit Erbrechen und Nackenschmerzen verbunden sind. Sie können Ausdruck einer beginnenden Tonsilleneinklemmung im Hinterhauptsloch sein.

Ein weiteres, uncharakteristisches Symptom für sich allein sind auch Übelkeit und Erbrechen, die auf eine zentrale Vagusreizung zurückgeführt werden.
Das zentrale Erbrechen tritt häufig morgens nach dem Aufstehen auf und ist oft nicht mit Übelkeit verbunden.
Das einzig verläßliche, klinische Zeichen einer intrakraniellen Drucksteigerung ist die Stauungspapille. Eine intrakranielle Druck-

steigerung muß jedoch nicht in jedem Fall zum Auftreten einer Stauungspapille führen. Nur etwa die Hälfte der Patienten mit Hirntumoren haben eine solche Stauungspapille (TÖNNIS). Das Ausmaß kann variieren von einer leichten Venenstauung bis zur hochgradigen Stauungspapille von sechs Dioptrien und mehr. Bei länger bestehender, intrakranieller Drucksteigerung kann schließlich eine sekundäre Opticusatrophie resultieren. Das Fehlen einer Stauungspapille bei etwa der Hälfte der Hirntumoren wird einerseits darauf zurückgeführt, daß die Drucksteigerung nicht so erheblich ist, um eine Stauungspapille hervorzurufen. Auf der anderen Seite kann ihr Fehlen aber auch Folge von anatomischen Anomalien des N. opticus bzw. seiner Hüllen sein. Bei langdauernden Zuständen von Hirndruck können in seltenen Fällen Gesichtsfelddefekte auch bei solchen Tumoren auftreten, welche nicht in der Sellaregion lokalisiert sind.
So kann z.B. ein Hydrocephalus durch Druck der Wände des erweiterten 3. Ventrikels auf den N. opticus bilaterale Skotome und sogar eine bitemporale Hemianopsie hervorrufen. Ferner treten als Folge der intrakraniellen Drucksteigerung nicht selten Augenmuskelstörungen auf mit Strabismus, Doppelbildern usw. Besonders der N. abducens kann infolge seines langen intrakraniellen Verlaufes bei Hirndruckzuständen geschädigt werden. Vereinzelt kann die intrakranielle Drucksteigerung auch zu einem einseitigen oder beidseitigen Exophthalmus führen.

Bei fortgeschrittenem Hirndruck treten schließlich Störungen der vitalen Funktionen und eine Bewußtseinstrübung ein. Schon KOCHER und später CUSHING haben auf die Bedeutung einer Blutdruckerhöhung bei der intrakraniellen Drucksteigerung hingewiesen ("Cushing-Reflex"). Auslösung und Bedeutung dieses Phänomens sind noch nicht restlos geklärt. Es kann jedoch angenommen werden, daß es sich hierbei um einen Schutz-Reflex handelt, durch den der intrakranielle Perfusionsdruck erhöht und die cerebrale Durchblutung verbessert wird (CERVOS-NAVARRO et al., 1973).

Der bekannt "Druckpuls", also eine Bradykardie bei erhöhtem intrakraniellem Druck, wird oft nur kurze Zeit oder gar nicht beobachtet. In den meisten Fällen kommt es eher zu einer Tachykardie.
Auf keinen Fall kann ein Druckpuls als ein verläßliches Zeichen einer intrakraniellen Drucksteigerung angesehen werden. "Cushing-Reflex" und "Druckpuls" treten praktisch nie im Frühstadium des Hirndruckes auf und sind meistens kombiniert mit Bewußtseinstrübung, Atemstörungen und anderen zentralen, vegetativen Regulationsstörungen.

Seit langem bekannt ist auch das Auftreten von Atemstörungen beim erhöhten intrakraniellen Druck. Auch diese vitale Störung wird nur in fortgeschrittenen Stadien von Hirndruck beobachtet, da die Atemfunktionen über eine erhebliche Kompensationsfähigkeit verfügen. Ist jedoch bereits eine Atemstörung eingetreten, so muß die Prognose in der Regel als äußerst ungünstig angesehen werden. Schließlich können Störungen der Temperaturregulation (Hyperthermie), gastrointestinale Störungen wie Magen-Darm-Blutungen und eine Atonie des Gastrointestinaltraktes auftreten. Besonders bei frontalen Tumoren werden auch Blasenstörungen im Sinne einer Urininkontinenz beobachtet.

Auf die Hirnstammsymptome, die in Zusammenhang mit der Ausbildung eines tentoriellen Druckconus auftreten, wurde bereits bei der Pathophysiologie des Hirndruckes hingewiesen. Das häufigste Zeichen einer beginnenden Hirnstammeinklemmung im Tentoriumschlitz ist die einseitige Pupillenerweiterung infolge einer Druckschädigung des N. oculomotorius. Dieses Symptom muß in jedem Fall als ein äußerstes Alarmzeichen angesehen werden und erfordert ein sofortiges, entsprechendes, therapeutisches Handeln, je nach vorliegender Diagnose. Es gibt allerdings auch Patienten mit einem großen tentoriellen Druckconus ohne Störungen des N. oculomotorius. Im gleichen Zusammenhang können Sehstörungen wie hemianopische Defekte oder eine intermittierende, totale Blindheit auftreten, welche auf Durchblutungsstörungen im Versorgungsgebiet der A. cerebri posterior zurückgeführt werden. Die totale Unterbrechung des oberen Mittelhirnes führt schließlich zum klassischen Bild der Decerebrationsstarre mit Bewußtlosigkeit, Streckkrämpfen usw.

Wichtig für die möglichst frühzeitige Diagnose einer intrakraniellen Drucksteigerung sind auch die *radiologischen Hirndruckzeichen*. Bei jedem Patienten, bei dem sich aus dem klinischen Bild der Verdacht auf eine intrakranielle Drucksteigerung ableiten läßt, sind einfache Röntgenaufnahmen des Schädels in zwei Ebenen erforderlich. Ob im Röntgenbild solche Hirndruckzeichen erkennbar werden, hängt aber ab von der Höhe, besonders auch von der Dauer des Bestehens der intrakraniellen Drucksteigerung. Während sich bei Säuglingen und Kleinkindern eine Dehiscenz der Schädelnähte schon in wenigen Tagen entwickeln kann, braucht die Ausbildung von radiologischen Hirndruckzeichen bei Erwachsenen mindestens 4 Wochen, in der Regel aber eine noch längere Zeit. In den meisten Fällen ist ein mehrmonatiges Bestehen von Hirndruck Voraussetzung für die Ausbildung solcher Symptome. Bei Kindern bis zu etwa 8 Jahren ist eine *Nahtdehiscenz* das erste Zeichen einer Drucksteigerung. Mit zunehmender Verfestigung der Schädelnähte wird dieses Symptom jedoch selten und läßt sich bei Jugendlichen bis zu 20 Jahren nur noch gelegentlich beobachten. Die ausgeprägtesten Veränderungen finden sich hierbei im Bereich der Kranznaht.
Besonders im Kindesalter kann auch das Auftreten eines *Wolkenschädels* beobachtet werden. Die diagnostische Bewertung einer solchen Vermehrung der Impressiones digitatae kann allerdings schwierig sein. Beim normalen Schädel sind die Impressiones vor allem im Jugendalter vorwiegend frontal und occipital ausgebildet.
Ihre verstärkte Ausbildung kann besonders dann eine pathologische Bedeutung haben, wenn sie sich über den gesamten Schädel erstreckt. Von größerer Bedeutung sind beim Erwachsenen Veränderungen an der Schädelbasis, die sich besonders im Bereich der Sella manifestieren. Eines der wichtigsten Zeichen ist die Entkalkung und später Atrophie des Dorsum sellae, die aber bei alten Menschen gegenüber physiologischen Veränderungen abgegrenzt werden muß. Es kommt ferner zu einer Atrophie der hinteren und vorderen Klinoidfortsätze und zu einer Ballonierung der Sella mit einer Verdünnung des Sellabodens und Erweiterung des Sellalumens durch den ständigen Druck des Bodens des 3. Ventrikels. In fortgeschrittenen Fällen kann auch eine Erosion und Verdünnung von anderen Teilen der Schädelbasis auftreten. Hier kann es in seltenen Fällen sogar zu einer spontanen Liquorrhoe aus der Nase kommen. Wir haben kürzlich eine solche nasale Liquorrhoe bei einem 14-jährigen Mädchen mit einem chronischen Hydrocephalus beobachtet und konnten diese durch eine intrakranielle Drucksenkung mittels einer einfachen Liquor-Shunt-Operation beseitigen.

Im *E E G* werden unspezifische Veränderungen im Sinne einer Allgemeinveränderung beobachtet.
Von entscheidender Bedeutung sind schließlich die verschiedenen Grade der psychischen Veränderungen und der Bewußtseinstrübung. Im Beginn des dekompensierenden Hirndruckes kommt es zu zunehmenden psychischen, hirnorganischen Veränderungen und einer zunehmenden Bewußtseinstrübung bis hin zum Koma.

3. Ursächliche Prozesse

Bei der Entstehung einer intrakraniellen Drucksteigerung sind stets mehrere Faktoren beteiligt, die sich zum Teil gegenseitig auslösen oder verstärken können. Auch ein umschriebener raumfordernder intrakranieller Prozeß wie ein Tumor, ein Hämatom usw. führt sekundär zum Hirnödem, zur Verschlechterung der cerebralen Durchblutung und Sauerstoffversorgung und zu Störungen der Liquorzirkulation.

Hirnödem: Eine regelmäßig vorhandene und gefürchtete Begleiterscheinung bei einem *Hirntumor* und anderen *raumfordernden Prozessen* ist das Hirnödem. Dieses kann entstehen auf vasogener oder "toxischer" Grundlage. Beim Hirntrauma, Hirntumor, Hirninfarkt und entzündlichen Gehirnerkrankungen steht das vasogene Ödem im Vordergrund. Die abnorme Wassereinlagerung ist hier Folge einer Gefäßwandschädigung und einer Störung der Bluthirnschranke. Die vermehrte Wasseraufnahme im Gehirn führt zu seiner Volumenvermehrung, zur Abflachung der Hirnwindungen und zu intrakraniellen Massenverschiebungen. Das Ödem kann sich perifocal zum Beispiel in der Umgebung eines Tumors entwickeln, oder als diffuses Ödem einer ganzen Hemisphäre oder des gesamten Gehirnes. Die Ödemneigung ist dabei abhängig von der Art der zugrunde liegenden Erkrankung. Ein besonders ausgeprägtes Hirnödem entwickelt sich zum Beispiel bei Carzinommetastasen und bei Hirnabszessen, aber auch bei chronischen subduralen Hämatomen, bei denen die klinischen Symptome oft mehr Folge des begleitenden Ödems als des Hämatoms selber sind. Besonders stark reagiert das kindliche Gehirn auf alle möglichen Noxen mit einer Ödembildung. Dieses wird auf die noch unausgereifte Bluthirnschranke beim Kinde zurückgeführt.

Das *posttraumatische Hirnödem* ist eine regelmäßige Erscheinung bei allen Formen der schweren Schädelhirnverletzung. Messungen des intrakraniellen Druckes können hier außerordentlich hohe Werte ergeben.

Zu einem Hirnödem führt regelmäßig auch die *Mangeldurchblutung und Hypoxie* des Gehirnes. Bei den verschiedenen Formen des apoplektischen Insultes ist das begleitende Ödem oft ein entscheidender klinischer Faktor. Todesursache bei vielen Patienten, die in den ersten Tagen nach einem Hirninfarkt sterben, ist das sekundäre Hirnödem und die resultierende Hirnstammeinklemmung im Tentoriumschlitz.

Auch zahlreiche *Stoffwechselstörungen und Intoxikationen* führen zum Hirnödem. Die bekannteste toxische Störung, bei der das Hirnödem im Vordergrund steht, ist die akute Bleiencephalopathie.

Differentialdiagnostische Schwierigkeiten ergeben sich gelegentlich bei Hypertonikern, die eine Stauungspapille bis zu drei Dioptrien entwickeln können. Bei Patienten mit einer schweren, *arteriellen Hypertonie* können Krampfanfälle und massive Hirndruckzeichen auftreten, die von den meisten Untersuchern auf ein Hirnödem durch cerebrale Gefäßspasmen zurückgeführt werden.

Eine besondere diagnostische Problematik stellt sich bei dem sogenannten *Pseudotumor cerebri*. Dieser Begriff wurde 1904 von NONNE geprägt. Dieser beschrieb damit Krankheitsbilder, die "nach unseren bisherigen Erfahrungen und Kenntnissen zu der Diagnose Hirntumor berechtigen, bei denen der weitere Verlauf uns aber belehrt, daß die Diagnose doch nicht richtig war".
Wir wissen heute, daß der sogenannte Pseudotumor cerebri keineswegs als Krankheitseinheit angesehen werden kann, sondern daß ihm ätiologisch völlig verschiedenartige, cerebrale Erkrankungen zugrunde liegen können, auch wenn Symptome und Befunde bei diesem Krankheitsbild

auffallend gleichförmig sind. Wenn man bei einem Patienten Symptome eines erhöhten Schädelinnendruckes festgestellt und mit den gegenwärtigen diagnostischen Untersuchungsmethoden keine der bekannten Ursachen für die Hirndrucksteigerung ermitteln kann, spricht man heute auch nur von einer "Hirndrucksteigerung mit Stauungspapille ungeklärter Genese". Immerhin sind heute mehr als zwanzig Krankheiten abgrenzbar, die mit einer, nicht durch einen nachgewiesenen Tumor bedingten, chronischen Hirndrucksteigerung einhergehen können. Nicht in diese Gruppe fallen also Krankheitsbilder mit intrakranieller Drucksteigerung, bei welchen die Pathogenese bekannt ist, wie z.B. eine arterielle Hypertonie, eine intrakranielle Venenthrombose, eine Subarachnoidalblutung usw. Von besonderer Bedeutung sind in vielen Fällen endokrine Störungen. So wird ein Pseudotumor cerebri beobachtet in der Menarche, in der Schwangerschaft, bei hormoneller Antikonzeption, bei adipösen Frauen, aber auch bei Blutkrankheiten wie der Eisenmangelanämie und perniziöser Anämie. In etwa der Hälfte der mitgeteilten Fälle läßt sich jedoch kein anderes zugrunde liegendes Krankheitsbild ermitteln. Die klinische Symptomatik entspricht den auch sonst bekannten Bildern, wie sie bei einer mäßigen intrakraniellen Drucksteigerung auftreten. Regelmäßig finden sich Stauungspapillen, öfters eine Abducensparese.
Das Bewußtsein ist immer unauffällig. Das EEG ist ebenfalls unauffällig oder zeigt eine leichte Allgemeinveränderung. Echoencephalographie und Hirnscintigraphie ergeben keinen krankhaften Befund. Da sich das Syndrom relativ akut entwickelt, finden sich nur ausnahmsweise die Zeichen einer intrakraniellen Drucksteigerung im Röntgenbild. Hervorzuheben ist, daß die Diagnose erst dann berechtigt ist, wenn alle diagnostischen Methoden, einschließlich Carotisangiographie und Computer-Tomographie, keinen Hinweis auf das Vorliegen eines raumfordernden intrakraniellen Prozesses im Sinne eines Hirntumors usw. ergeben haben.
Ein erhöhter intrakranieller Druck kann jederzeit dekompensieren und zum Tode führen. Wenn die Diagnose "Hirndruck" mit den aufgeführten einfachen Untersuchungsmethoden gesichert, aber eine ursächliche Klärung nicht herbeigeführt werden konnte, muß stets die weiterführende Diagnostik wie Scintigraphie, Angiographie des Hirnkreislaufes oder Computer - Tomographie eingesetzt werden.

Literatur

CERVOS-NAVARRO, J., MATAKAS, F., FUCHS, E.: Nature and Significance of the Cushing-Reflex. In: Advances in Neurosurgery I. SCHÜRMANN, K., BROCK, M., REULEN, H.J., VOTH, D. (eds.).Berlin, Heidelberg, New York: Springer 1973

KLATZO, I.: Pathophysiology of Brain Edema: Pathological Aspects. In: Advances in Neurosurgery I. SCHÜRMANN, K., BROCK, M., REULEN, H.J., VOTH, D. (eds.).Berlin, Heidelberg, New York: Springer 1973

TÖNNIS, W.: Diagnostik der intracraniellen Geschwülste. In: Handbuch der Neurochirurgie. Vol. IV/3. OLIVECRONA, H., TÖNNIS, W. (Hrsg.). Berlin, Göttingen, Heidelberg: Springer 1962

WOLFF, H.G.: Headache and other Head pain. New York: Oxford University press 1963

Die Erfassung intrakranieller Drucksteigerungen und ihre klinische Bedeutung

M. Brock

Der Zusammenhang zwischen Schwankungen des intrakraniellen Drucks und Funktion des Zentralnervensystems hat bereits im vergangenen Jahrhundert die Aufmerksamkeit zahlreicher Forscher und Kliniker erweckt (Literaturübersicht bei KOCHER, 1901) (1). Die ersten Versuche den Liquordruck am Menschen fortlaufend zu messen, wurden erst vor ca. 50 Jahren durch GRANT (2) vorgenommen. Mit Hilfe einer biegsamen Lumbalpunktionsnadel hat er auf einer Rußtrommel den Liquordruck neurochirurgischer Patienten über mehrere Stunden registriert. Bereits GRANT - etwas später auch LEY (3, 4) - untersuchten mit dieser Methode die Wirkung von Lösungen unterschiedlicher Osmolarität auf den Liquordruck am Menschen. Diese Untersuchungen sind jedoch später nicht fortgesetzt worden.

Anfang der 50-iger und 60-iger Jahre führten GUILLAUME und JANNY (5) sowie LUNDBERG (6) die fortlaufende Registrierung des intrakraniellen Drucks in die klinische Routine ein. Ausgehend von der Tatsache, daß die damals noch übliche isolierte Lumbalpunktion einen nur ungenügenden und auf den Moment der Beobachtung beschränkten Einblick in die Liquordruckverhältnisse gestattet, nahmen diese Autoren Langzeitmessungen des Liquordrucks mit einem Katheter vor, der durch ein Bohrloch in einen Seitenventrikel eingeführt wurde. Diese Methode hat besonders in den vergangenen 10 Jahren derart an Bedeutung gewonnen, daß sie jetzt zur neurochirurgischen Routine gehört.

Durch die Entwicklung einer Reihe miniaturisierter Druckaufnehmer ist in letzter Zeit möglich geworden, den Druck auch in verschiedenen anderen intrakraniellen Kompartimenten (z.B. epidural oder subdural) zu messen. Die zunehmende klinische Erfahrung ließ gleichzeitig eine Reihe von Indikationen - aber auch von Grenzen - der fortlaufenden Messung des intrakraniellen Drucks erkennen.

Langzeitmessung des Liquordrucks im Lumbalkanal

Prinzipiell ist es möglich, durch einen perkutan in die lumbalen Liquorräume eingeführten Katheter, den Liquordruck fortlaufend über eine längere Zeitspanne zu registrieren (7 - 11). Da jedoch eine der Hauptindikationen zur Überwachung des Liquordrucks der Verdacht ist, daß dieser gesteigert sein könnte, und gerade unter diesen Umständen jede Punktion der caudalen Liquorräume wegen der Gefahr der Einklemmung der Kleinhirntonsillen kontraindiziert ist, hat die lumbale Liquordruckmessung keinen erstrangigen Platz in der neurochirurgischen Routine finden können. Ihre Indikation beschränkt sich eher auf Krankheitsbilder, wie z.B. den normotensiven Hydrocephalus (12).

Die Liquordruckmessung im Ventrikel

Die am häufigsten angewandte Methode zur routinemäßigen Überwachung des intrakraniellen Drucks besteht in der Einführung eines Kunststoffkatheters in das Vorderhorn eines Seitenventrikels durch ein frontales Bohrloch (Abb. 1). Dieser Kunststoffkatheter ist mit steriler Kochsalzlösung gefüllt und überträgt den Liquordruck einem sterilen Druckaufnehmer. Mit Hilfe eines nachgeschalteten Elektromanometers und eines Schreibers wird der Druck fortlaufend registriert. Besondere Vorteile dieser Methode sind (1) die leichte Eichbarkeit solcher Apparaturen - wodurch die Meßgenauigkeit erhöht wird - und (2) die Tatsache, daß der Ventrikelkatheter sowohl für diagnostische Zwecke (z.B. zur Ventrikulographie) als auch für therapeutische Maßnahmen (z.B. zur offenen Ventrikeldrainage) verwendet werden kann.

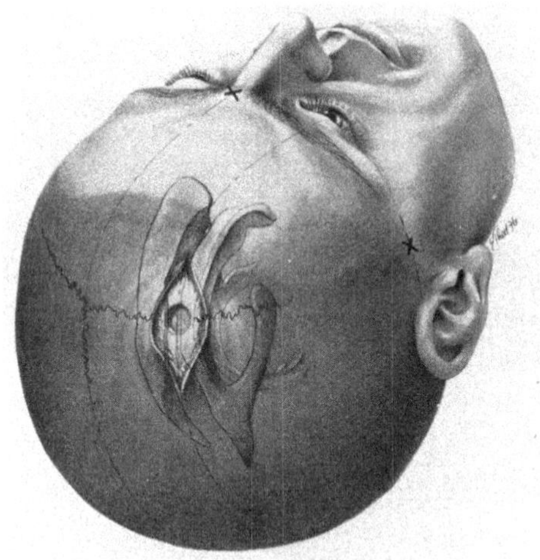

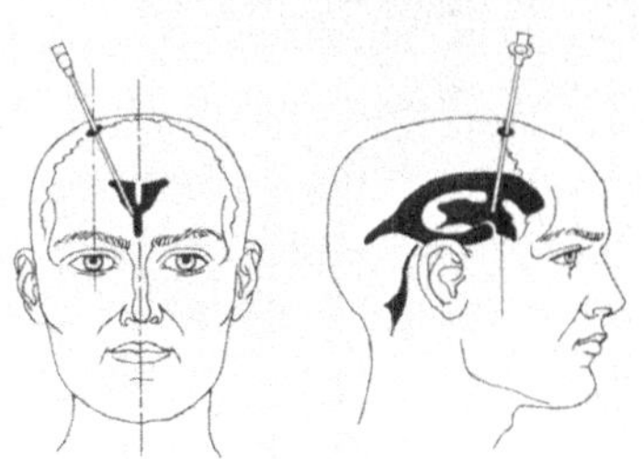

Abb. 1. Zur fortlaufenden Liquordruckregistrierung wird ein Bohrloch auf der Kranznaht paramedian (in Höhe einer Linie, die durch die Pupille zieht) angelegt. Die Punktion erfolgt in Richtung der Nasenwurzel und der Mitte des Abstandes zwischen dem äußeren Orbitawinkel und dem oberen Ohransatz (beide Punkte sind mit x in der Zeichnung markiert)

Das Risiko der Ventrikeldruckmessung liegt verständlicherweise in der Infektionsgefahr, weil die natürliche Barriere der Dura mater durchbrochen wird. Bei sorgfältiger Indikationsstellung und Anwendung aseptischer Kautelen ist jedoch dieses Risiko vertretbar im Verhältnis zum Nutzen, den der Patient von der Liquordruckmessung hat (13 - 15).

Die epidurale und die subdurale Druckmessung

Sowohl die Furcht vor Infektionen als auch die Schwierigkeit, die die Punktion der Seitenventrikel bei Patienten mit ausgeprägtem Hirnödem und engen Ventrikeln - etwa bei schweren Schädelhirnverletzungen - bieten kann, haben schon sehr früh zur Entwicklung von Apparaturen zur Druckmessung an anderen Stellen des intrakraniellen Raumes, z.B. im Subdural- und im Epiduralspalt geführt (16 - 18). Besonders bei der epiduralen Messung besteht praktisch keine Infektionsgefahr, da die Dura intakt bleibt.

Die einfachste Methode zur Messung des subduralen oder epiduralen Drucks besteht in der Einführung eines kleinen Gummiballons in den jeweiligen Spalt, der mit Kochsalz gefüllt ist und über einen ebenfalls mit Kochsalz gefüllten Katheter eine Druckübertragung auf ein Manometer gestattet (19). Die so ermittelten Werte werden jedoch durch die Elastizitätseigenschaften des Ballonmaterials beeinträchtigt und haben nicht immer die erforderliche Genauigkeit und Zuverlässigkeit.

Eine weitere Methode zur Messung des subduralen oder epiduralen Drucks beruht auf der Anwendung druckempfindlicher Kristalle, sog. piezoelekrischer Kristalle. Die Leitfähigkeit dieser Kristalle ändert sich in Abhängigkeit vom Druck, dem sie ausgesetzt sind. Solche Kristalle haben jedoch den Nachteil, daß sie nicht nacheichbar und stark temperaturempfindlich sind. Das bedeutet, daß die gemessenen Druckwerte bei längerer Überwachung erheblich (bis zu 20 % !) vom tatsächlichen Wert abweichen können (20).
Probleme ähnlicher Art treten auch bei einer Reihe anderer Druckmessgeräte auf, (21 - 26). Nur bei ganz einfachen Druckaufnehmern, die praktisch aus einer hohlen Schraube bestehen (27 - 31), ergeben sich die obengenannten Schwierigkeiten nicht.

Die telemetrische Messung des intrakraniellen Drucks

Alle bislang erwähnten Methoden zur Messung des intrakraniellen Drucks haben den Nachteil, daß der Patient durch Katheter oder Drähte sozusagen an die Meßapparatur gefesselt ist. Da bei unruhigen Patienten, z.B. bei bewußtseinsgetrübten Schädelhirnverletzten und bei Kindern diese unmittelbare Verbindung zwischen Patient und Meßapparatur ein großer Nachteil sein kann, wurden zahlreiche Versuche unternommen, implantierbare telemetrische Druckaufnehmer zu entwickeln (32 - 37).
Ein Beispiel dafür ist die von uns seit längerem benutzte Apparatur (38). Sie besteht aus einem Druckaufnehmer, der sich in einem Metallgehäuse mit einem Durchmesser von 16 mm befindet (Abb. 2). Dieses Gehäuse paßt in ein übliches Bohrloch in der Schädelkalotte hinein und wird mit zwei Schrauben fixiert (Abb. 3). Über die dem Schädelinnenraum zugewandten Seite des Gehäuses ist eine Kupfer-Beryillum-Membran gespannt, die mit der Dura mater in Kontakt steht. Der intrakranielle Druck wird durch die Dura mater dieser Membran übertragen, hinter der sich ein etwa 50 μ weiter Spalt befindet. Druckschwankungen rufen Veränderungen in der Höhe dieses Spaltes hervor. Die Aufnehmermembran wird sozusagen gegen die gegenüberliegende Wand des Spaltes gepreßt. Dadurch kommt es zu entsprechenden Änderungen der elektrischen Kapazität zwischen der Membran und der Gegenwand dieses Spaltes.
Die erforderliche elektrische Energie wird aus einer kleinen Uhrenbatterie gespeist (o.a. Abb. 2), die sich ebenso wie ein Radiosender für die frequenzmodulierte Übertragung und die Antenne innerhalb

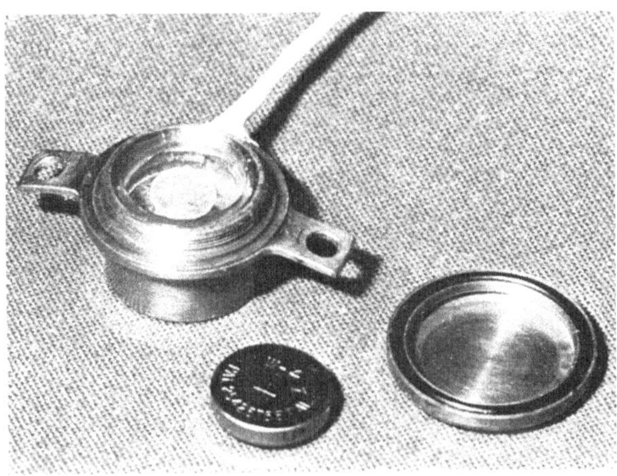

Abb. 2. Sender für die telemetrische Messung des intrakraniellen Drucks. Das Gehäuse ist geöffnet und zeigt den Raum für die daneben liegende Batterie

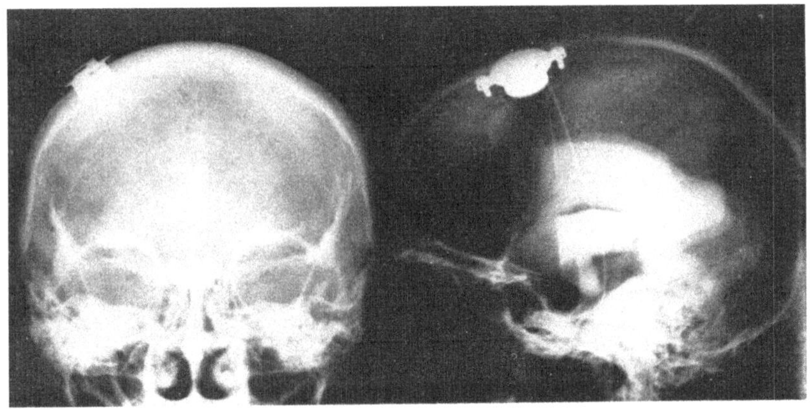

Abb. 3. Sender zur telemetrischen Registrierung des intrakraniellen Drucks in eingepflanztem Zustand bei einem Patienten mit erweitertem Ventrikelsystem infolge eines basalen Hirntumors

des Metallgehäuses befindet. Die ausgestrahlten frequenzmodulierten Impulse werden durch einen Empfänger, der die Signale demoduliert, einem Schreiber übermittelt, der die Registrierkurve graphisch wiedergibt (Abb. 4). Nach Beendigung der Überwachungsperiode wird der Sender wieder entfernt. Dieses System, welches in vivo wiederholt geeicht werden kann, gestattet eine genaue Erfassung sowohl rasch als auch langsam sich vollziehender Schwankungen des intrakraniellen Drucks und bietet den großen Vorteil, daß der unruhige Patient sozusagen frei beweglich ist. Nachteil dieser Methode ist verständlicherweise der größere technische Aufwand und die relative Empfindlichkeit des Senders.

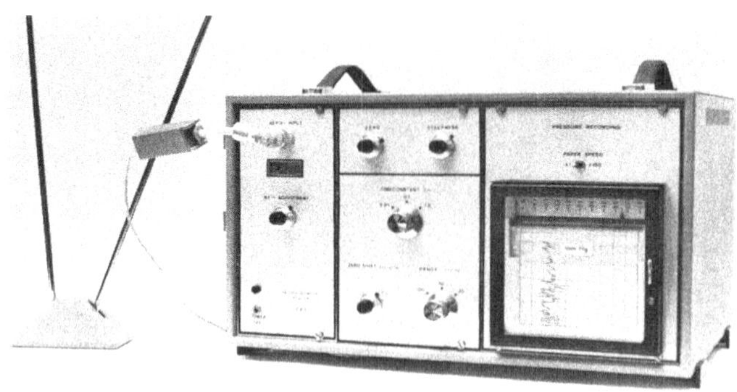

Abb. 4. Empfänger für die telemetrische Überwachung des intrakraniellen Drucks

Die physiologischen Schwankungen des intrakraniellen Drucks

Bekanntlich ist der Schädelinnendruck keine konstante Größe. Sein Mittelwert beim liegenden Patienten beträgt in der Norm zwischen 5 und 15 mmHg (das entspricht etwa 50-200 mm Wassersäule). Die fortlaufende Registrierung des Liquordrucks läßt eine Reihe physiologischer Schwankungen erkennen, die vorwiegend mit der Herztätigkeit und der Atmung zusammenhängen (Abb. 5). So kommt bei jedem Herzschlag eine nahezu pulssynchrone dikrote Liquordruckwelle zustande, die dem sog. Hirnpuls entspricht. Zusätzlich führt jede Spontanatmung zu einem vermehrten venösen Abfluß aus dem Schädel als Folge des negativen intrathorakalen Drucks, wodurch der intrakranielle Druck leicht abfällt. Bei der Ausatmung passiert das Umgekehrte.

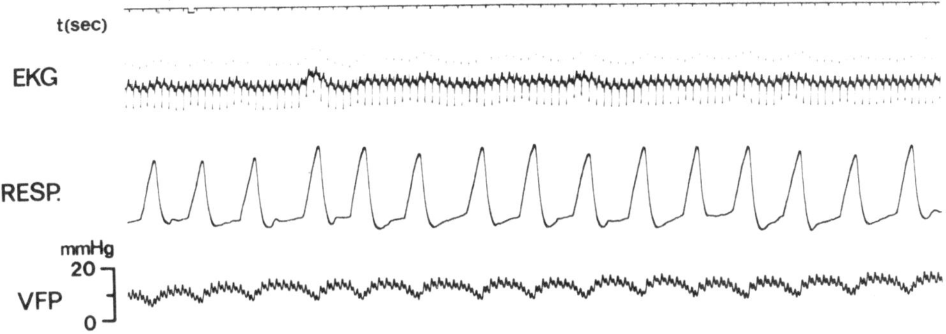

Abb. 5. Kontinuierliche Simultanregistrierung von Zeit (obere Zeile) EKG, Atmung (RESP) und Liquordruck im Seitenventrikel (VFP) bei einem Patienten ohne gesteigerten Schädelinnendruck. Die Liquordruckkurve spiegelt die Herztätigkeit als kleine pulssynchrone Zacken wieder. Jede Einatmung (Anstieg der RESP-Linie) entspricht einem Abfall des Liquordrucks

Pathologische Veränderungen des intrakraniellen Drucks

Zahlreiche Erkrankungen des Zentralnervensystems führen zu Veränderungen des intrakraniellen Drucks, die als pathologisch bezeichnet werden. Die häufigste Form solcher Veränderungen besteht in der einfachen Druckerhöhung. Die Erfahrung mit der kontinuierlichen Überwachung des Liquordrucks hat jedoch gezeigt, daß es im Krankheitsfall nicht selten zusätzliche periodische Druckerhöhungen gibt, die von unmittelbarer diagnostischer Bedeutung sind. Sie werden "pathologische Druckwellen" genannt.

Beispielhaft dafür sind die sog. Plateau-Wellen oder A-Wellen (Abb. 6), die hauptsächlich bei intrakraniellen Tumoren, aber auch bei Raumforderungen anderer Art und bei Liquorresorptionsstörungen auftreten können (6, 39 - 41). Es handelt sich dabei um eine relativ abrupt eintretende Liquordrucksteigerung auf hohe Werte (meistens über 40 mmHg), wobei der Liquordruck während einer längeren Zeitperiode von mehreren Minuten konstant hoch bleibt, um dann ebenso unerwartet auf den ursprünglichen Wert zurückzugehen. Der Mechanismus, durch welchen Plateau-Wellen zustande kommen, ist noch nicht geklärt. Bekannt ist, daß sie mit einer Zunahme der Blutmenge im Schädel bei gleichzeitiger Verlangsamung der Hirndurchblutung einhergehen (42, 43). Die Plateauwellen sind Ausdruck einer Erschöpfung des intrakraniellen Reserveraumes, der üblicherweise auf 10% des Schädelinnenraumes geschätzt wird. Unter diesen Umständen genügen schon kleinste Schwankungen des Gefäßtonus und somit der Blutmenge im Schädel, um erhebliche Druckveränderungen hervorzurufen. So erklärt sich, daß eine Plateau-Welle bereits durch eine kurz andauernde Hyperventilation (was bekanntlich zur Abnahme des intrakraniellen Blutvolumens durch Einengung der cerebralen Gefäße führt) oder durch Liquorentnahme unmittelbar unterbrochen werden kann (6, 44).

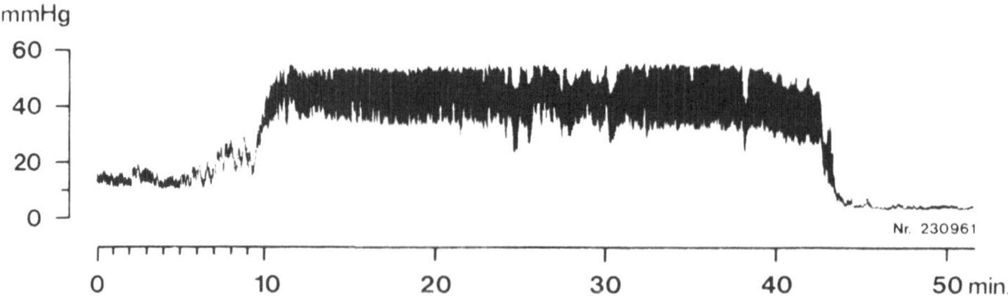

Abb. 6. Typische Plateau-Welle bei einem Patienten mit Liquorzirkulationsstörung durch Verwachsungen im Bereich der hinteren Schädelgrube. Der Druck steigt innerhalb kurzer Zeit auf Werte von ca. 50 mmHg systolisch und verbleibt längere Zeit auf dieser Höhe, um dann relativ schnell und unerwartet wieder abzufallen

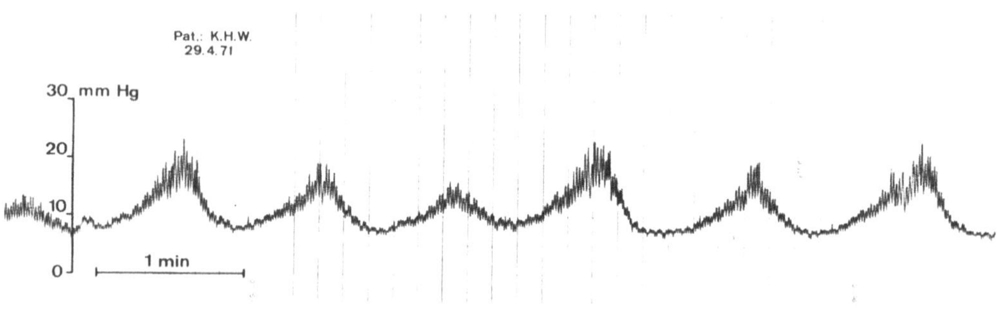

Abb. 7. B-Wellen bei einem Patienten mit Hirntumor. Der Druck erreicht nicht so hohe Werte wie bei den Plateau-Wellen. Druckanstieg und -abfall erfolgen harmonisch. Jede B-Welle dauert etwa eine Minute

Neben den Plateau-Wellen sind nicht selten die sogenannten B-Wellen zu beobachten (Abb. 7). Dabei handelt es sich um Liquordruckschwankungen, die mit periodischen Atmungsschwankungen zusammenhängen (6, 44). Wenn die Atmung flacher wird, erhöht sich der arterielle Pa_{CO_2}, es erweitern sich die Hirngefäße und es nimmt das intrakranielle Blutvolumen zu. Als Folge davon steigt der intrakranielle Druck an. Die CO_2-Ansammlung führt jedoch gleichzeitig auch zu einem Reiz der Atemzentren und somit zur Zunahme der Atmung, wodurch der intrakranielle Druck wieder fällt. Dieser Vorgang wiederholt sich ein- bis zweimal in der Minute und verleiht der Registrierkurve einen wellenförmigen harmonischen Verlauf. Die B-Wellen können ebenfalls durch Hyperventilation (z.B. beim Schluckauf oder beim Erbrechen) unterbrochen werden.

Eine dritte, nicht seltene Form pathologischer Liquordruckschwankung ist immer dann zu beobachten, wenn ein vermutlich durch Druckerhöhung überwindbares Liquorzirkulationshindernis vorhanden ist (Abb. 8).

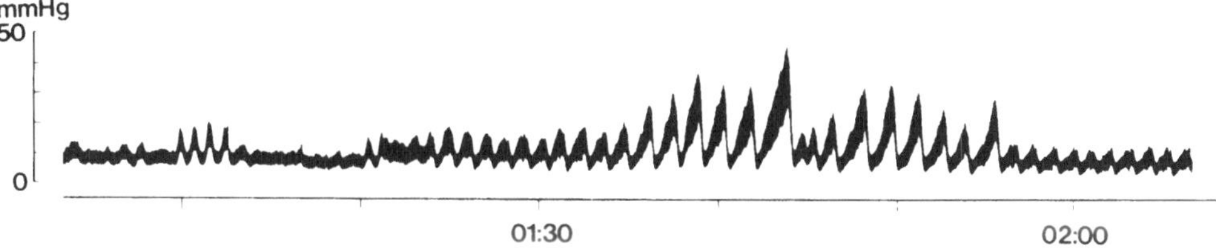

Abb. 8. Rampenförmige Wellen bei einem Patienten mit Normotensivem Hydrocephalus. Der Druck steigt allmählich an und fällt relativ abrupt. Diese Wellen unterscheiden sich deutlich von den typischen B-Wellen

Unter solchen Bedingungen nimmt der intrakranielle Druck allmählich zu, bis er einen Wert erreicht, bei dem das Hindernis überwunden werden kann. Dadurch kommt es zu einem sehr abrupten Liquordruckabfall. Diese pathologischen Liquordruckwellen sind für den Normotensiven Hydrocephalus pathognostisch. Sie werden gelegentlich mit B-Wellen verwechselt.

Die Häufigkeitsanalyse des intrakraniellen Drucks

Schnelle Liquordruckschwankungen, wie sie z.B. bei der Gabe osmotisch wirksamer Lösungen oder beim Ablassen von Liquor zustande kommen, werden unschwer auf den Registrierkurven erkannt. Bei langsameren Veränderungen des intrakraniellen Drucks jedoch, die sich über Tage vollziehen, ist eine direkte Analyse der Registrierkurve nicht mit hinreichender Genauigkeit möglich, und die stattgefundenen Druckveränderungen können nicht quantifiziert werden. Dies ist z.B. der Fall bei der konservativen Therapie des Hirnödems mit diversen Pharmaka. Um diesen Nachteil zu überwinden, haben wir mit Unterstützung der Deutschen Forschungsgemeinschaft einen Häufigkeitsanalysator entwikkelt, dessen Anwendung in der klinischen Routine sich in den letzten Jahren bewährt hat und mit dessen Hilfe ein weiterer Einblick in die pathophysiologischen Vorgänge bei der Schädelinnendrucksteigerung gewonnen werden kann.

Der Häufigkeitsanalysator (Abb. 9) ist ein Gerät, welches mit dem eigentlichen Druckregistriergerät in Verbindung steht. Es unterteilt den jeweiligen gesamten Meßbereich in zehn gleiche Klassen. Für jede Klasse steht ein gesonderter Speicher zur Verfügung. Wenn sich z.B. der Meßbereich von 0 bis 60 mmHg erstreckt, geht die erste Klasse von 0 bis 6 mmHg, die zweite von 6 bis 12 mmHg usw. Der Häufigkeitsanalysator speichert jede Sekunde den jeweils herrschenden Liquordruck in der entsprechenden Druckklasse. Am Ende der Analyseperiode, die bei uns routinemäßig 6^h (= 21600 s) beträgt, kann vom Häufigkeitsanalysator abgelesen werden, wieviel Sekunden der Druck in je-

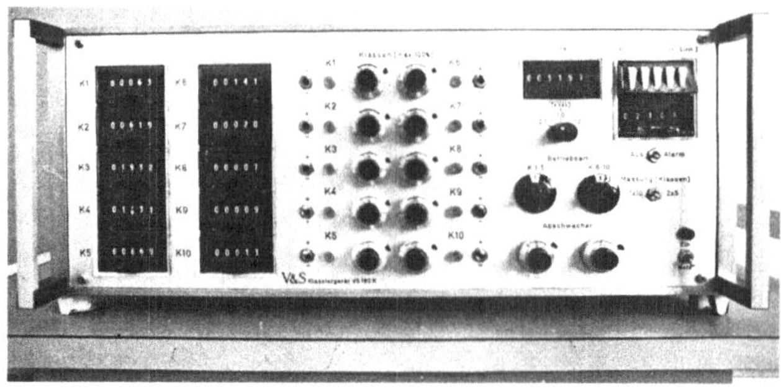

Abb. 9. Häufigkeitsanalysator: Die 10 Fenster auf der linken Seite des Gerätes (K1 bis K10) entsprechen den 10 Druckklassen

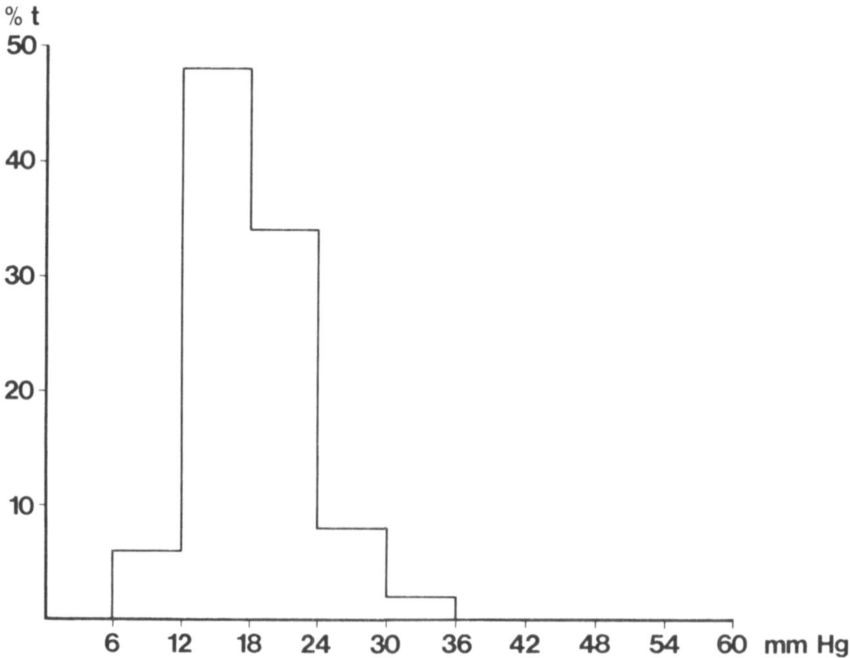

Abb. 10. Druckhistogramm: Während der Beobachtungsperiode betrug der Druck vorwiegend 12 bis 18 mmHg (etwa 50% der Zeit) und 18 bis 24 mmHg (etwa 35% der Zeit)

der Druckklasse war. Daraus läßt sich eine Druckverteilungskurve - ein Histogramm - konstruieren (Abb. 10), der das Verteilungsmuster des Liquordrucks während der besagten 6^h wiederspiegelt. Der Vergleich von zwei oder mehr Histogrammen aufeinanderfolgender Tage, etwa vor und nach Therapie, gestattet eine Quantifizierung langsamer Veränderungen des Liquordrucks (45 - 48).

Veränderungen des intrakraniellen Drucks unter der Einwirkung von Dexamethason-Sulfat

Die Anwendungsmöglichkeiten der Häufigkeitsanalyse im klinischen Alltag kann am Beispiel der Wirkung des Dexamethason-Sulfat (Decadron, Fa. Scharp & Dohme) erläutert werden.
Seit den Veröffentlichungen von GALICICH und FRENCH (49, 50) ist die Vor- und Nachbehandlung neurochirurgischer Patienten mit Steroiden zur Routine geworden. Trotz der zahlreichen klinischen und experimentellen Arbeiten, die sich im Laufe der vergangenen Jahre mit dem Problem des Wirkungsmechanismus der Steroide und vor allem ihres Angriffspunktes im Bereich des Zentralnervensystems befaßt haben und trotz der eindrucksvollen therapeutischen Erfolge, die in der Literatur niedergelegt sind, ist die Art und der Modus der Einwirkung der Steroide auf das Hirngewebe, auf die Liquordynamik und auf die Bluthirnschranke noch weitgehend unklar.

Im Gegensatz zur großen Anzahl von Veröffentlichungen, die sich dem Zusammenhang zwischen Steroiden und Hirnödem widmen, ist die Anzahl der Publikationen, die auf den Einfluß dieser Substanzen auf den intrakraniellen Druck am Patienten eingehen, relativ gering (45, 46, 51 - 53).
Wir haben deshalb an einer Reihe von Patienten mit intrakraniellen Tumoren (zwölf supratentorielle Geschwülste und acht Tumoren der hinteren Schädelgrube), bei denen der Liquordruck im Rahmen der routinemäßigen prä- und postoperativen Überwachung kontinuierlich gemessen worden ist, die Wirkung des Dexamethason-Sulfates auf den Schädelinnendruck untersucht (54, 55). Dabei ist wie folgt vorgegangen worden: Am Tage nach der Katheterisierung eines Seitenventrikels - und noch vor Beginn der Therapie mit Dexamethason - wurde eine 6-stündige Häufigkeitsanalyse durchgeführt und aus den so gewonnenen Daten ein Kontrollhistogramm erstellt, welches als Vergleichsmaßstab für die Therapiewirkung diente. Anschließend begann die Behandlung mit einer einmaligen intravenösen Dosis von 10 mg, gefolgt von 4 täglichen Gaben von je 4 mg intramuskulär. Am zweiten Tag dieser Therapie erfolgte eine erneute 6-stündige Häufigkeitsanalyse des Liquordrucks. Das so erstellte Histogramm wurde mit dem Kontrollhistogramm verglichen. Zusätzlich zur Untersuchung des intrakraniellen Druckverteilungsmusters wurden die Anzahl und die Gesamtdauer der Plateau-Wellen, die vor und nach der Dexamethason-Behandlung während der 6-stündigen Beobachtungsperiode auftraten, verglichen.

Unsere Untersuchungen haben zu folgenden Ergebnissen geführt:

1. Die Anzahl und Gesamtdauer der Plateau-Wellen nahmen - mit einer Ausnahme - bei allen Patienten eindeutig ab. Die Ausnahme war eine Patientin mit einem inoperablen Stammganglien-Tumor im schlechten Allgemeinzustand, die wenige Tage später verstarb.
   Selbst wenn keine eindeutigen Plateau-Wellen zu verzeichnen waren, führte die Dexamethason-Behandlung zu einer Abnahme der gelegentlich beobachteten kürzeren Schädelinnendruckspitzen.
2. Die Häufigkeitsanalyse ließ in allen Fällen eine mehr oder minder ausgeprägte Abnahme des intrakraniellen Drucks erkennen, die sich durch eine Verschiebung des Histogramms auf niedrigere Druckwerte äußerte (Abb. 11).

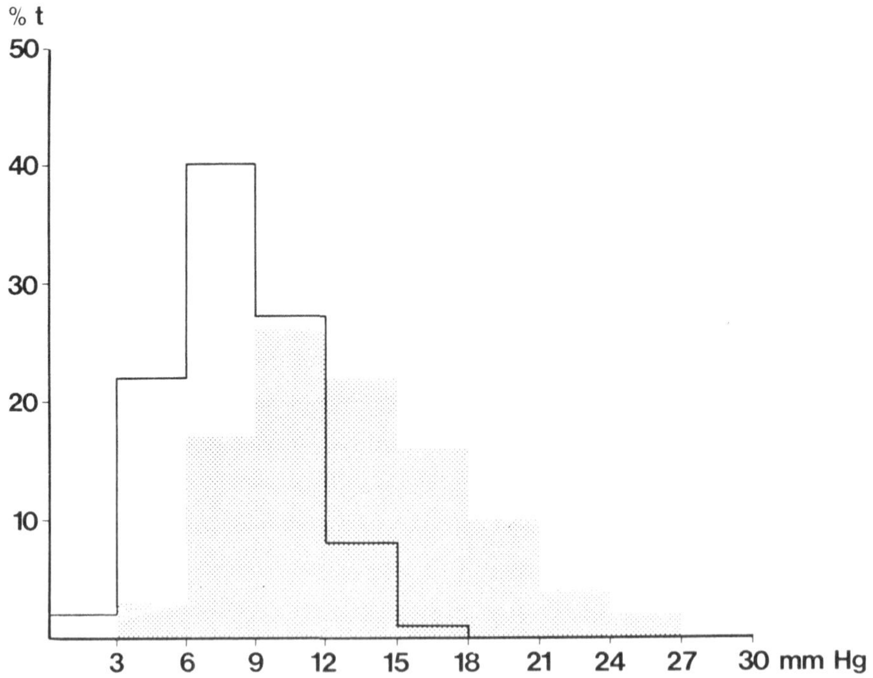

Abb. 11. Nach der Behandlung mit DEXAMETHASON erfolgt eine Verlagerung des Druckhistogramms (durchgezogene Linie) im Verhältnis zum Histogramm vor der Behandlung (schraffiert)

3. Zusätzlich zur Verringerung des eigentlichen intrakraniellen Drucks beobachteten wir, daß sich bei zahlreichen Patienten das Histogramm nach der Behandlung über weniger Klassen als vor der Therapie erstreckte und somit steiler wurde (Abb. 12). Dies bedeutet, daß sich die Schwankungsbreite des Schädelinnendrucks durch die Behandlung verringert, wodurch die intrakraniellen Druckverhältnisse einheitlicher und stabiler werden. Diesen bislang noch nicht beschriebenen Effekt, der ohne Anwendung der Häufigkeitsanalyse nicht klar nachweisbar wäre, haben wir Barostabilisierung genannt.

   Da sich der cerebrale Perfusionsdruck aus der Differenz zwischen arteriellem Druck und intrakraniellem Druck ergibt, ist verständlich, daß die Folge eines einheitlicheren Schädelinnendrucks zwangsläufig eine einheitlichere cerebrale Perfusion ist. Die damit verbundene Verbesserung der cerebralen Blutversorgung dürfte vor allen Dingen den schwerer betroffenen Gebieten des Hirns zugute kommen, die infolge einer beeinträchtigten Autoregulation ihre lokale Durchblutung nicht mehr hinreichend an Schwankungen des Perfusionsdrucks anpassen können und somit solchen Schwankungen besonders ausgesetzt sind.

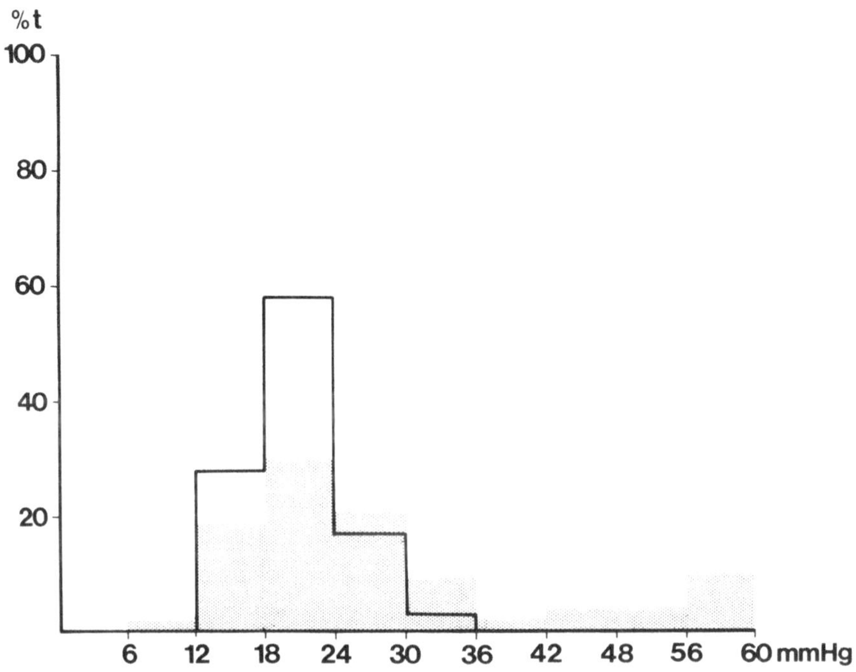

Abb. 12. Barostabilisierung: Nach der Gabe von DEXAMETHASON erstreckt sich das Druckhistogramm (durchgezogene Linie) über weniger Klassen als vor der Therapie (schraffiert). Dies hat zur unmittelbaren Folge, daß der cerebrale Perfusionsdruck - und somit die Durchblutung der erkrankten Areale - einheitlicher wird

Schlußbemerkungen

Die fortlaufende Überwachung des intrakraniellen Drucks dient nicht nur zu diagnostischen Zwecken und zur Feststellung therapeutischer Effekte. Die Einführung eines Katheters in die Hirnventrikel kann auch eine - zumindest vorübergehende - therapeutische Maßnahme darstellen. Dies ist z.B. beim Hydrocephalus occlusus durch Blockade der Liquorzirkulationswege der Fall, wenn es gilt, eine Liquordrainage anzulegen, um eine lebensgefährliche Dekompensation durch Anstieg des intrakraniellen Drucks zu verhindern. In solchen Fällen ist die Drucküberwachung eine selbstverständliche Folge der therapeutischen Maßnahmen. Auf dieses Thema einzugehen, würde den Rahmen dieser Ausführungen sprengen. Es sei noch kurz erwähnt, daß die fortlaufende Überwachung des intrakraniellen Drucks auch wichtige prognostische Hinweise liefert, z.B. bei Fällen von schwerer Schädel-Hirnverletzung, bei denen in den frühen Phasen Symptome auftreten können (Pupillenerweiterung, Streckreflexe, Atemstörungen usw.), die sowohl Ausdruck einer Spätblutung als auch einer direkten Hirnstammschädigung sein können. Während eine Nachblutung stets operativ behandelt werden muß und im allgemeinen prognostisch günstig ist, besteht bei der Hirnstammschädigung per se keine Operationsindikation und die Prognose ist bekanntlich schlecht. Zur Klärung sind nicht selten Zusatzuntersuchungen (z.B. eine cerebrale Angiographie) erforderlich,

die für den ohnehin gefährdeten Patienten eine erhebliche Belastung bedeuten können.
Bei einer Nachblutung ist eine Erhöhung des Schädelinnendrucks zu beobachten. Diese fehlt bei der primären Hirnstammschädigung. Die Überwachung des intrakraniellen Drucks gestattet in solchen Fällen zusätzlich zur diagnostischen auch eine prognostische Aussage.

Die häufig fehlende Korrelation zwischen der klinischen Symptomatik und dem intrakraniellen Druck, die Notwendigkeit intrakranielle Drucksteigerungen zeitig genug zu erkennen, um sie wirksam zu bekämpfen, und das Bedürfnis, den operierten Patienten optimal zu überwachen, werden der fortlaufenden Liquordruckmessung stets einen Platz in der neurochirurgischen Routine sichern. Die zunehmende Anwendung dieser Überwachungsform hat unser Verständnis vieler pathophysiologischer Vorgänge entscheidend erweitert und uns allen geholfen, im Schicksal zahlreicher neurochirurgischer Patienten eine günstige Wende herbeizuführen.

Literatur

1. KOCHER, T.: Hirnerschütterung, Hirndruck und Chirurgische Eingriffe bei Hirnkrankheiten. Wien: Alfred Hölder 1901
2. GRANT, F.C.: The value of hypertonic solutions by mouth, by rectum or by intravenous injection for the reduction of increased intracranial pressure. Proc. Ass. Res. Nerv. Ment. Dis. 8, 437-454 (1929)
3. LEY, A., SPRIDIS, A.: Étude des variations manometriques de Liquide C.-R. après les injections endo veineuses des solutions salines à differentes concentrations et températures. Folia neuropath. Eston. 12, 77-85 (1932)
4. LEY, A.: La manométrie du Liquide C.R. dans la clinique, Folia neuropath. Eston. 12, 165-177 (1932)
5. GUILLAUME, I., JANNY, P.: Manométrie intracranienne continue. Intérêt de la methode et premiers resultats. Rev. Neurol. (Paris) 84, 131-142 (1951)
6. LUNDBERG, N.: Continuous recording and control of ventricular fluid pressure in neurosurgical practice. Acta Psychiat. Scand. Suppl. 149, 36, (1960)
7. CALDWELL, I.A., KIELY, C.E.: A simple method of measuring intracranial pressure. JAMA. 74, 951 (1920)
8. ANTONI, N.: Pressure curves from the cerebrospinal fluid. Acta Med. Sand., Suppl. 170, 431-462 (1946)
9. SPINA-FRANCA, A.: Variacões fisiológicas da pressão do líquido cefalorraqueano na cisterna magna. Arg. Neuro-Psiquiat. (S. Paulo) 21, 19-24 (1963)
10. GILLAND, O., NELSON, J.R.: Lumbar cerebrospinal fluid electromanometrics with a minitransducer. Neurol. 20, 103-114 (1970)
11. HARTMANN, A., ALBERTI, E., SCHÜTZ, H.H., SCHRECKENBERGER, F.: Die Wirkung von Furosemid und Dexamethason auf den Liquordruck beim Hirntumor. Med. Welt 27, 884-886 (1976)
12. HARTMANN, A., ALBERTI, E.: Cerebral blood flow and cerebrospinal fluid pressure in patients with communicating hydrocephalus.In: Advances in Neurosurgery. UMBACH, W., BROCK, M., HAMER, J., KLINGER, M., SPOERRI, O. (eds.): Berlin, Heidelberg, New York: Springer 1977

13. SUNDBÄRG, G., KJÄLLQUIST, A., LUNDBERG, N., PONTEN, K.: Complications due to prolonged ventricular fluid pressure recording in clinical practice. In: Intracranial Pressure. BROCK, M., DIETZ, H. (eds.) pp. 348-352. Berlin, Heidelberg, New York: Springer 1972

14. JENNETT, B., JOHNSTON, J.H.: The uses of intracranial pressure monitoring in clinical management. In: Intracranial Pressure. BROCK, M., DIETZ, H. (eds.). pp353-356. Berlin, Heidelberg, New York: Springer 1972

15. LUNDBERG, N.: Clinical indications for measurement of ICP. Intracranial Pressure. BROCK, M., DIETZ, H. (eds.). pp 361-371. Berlin, Heidelberg, New York: Springer 1972

16. RIECHERT, T.: Erste Tagung deutscher Neurochirurgen in Freiburg i. Brg. vom 2. - 4. September 1948. Zbl. Neurochir. 9, 248-249 (1949)

17. RIECHERT, T., HEINES, K.D.: Über zwei Untersuchungsmethoden zur Beurteilung der Hirndurchblutung. Der Nervenarzt 21, 9-16 (1950)

18. GERLACH, J.: Zerebraler Grenzdruck und Hirnpuls, Klinische Untersuchungen und Ergebnisse. Acta Neurochir. 2, 120-158 (1952)

19. HOPPENSTEIN, R.: A device for measuring intracranial pressure. Lancet 1, 90-91 (1965)

20. COE, J.E., NELSON, W.J., RUNDENBERG, F.H., GARZA, P.: Technique for continuous intracranial pressure recording. Technical note. J. Neurosurg. 27, 370-375 (1967)

21. NUMOTO, M., SLATER, J.P., DONAGHY, R.M.P.: An implantable switch for monitoring intracranial pressure. Lancet 1, 528 (1966)

22. HULME, A., COOPER, R.: A technique for the investigation of intracranial pressure in man. J. Neurol. Neurosurg. Psychiat. 29, 154 -156 (1966)

23. EVERSDEN, I.D.: Modifications to a miniature pressure transducer for the measurement of intracranial pressure. Med. Biol. Engin. 8, 159-164 (1970)

24. DORSCH, N.W.C., STEPHENS, R.J., SYMON, L.: An intracranial pressure transducer. Bio-Med. Engin. 6, 452-457 and 472 (1971)

25. RUDENBERG, H., PEEL, H.H., WENDENBURG, H.O., McGRAW, C.P., TINDALL, G.T.: Improved method for measuring intracranial pressure. Proc. 24th Ann. Conf. on Engin. in Med. an Biol. 187 (1971)

26. YONEDA, S., MATSUDA, M., SHIMIZU, Y., HANDA, J., HANDA, H., ODA, F., MATSUO, K., TAGUCHI, N.: SFT - a new device for continuous measurements of intracranial pressure. Surg. Neurol. 1, 13-15 (1973)

27. de ROUGEMONT, I., BARGE, M., BENABID, A.L.: Un nouveau capteur pour la mesure de la pression intra-crânienne. Valeur de la dure-mère en tant que membrane susceptible de transmettre les pressions. Neuro-Chirurgie 17, 579-590 (1971)

28. GOSCH, H.H., KINDT, G.W.: Subdural monitoring of acute increased intracranial pressure. Surg. For. 2-3, 405-406 (1972)

29. VRIES, I.K., BECKER, D.P., YOUNG, H.F.: A subarachnoid screw for monitoring intracranial pressure. Technical note. I. Neurosurg. 39, 416-419 (1973)

30. CORONEOS, N.J., McDOWALL, D.G., GIBSON, R.M., PICKERODT, V.W.A., KEANEY, N.P.: Measurement of extradural pressure and its relationship to other intracranial pressures. J. Neurol. Neurosurg. Psychiat. 36, 514-522 (1973)

31. JAMES, H.E., BRUNO, L., SCHUT, L.: Intracranial subarachnoid pressure monitoring in children. Surg. Neurol. 3, 313-315 (1975)

32. ATKINSON, I.R., SHURTLEFF, D.B., FOLTZ, E.L.: Radio telemetry for the measurement of intracranial pressure. J. Neurosurg. 27, 428-432 (1967)

33. OLSEN, E.R., COLLINS, C.C., LOUGHBOROUGH, W.F., RICHARDS, V., ADAMS, J.E., PINTO, D.W.: Intracranial pressure measurement with a miniature passive implanted pressure transsensor. Am. J. Surg. 113, 727-729 (1967)

34. FOX, C.A., WOLFF, H.S., BAKER, J.A.: Measurement of intra-vaginal and intrauterine pressures during human coitus by radio-telemetry J. Reprod. Fert. 22, 243-251 (1970)

35. HUTTEN, H., DIEFENTHÄLER, K., BROCK, M.: Ein neues Gerät für die kontinuierliche telemetrische Messung des intrakraniellen Druckes beim Menschen. Biomed. Techn. 16, 170-172 (1971)

36. BARBARO, V., SARGENTINI, A.D., FRANK, M., MACELLARI, V., NERONI, M., TORSOLI, A.: Endoradiosonde per telemisure di segnali fisiologici. Ann. Inst. Super. Sanita, (Roma) 8, 696-702 (1972)

37. CARLSON, C.E., MANN, R.W., HARRIS, W.H.: A radio telemetry device for monitoring cartilage surface pressures in the human hip. IEEE Transact. on Biomed. Engin. BME- 21, 257-264 (1974)

38. BROCK, M., DIEFENTHÄLER, K.: A modified equipment for the continuous telemetric monitoring of epidural or subdural pressure. In: Intracranial Pressure. BROCK, M., DIETZ, H. (eds.). pp 21-26. Berlin, Heidelberg, New York: Springer 1972

39. GROTE, W., WÜLLENWEBER, R.: Über "Liquordruckkrisen" - spontane Druckschwankungen bei intracraniellen Liquorpassagestörungen. Acta Neurochir. 9, 125-138 (1960)

40. INGVAR, D.H., LUNDBERG, N.: Paroxysmal symptoms in intracranial hypertension, studied with ventricular fluid pressure recording and electroencephalography. Brain 84, 446-459 (1961)

41. PARAICZ, E., VAJDA, J.: Fortlaufende Registrierung der intraventrikulären Druckwellen bei Hydrocephalus im Säuglingsalter. Neurochirurgia 18., 43-51 (1975)

42. CRONQVIST, S., LUNDBERG, N.: Regional cerebral blood flow in tumors with special regard to cases with intracranial hypertension. Scand. J. Clin. Lab.Invest. 22, (suppl.102), 15:A (1968)

43. RISBERG, J., LUNDBERG, N. INGVAR, D.H.: Regional cerebral blood volume during acute transient rises of the intracranial pressure (plateau-waves). J. Neurosurg. 31, 303-310 (1969)

44. LUNDBERG, N., KJÄLLQUIST, A., BIEN, C.: Reduction of increased intracranial pressure by hyperventilation. A therapeutic aid in neurological surgery. Acta Psych. Neurol. Scand., suppl. 139 (34), 1-64 (1959)

45. CABRINI, G.P., GIOVANELLI, M., INFUSO, L.: Influenza del desametazone sulla pressione liquorale ventricolare in casi di ipertensione endocranica. Menerva Neurochir. 11, 94-102 (1967)

46. KULLBERG, G.: Clinical studies on the effect of corticosteroids on the ventricular fluid pressure. In: Steroids and Brain Edema. REULEN, H., SCHÜRMANN, K. (eds.). pp 253-259. Berlin, Heidelberg, New York: Springer 1972

47. BROCK, M., DIEFENTHÄLER, K., ZYWIETZ, C., PÖLL, W., MOCK, P., DIETZ, H.: Amplitude analysis of long-term intracranial pressure recordings. In: Advandes in Neurosurgery, 2. KLUG, W., BROCK, W., KLINGER, M., SPOERRI, O. (eds.). pp 310-313. Berlin, Heidelberg, New York: Springer 1975

48. CASTEL, J.P., COHADON, F.: Méthode d'analyse modale automatique des variations de la pression intra-cranienne chez l'homme. Neuro-Chirurgie 21, 205-212 (1975)

49. GALICICH, J.H., FRENCH, L.A.: Use of Dexamethasone in the treatment of cerebral edema resulting from brain tumors and brain surgery. Am. Pract. Dig.Treat. 12, 169-174 (1961)

50. GALICICH, J.H., FRENCH, L.A., MELBY, J.C.: Use of dexamethasone in treatment of cerebral edema associated with brain tumors. Lancet 81, 46-53 (1961)

51. KULLBERG, G., WEST, K.A.: Influence of corticosteroids on the ventricular fluid pressure. Acta Neurol. Scand. 41 (suppl. 13), 445-452 (1965)

52. WEINSTEIN, J.D., TOY, F.J., JAFFE, M.E., GOLDBERG, H.J.: The effect of dexamethasone on brain edema in patients with metastatic brain tumors. Neurology 23, 121-129 (1973)

53. MILLER, J.D., LEECH, P.: Effects of mannitol and steroid therapy on intracranial volume-pressure relationships in patients. J. Neurosurg. 42, 274-281 (1975)

54. BROCK, M., WIEGAND, H., ZILLIG, C., ZYWIETZ, C., MOCK, P., DIETZ, H.: The effect of dexamethasone on intracranial pressure in patients with supratentorial tumors. In: Brain Edema. Formation and Resolution. PAPPIUS, H., FEINDEL, W. (eds.). Berlin, Heidelberg, New York: Springer 1976 (im Druck)

55. BROCK, M., ZILLIG, C., WIEGAND, H., ZYWIETZ, C., MOCK, P.: The effects of dexamethasone on ICP in cases of posterior fossa tumors. In: Intracranial Pressure. BEKS, J.W.F., BOSCH, A., BROCK, M. (eds.). Berlin, Heidelberg, New York: Springer 1976 (im Druck)

Hirnödem und Intensivtherapie

W. Pöll

Das Hirnödem, welches per definitionem eine interstitielle und / oder intracelluläre Flüssigkeitsvermehrung (1) verbunden mit Störungen der Verteilung und des Transports von Jonen im Gewebe ist (2,3,4), führt einerseits zu einer Steigerung des intrakraniellen Druckes, andererseits zu einer Störung der Hirndurchblutung (5,6,7). Druck und Mangeldurchblutung bedingen eine Gewebehypoxie, durch welche eine zentrale Regulationsstörung entsteht, die sich in Bewußtlosigkeit, Atemstörung, Kreislaufveränderungen und Temperaturfehlsteuerungen äußert. Gleichzeitig kommt es zu ausgeprägten Stoffwechselentgleisungen, sowohl im Gehirn (8), als auch in anderen Organsystemen (9). Eine solche Dysregulation des Gesamtorganismus wird dann ohne gezieltes Eingreifen unweigerlich zum Tode führen. Daher ist es notwendig die Frage der Indikation einer intensivmedizinischen Betreuung solcher Patienten frühzeitig zu stellen.

Eine Intensivtherapie sollte unseres Erachtens schon dann beginnen, wenn aufgrund einer Noxe (z.B. Schädelhirntrauma, infektiöser Prozeß, raumforderndes Neoplasma, Vergiftung, operativer Eingriff, etc.) ein Hirnödem entsteht, welches eine zentrale Regulationsstörung erwarten läßt. Geradezu unerläßlich ist eine solche Therapie, wenn das Hirnödem eines Patienten schon so ausgeprägt ist, daß es bereits zu einer zentralen Dysregulation geführt hat. Voraussetzung für die gezielte Therapie ist jedoch eine exakte Beobachtung des Patienten. Über einzelne Kriterien dabei soll das folgende Schema (Tabelle 1) einen kurzen Überblick geben.

Einige wesentliche Punkte davon seien näher erläutert. Die ständige Kontrolle der Vitalfunktionen (EKG, Puls, Atmung, Temperatur) kann durch eine elektronische Überwachungsanlage erleichtert werden. Auf einem Oscilloskop können dynamisch verlaufende Parameter sichtbar gemacht und auf dem Schreiber kontinuierlich aufgezeichnet werden.

Zu den weiteren Parametern, die routinemäßig stündlich überwacht werden, gehören die Blutdruckmessung, die in speziellen Fällen elektronisch über einen arteriellen Zugang erfolgt, die Messung des zentralen Venendrucks (10,11) - wobei wir als zentralen Zugang den Subclaviakatheter bevorzugen - und die Messung des Atemminutenvolumens. Die Dokumentation aller dieser Befunde erfolgt auf einem Überwachungsbogen.

Das zentrale Problem des Hirnödems und seiner Behandlung stellt zweifelsohne die Steigerung des Schädelinnendrucks dar, mit ihren Folgen der Durchblutungsverschlechterung, der Verminderung der Sauerstoffversorgung des Gehirns bis hin zur absoluten zentralen Dysregulation des gesamten Organismus. Daher halten wir es für fundamental wichtig, den intrakraniellen Druck kontinuierlich zu messen und zu registrieren (12,13,25). LUNDBERG'S verdienstvolle Arbeiten (12) bahnten dazu den Weg in die klinische Routine.

Tabelle 1. Intensivüberwachung

Kontrolle der Vitalfunktionen
Atmung
Kreislauf
Temperatur
Fortlaufende Registrierung des Schädelinnendruckes
Klinische Beobachtung
Bewußtseinslage
Neurologische Parameter
Klinisch-chemische Untersuchungen
Blut
Urin
Liquor
Flüssigkeitshaushalt
Einfuhr
Ausfuhr
Körpergewicht
Spezialuntersuchungen
Echo
EEG
Röntgenaufnahmen
Computertomographie
Isotopenuntersuchungen

Die drei z.Zt. gebräuchlichsten Meßmethoden sind in Abbildung 1 dargestellt.
Im ersten Falle wird eine intraventriculäre Druckmessung dargestellt. Dabei wird über ein frontoparietales Bohrloch auf der nicht dominanten Hemisphäre ein Ventrikelkatheter eingelegt und vermittels eines Druckaufnehmers ein Meßsignal auf einen Verstärker übertragen und von einem Schreiber kontinuierlich registriert. Der große Vorteil dieser Methode besteht darin, daß man einen repräsentativen Wert für den Schädelinnendruck erhält. Zudem hat man die Möglichkeit, bei bedrohlichem Druckanstieg durch rasche Liquorentnahme eine unter Umständen lebensrettende, intrakranielle Drucksenkung zu erreichen. Ein Nachteil ist das erhöhte Infektionsrisiko für das Gehirn.

Bei der zweiten Methode wird eine kleine Meßsonde - es sind verschiedene Modelle z.Zt. auf dem Markte - epidural zwischen Knochen und Dura eingelegt, oder auch in ein Bohrloch eingeschraubt und somit der Dura aufgelegt, der Druck damit aufgenommen und über einen Verstärker zum Schreiber weitergeleitet. Wenn auch gewisse Nachteile meist technischer Art vorhanden sind, die jedoch in letzter Zeit durch Verbesserungen der Technologie weitgehend verringert oder nahezu beseitigt werden konnten, so ist doch die grundsätzliche Frage der Repräsentanz epidural gemessener Druckwerte aufzuwerfen. Ein entscheidender Vorteil gegenüber der vorherigen Methode ist jedoch die geringere Infektionsgefahr, da die Dura nicht eröffnet werden muß.

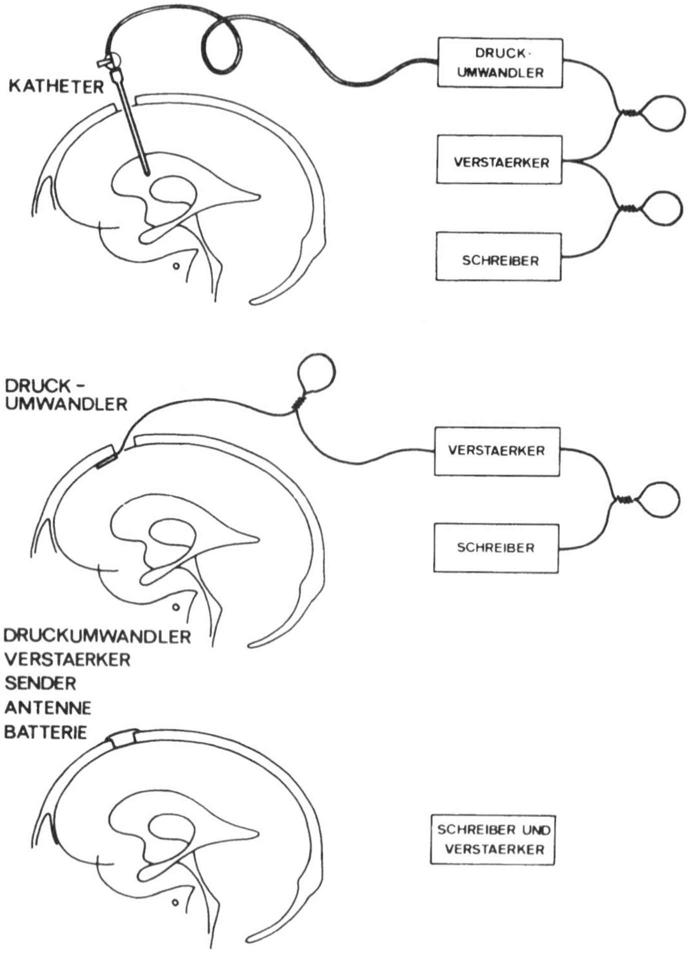

Abb. 1. Die drei gebräuchlichsten Meßmethoden zur fortlaufenden Registrierung des intrakraniellen Druckes schematisch dargestellt

Als dritte Möglichkeit ist ein telemetrisches Meßsystem abgebildet, das wir mit Erfolg bei unruhigen Patienten oder bei Kindern einsetzen. Hierbei befindet sich ein kleiner Druckaufnehmer, komplett mit Verstärker, Sender, Antenne und Batterie in einem Gehäuse, das in ein 16 mm großes Bohrloch paßt und mit zwei Schrauben an der Kalotte unter der Kopfhaut befestigt wird. Die Meßmembran liegt dabei der Dura von außen, also epidural, auf. Die Empfangs- und Registriereinrichtung ist außer Reichweite des Patienten. Abgesehen von den Erleichterungen die ein telemetrisches System für Bewegungsfreiheit und Pflege des Patienten bietet, leiten sich die Vor- und Nachteile aus dem oben gesagten ab.

Nun ein kurzes Wort zur Beobachtung des Patienten, die bei noch so großen apparativen Möglichkeiten ihren Platz in der intensivmedizinischen Betreuung nicht verlieren kann und darf. Als Grundlage für die täglich neurologische Kontrolle hat sich auch in unserer Klinik ein Überwachungsbogen bewährt, wie er wohl an vielen Kliniken in Abwandlungen existiert. Es kann hiermit in schneller und übersichtlicher Weise ein neurologischer Status dokumentiert und damit der klinisch-neurologische Verlauf festgehalten werden.

Was die klinisch-chemischen Untersuchungen betrifft, so sind außer den üblichen Blutbild- und Serumelektrolytkontrollen unbedingt der Blutzucker, der Gerinnungsstatus und die Thrombocyten von Wichtigkeit. Ferner halten wir die tägliche Urinelektrolytkontrolle für unentbehrlich als Grundlage der Bilanzierung.

Zum Punkte Flüssigkeitshaushalt ist zu erwähnen, daß die exakte Messung und Aufzeichnung der Ein- und Ausfuhr zur Bilanzierung erforderlich ist unter Berücksichtigung von Körpertemperatur und Perspiratio, sowie des Oxydationswassers aus dem Intermediärstoffwechsel. Zusätzlich kann mit einer Bettenwaage die Differenz des Körpergewichtes von Tag zu Tag erfaßt werden.

Von den Spezialuntersuchungen sei hier nur auf die Computertomographie verwiesen. Dieses Verfahren gestattet erstmalig über die Absorption von Röntgenstrahlen mit Hilfe des Computers eine Serie von Bildern (parallele Gehirnhorizontalschnitte) zu entwerfen, auf denen die Ausdehnung eines Hirnödems sichtbar gemacht wird. Damit ist auch die Möglichkeit eröffnet, in relativ einfacher, den Patienten kaum belastender Weise, eine Verlaufskontrolle, betreffend Zu- und Abnahme des Hirnödems, durchzuführen.

Um wirkungsvoller therapeutisch vorgehen zu können, ist es notwendig, sich nochmals differenzierter die pathophysiologischen Probleme des Hirnödems mit seinen Auswirkungen auf den Gesamtorganismus zu vergegenwärtigen.

Die ödembedingte Volumenvermehrung des Gehirns führt zu folgenden Reaktionen:

1. Mit steigendem Wassergehalt des Gewebes nimmt dessen Volumen zu und die Durchblutung ab. Durch die Mangeldurchblutung und die vergrößerten Diffusionsstrecken werden Sauerstoffversorgung sowie Nähr- und Spülfunktion des Blutes eingeschränkt und sauere Stoffwechselprodukte, wie z.B. Lactat und Pyruvat, angehäuft (15).

2. Die Gewebeacidose führt zur Vasodilatation und damit einerseits zur weiteren Abnahme der Hirndurchblutung und andererseits zu einer intrakraniellen Volumenvermehrung, was ebenfalls einen Anstieg des intrakraniellen Druckes zur Folge hat (5).

3. Parellel zur Durchblutungsverschlechterung kommt es zur hypoxischen Schädigung, welche mit dem Verlust der Autoregulation einhergeht (16).
   Im Extremfall kann das massive Hirnödem eine Drucksteigerung bedingen, die einen cerebralen Zirkulationsstillstand auslöst. Dann freilich ist jegliches therapeutisches Bemühen aussichtslos.

Alle diese Vorgänge laufen nicht nur isoliert im Gehirn ab, sondern rufen gleichzeitig auch in den peripheren Organsystemen Störungen hervor (8,9). Pathologische Veränderungen der Organdurchblutung spielen dabei die Schlüsselrolle (8,17). Relativer Blutvolumenmangel zu Beginn - im Sinne der neurogenen Dysregulation - wird durch die stressbedingte Katabolie schließlich zum absoluten Volumendefizit. Bei noch annähernd normalem Blutdruck - aufrechterhalten durch Kreislaufzentralisation - liegt bereits in den Organen eine ausgeprägte Gewebehypoxie vor. Dieses konnte SUNDER-PLASSMANN (9) durch Messungen des Gewebesauerstoffpartialdruckes in verschiedenen Organen verdeutlichen. Interessanterweise bleibt die Niere zunächst dabei unbetroffen, da ihre Durchblutung autoreguliert wird und im zentralisierten Kreislauf mit einbezogen ist. Durch diese mangelnde Sauerstoffversorgung der Organe wird der Intermediärstoffwechsel gedrosselt und die anaeroben Reaktionen laufen in verstärktem Maße ab. Anhäufung von Lactat in den Zellen führt über eine pH-Erniedrigung zur zunehmenden Depolarisation der Zellmembranen und damit beginnt die irreversible Zellschädigung (6). Infolge dieser generalisierenden Stoffwechselentgleisung, einhergehend mit einer Zunahme der arteriellen Hypoxämie (5) wird ein *circulus vitiosus* unterhalten und das Hirnödem weiter verstärkt. Aufgrund dieser sehr komplexen pathophysiologischen Vorgänge (7) wird eine vielschichtige Therapie erforderlich. Die hier aufgeführten intensivtherapeutischen Maßnahmen sollen nur, soweit sie direkten Bezug zur Behandlung des Hirnödems haben, im Folgenden erörtert werden (Tabelle 2.).

Tabelle 2. Intensivbehandlung

Allgemeine intensivtherapeutische Maßnahmen
Wiederherstellen und/oder Aufrechterhalten der Vitalfunktionen
Behandlung von Stoffwechselstörungen
Flüssigkeits-, Elektrolyt- und Kalorienbilanzierung
Wundbehandlung
Antibiotikatherapie aufgrund von Klinik und Antibiogramm
Physiotherapie
Spezifisch neurologisch / neurochirurgische Therapie
Antikonvulsive Therapie
Prophylaxe und Therapie des Hirnödems direkt
Senkung des Schädelinnendruckes
Verbesserung der Hirndurchblutung
Behandlung des Strecktonus bei Stammhirnprozessen
Sonstige spezielle Maßnahmen

Bei der Behandlung der vitalen Funktionsstörungen ist an erster Stelle an die Atemstörungen zu denken. Stellt doch die Wiederherstellung und Erhaltung der Atmung die erste und wichtigste therapeutische Maßnahme in der Behandlung des Schädelinnendruckanstieges und damit auch des Hirnödems dar. Die Beseitigung einer Ateminsuffizienz beginnt mit der frühzeitigen endotrachealen Intubation, womit freie Atemwege und eine Totraumverkleinerung erreicht werden. Mit der anschließenden, unbedingt erforderlichen künstlichen Beatmung wird einerseits die Sauerstoffversorgung des Gehirns gewährleistet und andererseits durch in jedem Falle anzustrebende mäßige Hyperventilation (16,18) ($paCO_2$ um 30 mm Hg) über die Verminderung des arteriellen Kohlensäurepartialdruckes, welcher eine Engstellung der Hirngefäße direkt nach sich zieht, eine Senkung des Schädelinnendruckes durch Volumenverminderung bewirkt. Gleichzeitig muß durch die Stabilisierung von Herz- und Kreislauffunktion für die Verbesserung der Hirndurchblutung gesorgt werden (5,7).

Die komplex auftretenden Störungen des Stoffwechsels (19,20) müssen durch gezielte Flüssigkeit- und Elektrolytsubstitutionstherapie einschließlich der Acidosebekämpfung sowie durch geeignete kalorische

Bilanzierung im einzelnen angegangen und beseitigt werden (19). Nicht selten auftretende zentrale Temperaturregulationsstörungen (21), meist im Sinne der Hyperthermie, werden durch vegetative Blockade und anschließender Kühlung mit Eispackungen behandelt (22).

Im Rahmen der speziellen intensivtherapeutischen Maßnahmen wollen wir uns nun der direkten Behandlung des Hirnödems zuwenden, die meistens verbunden ist mit einer intrakraniellen Drucksenkung. Durch gezielte Hirnödembehandlung mit Steroiden, wie schon im vorangegangenen Referat von Prof. BROCK am Beispiel des *Dexamethason* (23,24,30) ausgeführt, werden wahrscheinlich die gestörten Membranfunktionen des Gehirns stabilisiert, dadurch vermutlich einer weiteren Ödemausbreitung vorgebeugt und damit die sog. "Barostabilisierung" erreicht (13).

Die gleichzeitige Durchführung einer Diureticatherapie, z.B. mit *Furosemid* (26,27) oder *Spironolacton* (28,29), wird von vielen Autoren als günstige Maßnahme mit additivem Effekt auf die Steroidtherapie empfohlen (31).

Als weitere therapeutische Prinzipien sollen Osmo- und Onkotherapie angeführt werden (32). Hierbei wird mit hypertonen Lösungen, wie *Sorbit 40%* oder *Mannit 20%*, mancherorts auch mit *Urea 30%*, in rascher Verabreichung über einen zentralen Venenzugang eine intrakranielle Drucksenkung erreicht (34). Es darf jedoch der Reboundeffekt, der je nach Substanz mehr oder weniger stark ausgeprägt ist, nie außer Acht gelassen werden.

Besonders in den Vereinigten Staaten wird vielerorts die perorale Glycerolgabe zu diesem Zwecke durchgeführt (35).

Eine Onkotherapie mit Humanalbumin 20% hat zusätzlich den Effekt, die durch Stresskatabolie bedingten Eiweißverluste zu kompensieren.

Eine gleichzeitige Osmo/Onkotherapie ist mit Kombinationspräparaten von niedermolekularem Dextran und Sorbit (36), z.B. *Rheomacrodex* und *Sorbit*, zu erreichen, wobei neben der Entwässerung über die Änderung der rheologischen Eigenschaften des Blutes, die Viskosität und das sog. Sludge-Phänomen günstig beeinflußt werden und die Mikrozirkulation verbessert wird. Allerdings muß die Möglichkeit der intrakraniellen Blutung (Kontraindikation) z.B. aus Kontusionsherden ausgeschlossen sein (37). Nicht zu vergessen ist weiterhin, daß alle osmotisch wirksamen Substanzen nur in solchen Gewebebezirken wirksam angreifen können, in denen noch die Bluthirnschrankenfunktion intakt ist.

Unterstützung finden in jedem Falle diese therapeutischen Prinzipien durch eine direkte Hirndrucksenkung durch die schon oben näher erläuterte Notwendigkeit der künstlichen Beatmung. Dabei sollte ein pCO_2 von 28,5 mmHg nach Meinung zahlreicher Autoren nicht unterschritten werden (15,16,18).

Als weitere Maßnahme, den Schädelinnendruck durch eine direkte Verringerung des intrakraniellen Volumens zu senken, soll die kontinuierliche, extracorporale Liquordrainage über einen Ventrikelkatheter angeführt werden (Abb. 2), wie sie in unserer Klinik als steriles Überlaufsystem benutzt wird, wobei über das im Nebenschluß geschaltete Meßgerät die Überwachung des durch höher- oder tieferhängen der Flasche eingestellten Drainagedruckes erfolgen kann.

Was physikalische Maßnahmen, wie hyperbare Oxygenation (22) und die künstliche Hypothermie (22,38,39,40) betrifft, so sind diese zwei-

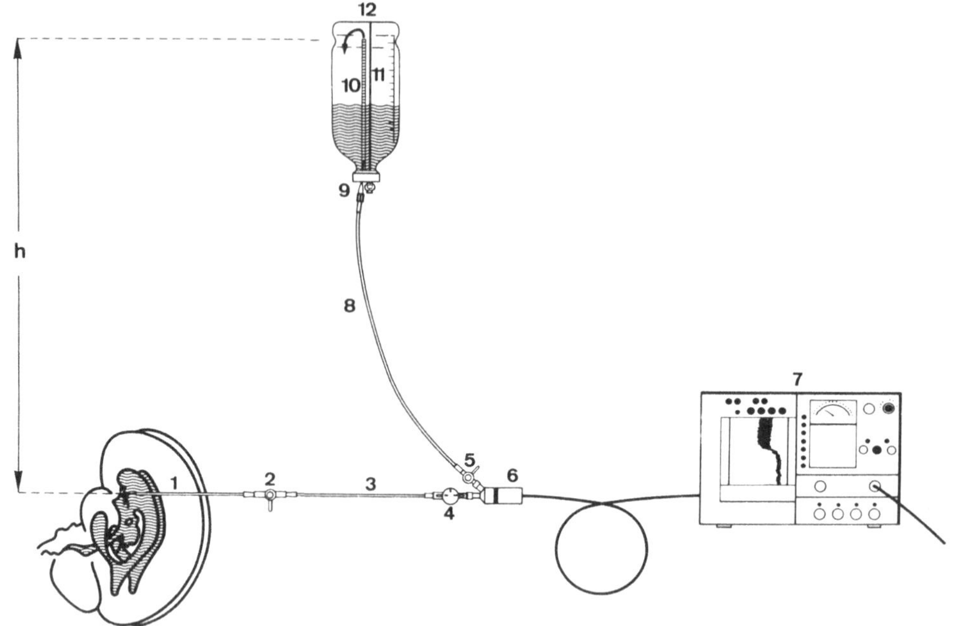

Abb. 2. Ventrikeldrainagesystem der Neurochirurgischen Klinik der Medizinischen Hochschule Hannover (1 Ventrikelkatheter; 2, 4, 5 Dreiwegehähne; 3, 8 Verlängerungsschläuche; 6 Statham-Druckaufnehmer; 7 Meßbrücke mit Registriereinrichtung; 9 Einmalkanüle; 10 Überlaufrohr; 11 Belüftungskanüle; 12 Auffangflasche steril; h = Drainagehöhe - durch Veränderung derselben kann der Druck des Überlaufes reguliert und am Meßgerät in mmHg direkt abgelesen werden)

felsohne wirksam in der Behandlung des massiven Hirnödems einzusetzen, haben aber wegen technisch apparativer und personeller Aufwendigkeiten keinen Eingang in die klinische Routine auf einer Intensivstation gefunden.

Zusammenfassend soll aber deutlich hervorgehoben werden, daß wir nur dann einen therapeutischen Erfolg erzielen werden, wenn wir den Patienten mit Hirnödem und Hirndruck nicht isoliert als Gehirnkranken sehen, sondern ihn in seiner Gesamtheit schwer erkrankt wissen. Daher muß das umfassende Spektrum intensivmedizinischer Bemühungen so früh wie möglich konsequent eingesetzt werden.

Literatur

1. ANTON, G.: Gehirnödem. In: Hdb. path. Anat. d. Nervensystems. Bd. I. S. 396-467. Berlin: Springer 1904

2. SPATZ, H., STROESCU, G.J.: Zur Anatomie und Pathologie der äußeren Liquorräume des Gehirns. Nervenarzt 7, 425-437, 481-498 (1934)

3. KLATZO, J.: Neuropathological aspects of brain edema: Presidential Address. J. Neuropath. Exp. Neurol. 26, 1-14 (1967)

4. KLATZO, J.: Pathophysiological aspects of brain edema In: Steroids and brain edema. REULEN, H.J., SCHÜRMANN, K. (eds.). pp. 1-8. Berlin, Heidelberg, New York: Springer 1972

5. GÄNSHIRT, H.: Die Sauerstoffversorgung des Gehirns und ihre Störungen bei der Liquordrucksteigerung und beim Hirnödem. Berlin, Göttingen, Heidelberg: Springer 1957

6. REULEN, H.J., HADJIDIMOS, A., BROCK, M., DERUAZ, J.P., SCHÜRMANN, K.: Regional cerebral blood flow and cerebral edema in man. I. Influence of local tissue water and local tissue lactate. Acta neurochir. (Im Druck)

7. SCHMIDT, K.: Hirndurchblutung bei intrakranieller Drucksteigerung und beim Hirnödem. In: Der Hirnkreislauf. GÄNSHIRT, H. (Hrsg.). S. 715-729. Stuttgart: Thieme 1972

8. SCHMIDT, K., POTTHOFF, P.C. (Hrsg.): Neurogener Schock. Stuttgart, New York: Schattauer 1976

9. SUNDER-PLASSMANN, L.: Mikrozirkulation, Perfusion und Sauerstofftransport in die Zelle. In: Postaggressionsstoffwechsel. HEBERER, G., SCHULTIS, K., HOFFMANN, K. (Hrsg.). S.11-20. Stuttgart, New York: Schattauer 1976

10. BURRI, C.: Der zentrale Venendruck. Wissenschaftl. Schriftenreihe, Heft 4, 1. Aufl. 1969

11. SPRING, A., SPRING, G., MITZKAT, K.: Korrelation zwischen zentralvenösem Druck und Blutvolumen bei neurochirurgischen Eingriffen. In: Neurogener Schock. SCHMIDT, K., POTTHOFF, P.C. (Hrsg.). S. 121-126. Stuttgart, New York: Schattauer 1976

12. LUNDBERG, N.: Continuous recording and control of ventricular fluid pressure in neurosurgical practice. Acta Psychiat. Neurol. Scand., Suppl. 149, Vol. 36, (1960)

13. BROCK, M., WIEGAND, H., ZILLIG, C., ZYWIETZ, C., MOCK, P., DIETZ, H.: The effect of dexamethasone on intracranial pressure in patients with supratentorial tumors. In: Dynamics of brain edema. PAPPIUS, H.M., FEINDEL, W. (eds.). pp. 330-336. Berlin, Heidelberg, New York: Springer 1976

14. BROCK, M., ZILLIG, C., WIEGAND, H., ZYWIETZ, C., MOCK, P.: The influence of dexamethasone therapy on ICP in patients with tumors of the posterior fossa. In: Intracranial Pressure III. BEKS, J.W. F., BOSCH, D.A., BROCK, M. (eds.). pp. 236-246. Berlin, Heidelberg, New York: Springer 1976

15. OPITZ, E., SCHNEIDER, M.: Über die Sauerstoffversorgung des Gehirns und den Mechanismus von Mangelwirkungen. Erg. Physiol. 45, 127-260 (1950)

16. REULEN, H.J.: Veränderungen der regionalen Hirndurchblutung beim cerebralen Ödem und ihre therapeutische Beeinflussung durch Hyperventilation. Z. prakt. Anaesth. Wiederbeleb. 6, 426-430 (1971)

17. SCHMIDT, K.: Probleme der parenteralen Ernährung in der Neurochirurgie. In: Bilanzierte Ernährung in der Therapie. LANG, K., FEKL, W., BERG, G. (Hrsg.). S. 251-264. Stuttgart: Thieme 1971

18. FROWEIN, R.A., KARIMI-NEJAD, A., RICHARD, K.B.: Influence of ventilation and hyperventilation on brain edema and intracranial pressure. Advanc. Neurosurg. 1, 114-125 (1973)

19. HEBERER, G., SCHULTIS, K., HOFFMANN, K. (Hrsg.): Postaggressionsstoffwechsel. Grundlagen, Klinik, Therapie. Stuttgart, New York: Schattauer 1976

20. SCHULTIS, K.: Postaggressionsstoffwechsel als Adaptation und als Krankheit. In: Postaggressionsstoffwechsel. HEBERER, G., SCHULTIS, K., HOFFMANN, K. (Hrsg.). S. 3-9. Stuttgart, New York: Schattauer 1976

21. LAUSBERG, G.: Posttraumatische zentrale Hyperthermie und Hypothermie. Acta chir. 5, 353-358 (1970)

22. LAWIN, P.: Praxis der Intensivbehandlung. 3. Aufl. Stuttgart: Thieme 1975

23. REULEN, H.J., SCHÜRMANN, K. (eds.): Steroids and brain edema. Berlin, Heidelberg, New York: Springer 1972

24. SCHÜRMANN, K., BROCK, M., REULEN, H.J., VOTH, D. (eds.): Brain edema - Cerebello pontine angle tumors. Advanc. Neurosurg. Vol. 1. Berlin, Heidelberg, New York: Springer 1973

25. BROCK, M., DIEFENTHÄLER, K., ZYWIETZ, C., PÖLL, W., MOCK, P., DIETZ, H.: Amplitude analysis of longterm intracranial pressure recordings. Advanc. Neurosurg. 2, 310-313 (1975)

26. KRAMER, G.: Zur medikamentösen Regulation des Wasserhaushaltes beim Hirnödem. Med. Wschr. 42, 2238-2244 (1964)

27. KIESSLING, I.: Praktische Erfahrungen mit Lasix, einem neuen Saluretikum. Münch. med. Wschr. 107, 95-97 (1965)

28. BAETHMANN, A., BRENDEL, W., KOCZOREK, KH.-R., ENZENBACH, R.: Pathophysiologie des traumatischen Hirnödems. Dtsch. med. Wschr. 95, 1020-1024 (1970)

29. SCHMIEDECK, P., BAETHMANN, A., SCHNEIDER, E., OETTINGER, W., ENZENBACH, R., MARGUTH, F., BRENDEL, W.: The effect of Aldosteron and an Aldosteron-antagonist on the metabolism of perifocal brain edema in man. In:. Steroids and brain edema. REULEN, H.J., SCHÜRMANN, K. (eds.). pp. 203-210. Berlin, Heidelberg, New York: Springer 1972

30. FAUPEL, G., REULEN, H.J., MÜLLER, D., SCHÜRMANN, K.: Clinical double-blind-study on the effects of dexamethasone on severe closed head injuries. Advanc. Neurosurg. 4, 200-203 (1977)

31. MEINIG, G., AULICH, A., WENDE, S., REULEN, H.J.: Resolution of peritumoral brain edema following combination therapy with dexamethasone and furosemide. Advanc. Neurosurg. 4, 207-211 (1977)

32. SCHMIDT, K.: Klinisch experimentelle Grundlagen der Osmotherapie. In: Infusionstherapie. LANG, K., FREY, R., HALMÁGYI, M. (Hrsg.). Anaesthesiologie und Wiederbelebung Bd. 13, 132-148. Berlin, Heidelberg, New York: Springer 1966

33. KÜHNER, A., ROQUEFEUIL, B., VIGUIE, E., FREREBEAU, PH., PERAZ-DOMINGUEZ, E., BAZIN, M., PRIVAT, J.M., GROS, C.: The influence of high and low dosages of Mannitol 25% in the therapy of cerebral edema. Advanc. Neurosurg. 1, 81-90 (1973)

34. HALMÁGYI, M.: Veränderungen des Wasser- und Elektrolythaushaltes durch Osmotherapeutika. Anaesthesiologie und Wiederbelebung. Bd. 46. Berlin, Heidelberg, New York: Springer 1970

35. MEYER, J.S., CHARNEY, J.Z., RIVERA, V.M., MATHEW, N.T.: Treatment with glycerol of cerebral edema due to acute cerebral infarction. Lancet II, 993-997 (1971)

36. ROESNER, J.: Rheomacrodex 10%ig mit Sorbit 20% beim akuten Hirn- und Rückenmarksödem. Med. Klin. 62, 752-755 (1967)

37. METZEL, E., UMBACH, W.: Akute posttraumatische Blutungen des Schädelinneren. Acta chir. 1, 145-152 (1966)

38. HENSCHEL, W.F.: Die Hypothermie in der Behandlung der frischen Schädelhirntraumen. Hefte Unfallheilk. 62, 150-155 (1960)

39. PENZHOLZ, H.: Die Hypothermie in der Behandlung der frischen Schädelhirntraumen. Hefte Unfallheilk. 62, 155-158 (1960)

40. VEGHELY: Die künstliche Hibernation. Budapest: Academiai Kiadó 1960

Differentialdiagnose und Therapie des posttraumatischen Hirnödems

W. Gobiet

Als Folge eines schweren Schädelhirntraumas sind intrakranielle Druckerhöhungen infolge raumfordernder Blutungen, imprimierender Knochenfragmente oder einer allgemeinen Hirnschwellung bekannt. Die Diagnose der ersten beiden Störungen ist in den meisten Fällen durch eine eingehende neuroradiologische Untersuchung zu stellen. Schwierigerer ist die Feststellung einer allgemeinen Hirnschwellung, weil hier die klinischen Zeichen der direkten Druckeinwirkung nur schwer gegenüber den primären Hirnstammschäden zu differenzieren sind.
Wir versuchen deshalb durch direkte Messung des intrakraniellen Drukkes, eine bessere Kenntnis über den Verlauf des posttraumatischen Hirnödem zu gewinnen (Abb. 1).

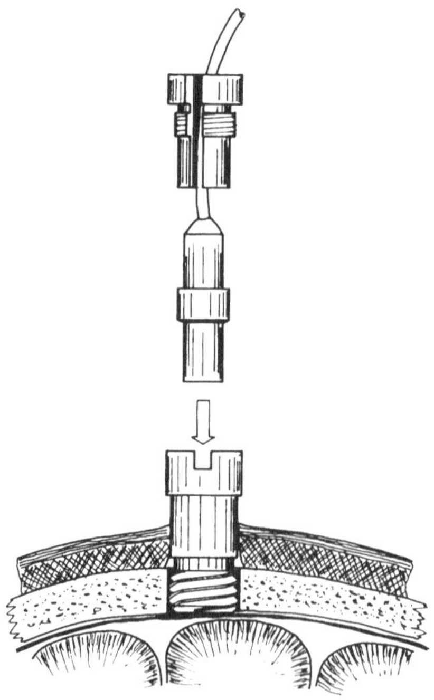

Abb. 1. Meßmethodik zur intrakraniellen Druckmessung. Ein handelsüblicher Blutdruckaufnehmer wird mit einem Adapter nach Anlage eines Bohrloches in genau definierter Lage im epiduralen Raum implantiert. Die so gewonnenen Werte sind repräsentativ für den intrakraniellen Druck

Ergebnisse

a) Hirndurchblutung

Es zeigte sich, daß bei den meisten Patienten mit schwerem Schädel-Hirntrauma die normale Autoregulation der Hirndurchblutung gestört ist. Die Hirndurchblutung folgt weitgehend passiv Veränderungen des arteriellen Blutdruckes (MAP), sowie des intrakraniellen Druckes (ICP). Somit gibt nach schwerem Schädel-Hirntrauma die Differenz zwischen MAP und ICP, der sogenannte zerebrale Perfusionsdruck, ein gutes Maß für die aktuelle Hirndurchblutung (Abb. 2).

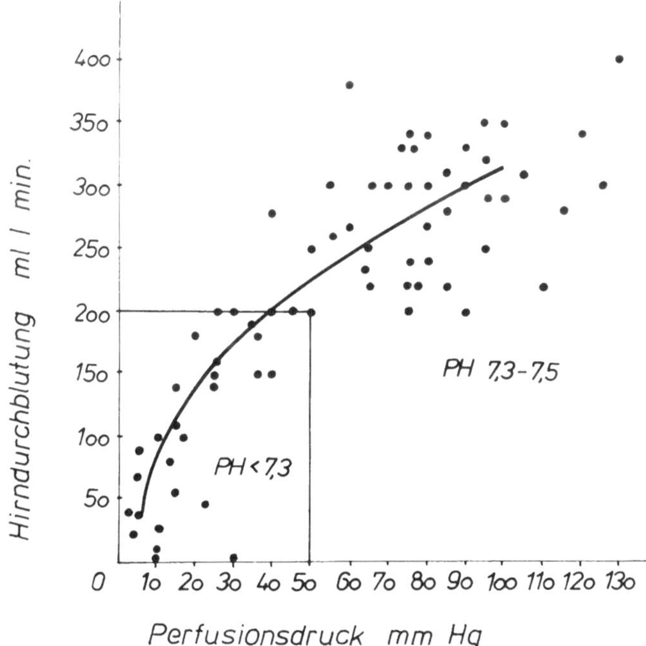

Abb. 2. Die Verminderung der Differenz zwischen arteriellem und intrakraniellem Druck = cerebraler Perfusionsdruck, führt zur Abnahme der Hirndurchblutung. Gleichzeitig fällt der pH-Wert im hirnvenösen Blut

b) Blutdruck - intrakranieller Druck

In der Literatur wird häufig das Auftreten des sog. Cushing Reflexes beschrieben, d.h. steigender intrakranieller Druck wird durch gleichzeitigen Anstieg des arteriellen Blutdruckes kompensiert. Wir fanden, daß bei einer Reihe von Patienten tatsächlich erhöhter intrakranieller Druck mit hypertonen Blutdruckwerten einherging. Das Verhältnis Blutdruck / Hirndruck variierte bei den einzelnen Patienten jedoch so stark, daß von der Höhe des arteriellen Blutdruckes keine Rückschlüsse auf das Ausmaß der posttraumatischen Hirnschwellung gezogen werden können.

c) EKG und intrakranieller Druck

Nach einem schweren Schädelhirntrauma sind im EKG zahlreiche, zentral bedingte Veränderungen zu beobachten. Die häufigsten sind: Brady- bzw. Tachykardien, Extrasystolen sowie Störungen der Erregungsrückleitung.
Ein eindeutiger Zusammenhang zwischen der Höhe des intrakraniellen Druckes und den EKG Veränderungen war jedoch nicht zu sehen.

d) Klinischer Befund und intrakranieller Druck

Im Gegensatz zu Untersuchungen an Tumorpatienten korrelierte hier eine Verschlechterung der Reaktionslage, wie sie häufig zwischen dem 3. - 4. und 8. - 10. Tag nach Trauma beobachtet wird, nur in 38% der Fälle mit dem gleichzeitig erhöhten Hirndruck. Ausgeprägte Zeichen der Hirnstammschädigung: Streckkrämpfe, Hyperthermien oder Diabetes insipidus gingen bei 54% der Patienten mit normalem und bei 46% derjenigen mit stark erhöhtem Hirndruck einher (Tabelle 1).

Tabelle 1. Das Auftreten von Zwischenhirnsymptomatik sowie die Verschlechterung der Reaktionslage war mit gleicher Häufigkeit während Phasen normalen und stark erhöhten Hirndruckes zu beobachten

	normaler Hirndruck	erhöhter Hirndruck
Patienten n = 100	< 25 mm Hg	> 50 mm Hg
Zwischenhirnsymptomatik:	54 %	46 %
Verschlechterung der Reaktionslage:	62 %	38 %

Wie die gleichzeitige Bestimmung der Cortisol- und Katecholausscheidung zeigte, scheint es sich in der Mehrzahl der Fälle um endokrine Entgleisungen als Ausdruck der zentralen vegetativen Fehlstörung zu handeln.

Beginn und Verlauf des posttraumatischen Hirnödems

Der Beginn und der Verlauf des posttraumatischen Hirnödems unterliegen keinem festen Schema (Abb. 3). Das Maximum der Hirnödementwicklung liegt nicht, wie allgemein angenommen, bei etwa 24^h nach dem Unfall. Es ergab sich im Gegenteil eine breite Streuung zwischen dem 1. und dem 9. Tag, wobei ein leichter Gipfel am 5. posttraumatischen Tag zu beobachten war. Ebenso unterschiedlich war der Verlauf. Eine Hirnschwellung konnte zwischen einem Tag und drei Wochen nach dem Trauma beobachtet werden.

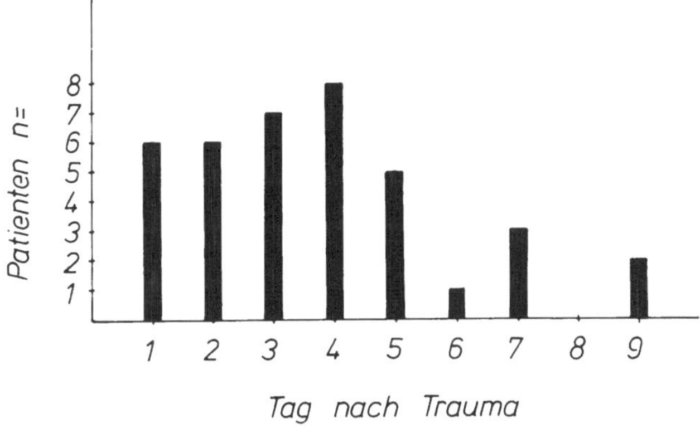

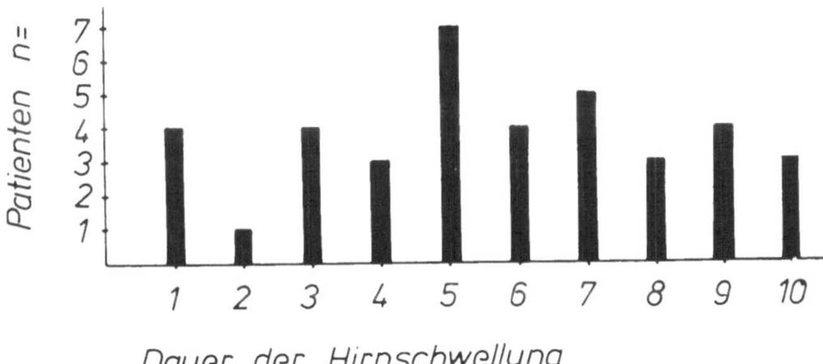

Abb. 3. Beginn (obere Hälfte) und Dauer (untere Hälfte) des posttraumatischen Hirnödems

Therapie

Im Rahmen der Studie wurden die gängigsten Osmo- und Saludiuretica geprüft. Lediglich Mannit (20%) und Sorbit (40%) waren in der Lage, akut erhöhten Hirndruck sicher zu senken. Allerdings war die Wirkungsdauer, wohl abhängig vom Grad der Hirnschädigung, sehr unterschiedlich. Sie variierten zwischen 1/2 und 12^h (Tabelle 2).

Tabelle 2. Wirkungsdauer verschiedener Osmo- und Saludiuretica

	Wirkungsdauer	Versager
Mannit 20% n = 64	3,7 ± 1,2 Std. (0,5 - 12 Std.)	4
Sorbit 40% n = 54	3,5 ± 1,3 Std. (0,6 - 11,2 Std.)	4
Furosemid 20 mg n = 30	1,4 ± 0,5 Std. (0,5 - 2,2 Std.)	14

Somit ist vorstellbar, daß eine gezielte Hirnödemtherapie nur nach den exakten Meßwerten des intrakraniellen Druckes durchgeführt werden kann. In allen Fällen, in denen die direkte Druckmessung nicht möglich ist, muß das Augenmerk auf eine wirkungsvolle Prophylaxe gerichtet werden. Diese besteht nach unseren Erfahrungen in folgenden Maßnahmen (Tabelle 3): freie Atemwege, Beatmung mit leichter Hyperventilation, Dexamethason hochdosiert, Aufrechterhaltung der Plasma Homöostase, bilancierte Infusion, hochkalorische Ernährung.

Tabelle 3. Maßnahmen zur Hirnödemprophylaxw, wenn die Möglichkeit zur direkten Druckmessung nicht gegeben ist. Ungezielte entwässernde Therapie ist in den meisten Fällen kontraindiziert

freie Atemwege
Hyperventilation (pCO_2 30-35 mm Hg)
Dexamethason (hochdosiert)
onkotischer Druck
Digitalis
bilancierte Infusion (A = E)
venöser Abfluß
Elektrolyte

Der schematische und damit ungezielte Einsatz von Diuretica muß auf Grund der vorliegenden Untersuchung abgelehnt werden, da er in den meisten Fällen für den Patienten mehr Schaden als Nutzen bringt.

Ein besonderer Hinweis muß dem Einsatz von Dexamethason in sehr hoher Dosierung gelten (Tabelle 4). Unter dieser Therapie zeigte sich die Zahl der pathologischen Hirndruckanstiege signifikant verringert (Abb. 4).

Tabelle 4. Schema zur hochdosierten Dexamethasonanwendung nach Schädel-Hirntrauma

		Tag nach Trauma ⟶				
	initial	1.	2.	3.	4.	5.-8.
hohe Dosis (mg)	48	8/2Std.	4/2Std.	8/2Std.	4/2Std.	4/4Std.
Normaldosis (mg)	16	4 x 4 täglich				

Alle angeführten Therapiemaßnahmen können für den Patienten natürlich nur sinnvoll sein, wenn zuvor eine intrakranielle Raumforderung ausgeschlossen oder versorgt wurde. Hierzu ist in den meisten Fällen eine exakte neuroradiologische Untersuchung unerläßlich. Tabelle 5 zeigt die Indikation zur Angiographie oder Computertomographie nach schwerem Schädelhirntrauma. Alle bewußtlosen und damit extrem gefährdeten Patienten müssen einer echten Intensivtherapie zugeführt werden (Tabelle 6). Daß die besprochenen Maßnahmen auf den Verlauf des Krankheitsbildes günstigere Auswirkungen haben zeigen die eigenen Ergebnisse (Tabelle 7).

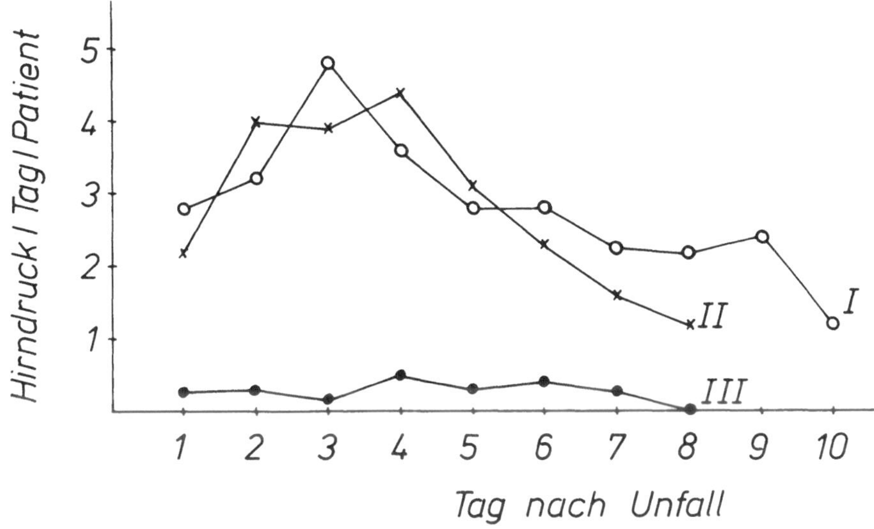

Abb. 4. Durch Dexamathason (Decadron, Fa. Sharp & Dohme GmbH, München) in sehr hoher Dosierung wird die Zahl der pathologischen Hirndruckanstiege (Gruppe III) signifikant verringert

Tabelle 5. Indikation zur Angiographie nach Schädel-Hirntrauma

a) primäre Bewußtlosigkeit
b) Verschlechterung der Bewußtseinslage
c) Halbseitenzeichen
d) unklare Diagnose

Tabelle 6. Wichtige Maßnahmen der Intensivtherapie nach Schädelhirntrauma. Die Überwachung von Bewußtseinslage und Pupillenreaktion muß dauernd erfolgen

Basistherapie	Überwachung
O_2 Zufuhr	Bewußtseinslage
hochkalorische Ernährung	Pupillen
Hirnödemprophylaxe	EKG, RR, Temperatur
	Labor
	Bilanz

Tabelle 7. Ergebnisse der Studie: Durch hochdosierte Steroidtherapie in Verbindung mit der intrakraniellen Druckmessung konnte die Mortalität in Gruppe III signifikant gesenkt werden. Gleichzeitig verminderte sich die Zahl der Sekundärkomplikationen

	Gruppe I	Gruppe II	Gruppe III
Zahl der Patienten:	n = 35	n = 24	n = 31
verstorben:	22 = 62%	14 = 57%	7 = 22%
Erwachsene/Kinder	16/6	8/6	5/2
Lungenödem:	7	4	0
Magen-Darm Blutung	5	3	0

Durch konsequente Anwendung dieser Behandlungsmaßnahmen, einschließlich der intrakraniellen Druckmessung und der hochdosierten Steroidtherapie, konnte die Mortalität nach schwerem Schädelhirntrauma bei Erwachsenen um 20% und bei Kindern um 24% gesenkt werden. Es muß deswegen in jedem Fall erwogen werden, ob nicht bei Risikopatienten die Notwendigkeit zur Verlegung in eine neurotraumatologische Spezialklinik besteht. In Frage kommen einmal Patienten mit einer nachgewiesenen intrakraniellen Raumforderung oder einer offenen Hirnverletzung. Aber auch Patienten ohne intrakranielle Raumforderung, bei denen eine Bewußtlosigkeit mit Zeichen der direkten Hirnstammschädigung diagnostiziert wird (d.h. Streckkrämpfe, Störung der Atmung, Blutdruck- oder Temperaturdysregulationen, Störung der Pupillenmotorik mit Divergenz der Bulbi). Kindern und jungen Erwachsenen muß hier wegen der besseren Restitutionschancen der Vorrang gegeben werden.

Da bei der großen Zahl der Schädelhirnverletzten die Kapazitätsgrenze der wenigen neurochirurgischen Zentren schnell erreicht wird, ist die Schaffung weiterer Zentren notwendig, um möglichst viele hirnverletzte Patienten einer optimalen Therapie zuzuführen.

Literatur

GOBIET, W.: Der zerebrale Perfusionsdruck. Anaesthesist 23, 253 (1974)

GOBIET, W.: Die Behandlung des akuten traumatischen Hirnödems. Notfallmedizin 2, 98 (1976)

GOBIET, W.: Intensivtherapie nach Schädel Hirn Trauma. Kliniktaschenbücher, Springer, Heidelberg (1977)

Neurale Grundlagen und Therapiemöglichkeiten des Schmerzes

Neurale Grundlagen des Schmerzes

K.-M. Gottschaldt

Die Sinnesempfindung "Schmerz" stellt den bewußt werdenden Teil einer komplexen protektiven Verhaltensreaktion des Organismus dar. Wie andere Empfindungen so resultiert auch der Schmerz aus einer exogenen oder endogenen Aktivierung bestimmter Teile des Nervensystems. Seit MÜLLER (1838) seine Theorie von den spezifischen Sinnesenergien formulierte, hat die Physiologen die Frage beschäftigt, ob Schmerz eine spezifische Empfindung im Sinne Müllers darstellt, ob es also ein spezifisches neurales Substrat für den Schmerz gibt, dessen Aktivierung immer und ausschließlich zu einer Schmerzempfindung führt. Nach der Definition Müllers müßte man aus heutiger Sicht den Schmerz aber eher als eine spezielle denn als eine spezifische Sinneswahrnehmung bezeichnen, die an eine bestimmte Reizform oder Reizenergie gebunden wäre. Im oberen Bereich der Intensitätsfunktionen spezifischer Reize für alle Sinnesmodalitäten kommt es nämlich praktisch immer zu einer Schmerzempfindung, die somit also gleichermaßen durch mechanische, akustische, thermische oder optische Reize ausgelöst werden kann.
Gegen Ende des vergangenen Jahrhunderts standen sich zwei Auffassungen über die Genese des Schmerzes gegenüber. Von FREY (1895) war der Ansicht, daß Schmerz durch die Reizung spezifischer Receptoren hervorgerufen würde, deren Erregungen über spezifische Bahnen zu bestimmten Zentren des Gehirns geleitet und dort als Schmerzempfindung erkannt würden.
Dagegen bestritt GOLDSCHEIDER (1898) nach seinen Untersuchungen über die Druck-, Temperatur- und Schmerzpunkte der Haut die Existenz spezifischer Schmerzreceptoren und schloß, daß Schmerz als Folge einer Summation von Erregungen in Berührungs- oder Temperaturreceptoren entstünde. Diese Summationstheorie wurde bald durch die Pattern-Theorie von NAFE (1929) abgelöst, die in abgewandelter Form (MELZAK und WALL, 1962, 1965) als Gate-control-Theorie die heutige konzeptuelle Gegenposition zur von Frey'schen Spezifitätstheorie darstellt. Nach der Pattern-Theorie lösen Reize hoher Intensität in den funktionell verschiedenen Receptoren, zum Beispiel der Haut, unterschiedliche Impulsmuster aus, die in einer Schmerzempfindung resultieren, wenn sie zu bestimmten Aktivitätsmustern in peripheren und zentralen Neuronen führen. Eine Entscheidung der Frage, welche von den klassischen Vorstellungen den neuralen Grundlagen des Schmerzes am besten gerecht wird, scheint mit der Entwicklung der modernen Neurophysiologie und Neuroanatomie möglich zu werden und könnte auf eine Synthese beider Theorien hinauslaufen. Unser Wissen über den Schmerz läßt sich am Beispiel des somatischen Schmerzes am besten darstellen, dem besonders viele Untersuchungen sowohl in der Pheripherie als auch in den einzelnen Stationen des ZNS gewidmet wurden.

[1] Mit Unterstützung des SFB 33 der Deutschen Forschungsgemeinschaft. Der Autor ist Frau H. Korfeuber für ihre Hilfe bei der Herstellung der Abbildungen und der Zusammenstellung des Literaturverzeichnisses dankbar verpflichtet.

Das periphere Neuron

Wenn krankhafte Prozesse nicht vorliegen, entsteht Schmerz gewöhnlich nur als Folge von Reizen, die in der Körperperipherie mit einer Gewebsschädigung einhergehen oder zumindest zu einer solchen zu führen drohen. Seit langem ist bekannt (THUNBERG, 1901), daß dieser Schmerz aus zwei zeitlich voneinander trennbaren Komponenten besteht, einem schnell wahrgenommenen, stechenden "hellen" Schmerz und einem mit einer Verzögerung von zwei bis vier Sekunden folgenden "dumpfen" brennenden Schmerz. Dieser Befund läßt sich mit den Untersuchungsergebnissen von Erlanger und GASSER (1937) in Zusammenhang bringen, wonach die Aktionspotentiale in Nervenfasern unterschiedlichen Kalibers mit verschiedenen Geschwindigkeiten fortgeleitet werden. Danach kann man die Fasern eines peripheren sensiblen Hautnerven in drei funktionelle Gruppen einteilen: (1) Die dicken, markhaltigen Nervenfasern mit einem Durchmesser von über 5μ und einer Leitungsgeschwindigkeit von etwa 30 - 100 m/sec (Aß-Fasern), (2) die dünnen, markhaltigen Nervenfasern mit einem Durchmesser von 2 - 5μ und einer Leitungsgeschwindigkeit von 2 - 30 m/sec ($A\delta$-Fasern) und (3) die dünnen, unmyelinisierten Nervenfasern mit Durchmessern unter 2μ und Leitungsgeschwindigkeiten unter 2 m/sec (C-Fasern). In den Spinalnerven beträgt der Anteil der C-Fasern etwa 80%. Die elektrische Reizschwelle für die einzelnen Fasergruppen verhält sich umgekehrt proportional zur Leitungsgeschwindigkeit, und die Leitfähigkeit der Fasern einer Gruppe kann mit verschiedenen Methoden, wie der Applikation von Druck oder Lokalanaesthetica, durch Kühlen (FRANZ und IGGO, 1968) oder Polarisation des Nerven (MENDELL und WALL, 1964; MANFREDI, 1970; ZIMMERMANN, 1968a; BROWN und HAMANN, 1972; CASEY und BLICK, 1969) selektiv und reversibel blockiert werden. Mit Hilfe dieser Methoden konnten verschiedene Untersucher nachweisen, daß elektrische Reizung von afferenten Fasern erst dann zu einer Schmerzempfindung beim Menschen führt, wenn die Reizintensität bis zur Erregung von A-delta- und C-Fasern gesteigert wird (HEINBECKER, BISHOP und O'LEARY, 1933, 1934; COLLINS et al., 1960, 1966; TOREBJÖRK und HALLIN, 1973; VAN HEES und GYBELS, 1972). Dabei führt die Erregung von A-delta-Fasern zu einer Empfindung, die dem "hellen" Schmerz entspricht, während C-Faseraktivierung den "dumpfen", "brennenden" Schmerz nach sich zieht. Diese Befunde machen deutlich, daß Schmerz an die Aktivierung der dünnen myelinisierten und unmyelinisierten Fasern gebunden ist. Tatsächlich konnte ZOTTERMANN (1933, 1939) im Tierversuch zuerst zeigen, daß natürliche schmerzhafte Reize ebenfalls von Aktionspotentialen in A-delta- und C-Fasern gefolgt werden.

Die Einführung neuer Techniken zur Präparation und Untersuchung einzelner Nervenfasern hat ein weitgehendes Verständnis der funktionellen Eigenschaften der einzelnen Fasergruppen im peripheren sensorischen Nerven ermöglicht (BURGESS und PERL, 1973). Die dicken myelinisierten A-beta-Fasern scheinen ausschließlich Mechanoreceptoren zu versorgen, die alle durch nicht schmerzhafte Reize erregt werden können. Für die meisten dieser Mechanoreceptoren ist es heute möglich, Beziehungen zwischen ihrer Struktur und ihren funktionellen Eigenschaften aufzuzeigen (IGGO und GOTTSCHALDT, 1974). Die A-delta- und C-Fasern innervieren Receptoren, von denen der größte Teil schon durch nicht schmerzhafte Reize (mechanisch, Kälte und Wärme) aktiviert wird, andere aber nur auf Reize ansprechen, die beim Menschen zu einer Schmerzempfindung führen. Es ist also sicher, daß nicht alle A-delta- und C-Fasern schmerzauslösende Impulse leiten, daß aber Receptoren, die spezifisch nur auf schmerzhafte Reize antworten, ausschließlich von A-delta- und C-Fasern versorgt werden.

Diese Schmerz- oder Nocireceptoren unterscheiden sich nach der Leitungsgeschwindigkeit ihrer afferenten Fasern, nach der Erregbarkeit durch spezifische Reize und nach ihren funktionellen Eigenschaften (DYKES, 1975; BURGESS, 1974; PERL, 1971, 1972; IGGO, 1968; IGGO und YOUNG, 1975; GEORGOPOULOS, 1976).

Die nocireceptiven Einheiten der A-delta-Fasergruppe antworten in der Regel erst bei hohen mechanischen Reizintensitäten, seltener auch auf noxische Kälte- ($< 6^{o}C$) oder Hitze- ($> 45^{o}C$) Reize (BURGESS und PERL, 1967; PERL, 1968; GEORGOPOULOS, 1976; BECK et al. 1974). Nocirezeptive Fasern der A-delta-Gruppe mit ähnlichen Eigenschaften wurden auch unter den Afferenzen von Muskeln und Gelenken gefunden (PAINTAL, 1960; BESSOU und LAPORTE, 1961; BURGESS und CLARK, 1969). Scharfe Traumen, z.B. Nadelstiche oder Quetschungen mit chirurgischen Pinzetten aktivieren nocireceptive A-delta-Afferenzen besser als stumpfe Traumen (Abb. 1a). Das periphere Innervationsgebiet einzelner Fasern (receptives Feld) ist 2 bis 10 cm^2 groß und läßt oft deutlich mehrere Punkte besonderer Empfindlichkeit gegenüber Schmerzreizen erkennen. Nach BECK et al. (1974) lassen sich die Hälfte der hochschwelligen A-delta-Mechanoreceptoren in der Hinterpfote der Katze auch durch Hitzereize über $45^{o}C$ erregen; die Antworten sind dann aber schwächer als nach mechanischen Reizen und wenig zur Reizintensität korreliert. Etwa 15 - 20% der A-delta-Fasern werden nur durch noxische Reize erregt, während die übrigen Fasern dieser Gruppe auf mechanische Reize niedrigerer Intensität antworten. Auch eine Gruppe der spezifischen Kältereceptoren wird von A-delta-Fasern innerviert und häufig können diese Einheiten ebenfalls durch Hitzereize über $45^{o}C$ erregt werden (DODT und ZOTTERMANN, 1952; DUBNER, SUMINO und WOOD, 1975). Diese Eigenschaft der Kältereceptoren dürfte die Grundlage der sogenannten paradoxen Kälteempfindung (von FREY, 1895; HENSEL, 1973) sein, die nach Hitzereizen von über $45^{o}C$ von Kältepunkten der Haut auslösbar ist, mit der Genese der Schmerzempfindung bei diesen Temperaturen aber offenbar nicht zusammenhängt.

Der größte Teil der Receptoren mit C-Faserafferenzen reagiert ebenfalls auf nicht schmerzhafte Reize verschiedener Art. Antworten von niederschwelligen Mechanoreceptoren mit unmyelinisierten afferenten Fasern wurden wiederholt in Haut-, Muskel- und Eingeweidenerven beschrieben (IGGO, 1955, 1957, 1958, 1959, 1960; IGGO und KORNHUBER, 1968; IGGO und OGAWA, 1971; IGGO und YOUNG, 1975; DOUGLAS und RITCHIE, 1957; IRIUCHIJEMA und ZOTTERMANN, 1960; GERNANDT und ZOTTERMANN, 1947; HENSEL et al., 1960; MARUHASHI et al., 1952; WITT, 1963; PAINTAL, 1960; BESSOU et al., 1971; MENSE und SCHMIDT, 1974; HERTEL et al., 1976). Desgleichen werden auch spezifische Thermoreceptoren für Warm- und Kaltreize von C-Fasern innerviert (HENSEL, 1973). In fast allen genannten Untersuchungen wurden aber auch durch C-Fasern innervierte Receptoren beschrieben, die nur durch Reize noxischer Intensität erregbar waren und bis zu 30% der C-Fasereinheiten in afferenten Hautnerven wurden zu dieser Gruppe gezählt. Gewöhnlich sind diese hochschwelligen Receptoren immer durch traumatische mechanische Reize erregbar, aber etwa zwei Drittel von ihnen werden auch durch schmerzhafte Kälte- und noch stärker durch schmerzhafte Hitzereize erregt (BESSOU und PERL, 1969; BECK et al., 1974; KUMAZAWA und MIZUMURA, 1976; BEITEL und DUBNER, 1976). Auch chemische Substanzen, wie verdünnte Säure, Histamin und Bradikinin erregen C-Faser Nocireceptoren in der Haut und im Muskel (BESSOU und PERL, 1969; BECK und HANDWERKER, 1974; FJÄLLBRANT und IGGO, 1961; FRANZ und MENSE, 1975; HISS und MENSE, 1976). Cutane nocireceptive C-Fasern haben punktförmige receptive Felder und entladen tonisch bei langdauernden Hitzereizen. Die Abbildung 1b zeigt Antworten einer solchen nocireceptiven C-Fasereinheit auf Hitzereize verschiedener Intensitäten. Es ist erkenn-

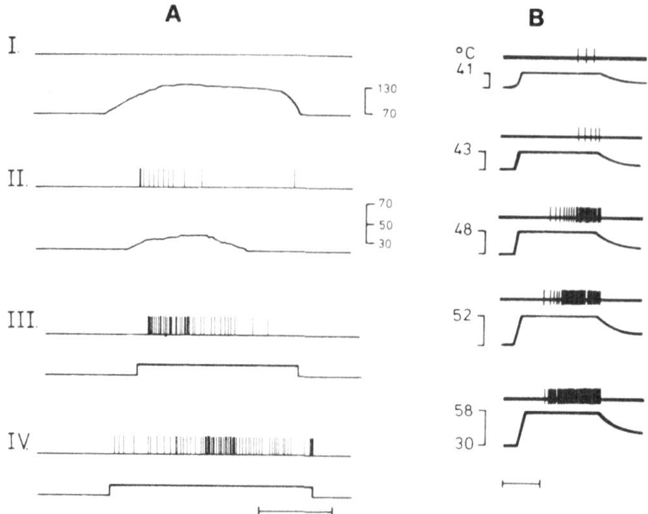

Abb. 1. Einzelfaserantworten eines cutanen Aδ (A) und eines C-Faser (B) Nocireceptors. (A) In den oberen Kurven in I bis IV ist jedes Aktionspotential, das von einer einzelnen Aδ-Faser abgeleitet wurde, durch eine Standardmarkierung wiedergegeben. Die unteren Kurven stellen in I und II den Ausgang eines Kraftmessers dar (Messung in Gramm), in III und IV den Zeitverlauf eines manuellen Reizes. Mechanische Reizung der Haut im receptiven Feld mit einer stumpfen Pinzette (I) und mit einer spitzen Nadel (II). Quetschung der Haut mit einer chirurgischen Pinzette (III) und mit einer Gefäßklemme (IV). Zeitmarkierung 0.5 Sek. in I bis III, und 8 Sek. in IV. Nach BURGESS und PERL, 1967. (B) Hitzereizung eines C-Faser Nocireceptors. Für jeden Temperatursprung sind die Entladungen einer einzelnen C-Faser als Originalregistrierung in der oberen Kurve und die Hauttemperatur in der unteren Kurve wiedergegeben. Deutlich nimmt die Entladungsfrequenz mit steigender Reiztemperatur zu. Zeitmarkierung: 5 Sek. Aktionspotentiale leicht retouchiert. Nach BECK et al., 1974

bar, daß die Anzahl der Aktionspotentiale pro Reiz mit steigender Temperatur zunimmt und in einem Temperaturbereich von 41 bis 58°C konnte eine lineare Beziehung zwischen der Anzahl der Impulse und der Reiztemperatur nachgewiesen werden (BECK et al., 1974). Für noxische mechanische Reize wurde ebenfalls ein proportionales Verhältnis zwischen der Impulszahl und der Reizintensität beschrieben (BESSOU und PERL, 1969). Es kann daher angenommen werden, daß C-Faser Nocireceptoren quantitative Informationen über die Intensität eines schmerzhaften Reizes übermitteln können.

Eine hervorstechende Eigenschaft der C-Faser Nocireceptoren ist ihre zunehmende Sensibilisierung bei wiederholter traumatischer Reizung (BESSOU und PERL, 1969; PERL et al., 1976; SMOLIN, 1976). So kann zum Beispiel die Erregungsschwelle einzelner Hitzenocireceptoren durch wiederholte Reizung bis in den normalerweise nicht schmerzhaften Bereich gesenkt werden. Dieses Sensibilisierungsphänomen der C-Faser Nocireceptoren spielt vermutlich auch eine Rolle bei der außerordentlichen Schmerzhaftigkeit schon leichtester Berührungsreize in entzündlichen Hautarealen, die viele Menschen von ihren Erfahrungen bei einem Sonnenbrand werden bestätigen können.

Die Erregungsmechanismen in den Nocireceptoren sind noch unbekannt und wegen der Kleinheit dieser Strukturen auch nur schwer zu untersuchen. Morphologisch scheint es sich bei den Schmerzreceptoren um sogenannte freie Nervenendigungen zu handeln, die nur von Ausläufern der Schwann'schen Zellen umgeben sind. Es ist angenommen worden, daß Nocireceptoren über den Umweg der Freisetzung von Substanzen aus dem umliegenden Gewebe chemisch erregt werden. In der Tat können Nocireceptoren durch Wasserstoff-, Natrium- und Kaliumionen, hypertonische Salzlösungen, Säuren (pH $<$ 5.3), Basen (pH $>$ 9.2) und verschiedene biogene Amine und Plasmakinine (LIM, 1970; KEELE und ARMSTRONG, 1964) erregt werden. BENJAMIN (1968) sah die Freisetzung von intracellulären Kaliumionen als den entscheidenden Erregungsmechanismus der Nocireceptoren an, dagegen konnte LINDAHL (1962) zeigen, daß eine Anreicherung von Wasserstoffionen schmerzerregend wirkt. Die große Zahl der schmerzauslösenden Substanzen macht es unwahrscheinlich, daß Nocireceptoren nur durch eine, gewissermaßen Schlüsselsubstanz erregt werden können, zumal neuere Untersuchungen über muskuläre Nocireceptoren zu dem Schluß berechtigen, daß für verschiedene algetische Substanzen, wie Bradikinin, 5-Hydroxytryptamin und Histamin, verschiedene Angriffspunkte an einzelnen Nocireceptoren existieren (HISS und MENSE, 1976). Da aber unter natürlichen Bedingungen nur Reize hoher Intensität zur Erregung von Nocireceptoren führen, darf angenommen werden, daß ihre Membranen besondere biophysikalische Eigenschaften haben, die sie zur selektiven Reception noxischer Reize befähigen.

Auf die Beziehung zwischen der Aktivität in afferenten A-delta- und C-Fasern und dem Zustandekommen einer Schmerzempfindung beim Menschen wurde bereits oben hingewiesen. Auch andere Erfahrungen über den Schmerzsinn beim Menschen zeigen einige Übereinstimmungen mit den Resultaten neurophysiologischer Untersuchungen über die Erregungseigenschaften der peripheren Nocireceptoren. Die Tatsache, daß ein spitzer Gegenstand bei gleicher Druckintensität schmerzhafter wirkt als ein stumpfer Gegenstand, findet in der besonderen Erregbarkeit der hochschwelligen A-delta-Faser Nocireceptoren durch spitze oder scharfe Objekte ihre Parallele. Die zunehmende Sensibilisierung von C-Faser Nocireceptoren bei wiederholten schmerzhaften Reizen könnte sehr wohl im Zusammenhang stehen mit der gesteigerten Schmerzempfindlichkeit von Haut und Muskelarealen, die kurz zuvor schon einmal einer traumatischen Reizung ausgesetzt waren.

In psychophysischen Untersuchungen bestimmten HARDY et al. (1952) die Schmerzschwelle des Menschen für Hitzereize zwischen 43 und 46°C und in Tierexperimenten wurden Werte zwischen 44 und 48°C für Flucht und Abwehrreaktionen nach Hitzereizen gefunden (ZIMMERMANN und HANDWERKER, 1974; DUBNER et al., 1974). Im gleichen Temperaturbereich liegt auch die Erregungsschwelle für die Hitzenocireceptoren.

Die genannten Befunde unterstützen die These VON FREY'S (1895), das schmerzhafte Reize mit der Erregung spezifischer Receptoren in der Körperperipherie verbunden sind. Dementsprechend hat sich auch nicht nachweisen lassen, daß selbst eine maximale Erregung von niederschwelligen Receptoren oder ihrer afferenten Fasern beim Menschen zu einer Schmerzempfindung führt (DYCK et al., 1972; HALLIN und TOREBJÖRK, 1973), und ergänzend dazu wurde beobachtet, daß die maximale Entladungskapazität niederschwelliger Mechanoreceptoren in A-beta-Afferenzen bereits im nichtschmerzhaften Intensitätsbereich erreicht wird (PERL, 1968).

Schmerzrelevante Morphologie und Physiologie des Rückenmarks

Die in den distalen und proximalen Anteilen der peripheren Nerven noch gemischt verlaufenden dicken und dünnen Nervenfasern ordnen sich in der Hinterwurzel in der Weise an, daß in der Wurzeleintrittszone die dicken Fasern vorwiegend medial und die dünnen Fasern vorwiegend lateral verlaufen (RANSON, 1913). Im Tierversuch konnten RANSON und BILLINGSLEY (1916) zeigen, daß vegetative Reaktionen auf schmerzhafte Reize nach Durchschneidung der lateralen Wurzeleintrittszone verloren gehen, und spätere Arbeiten haben bestätigt, daß solche vegetativen Reaktionen, ebenso wie die mit den Flexorreflexen verbundenen Vorderwurzelpotentiale durch die Aktivierung von dünnen myelinisierten und C-Fasern ausgelöst werden (KOLL et al., 1961; FRANZ und IGGO, 1968; SCHMIDT und WELLER, 1970; BURKE et al., 1971). Die dicken myelinisierten Fasern verzweigen sich in Kollateralen, die einerseits in den Hintersträngen verlaufen und bis zu den Hinterstrangkernen projizieren können (PERL et al., 1962; BROWN, 1968; PETIT und BURGESS, 1968), andererseits aber im dorsolateralen Anteil der Hinterstränge über fünf bis sechs Segmente auf- und absteigen und nach weiteren Verzweigungen an Zellen des Hinterhorns enden (RÉTHELYI und SZENTAGOTHAI, 1973; WALL und WERMAN, 1976). Die dünnen myelinisierten und die unmyelinisierten Nervenfasern dagegen enden größtenteils in dem ihrer Wurzel zugehörigen Segment des Hinterhorns bzw. in benachbarten Segmenten, die über im Lissauer'schen Trakt verlaufende Kollateralen erreicht werden (SCHIMERT, 1939; EARLE, 1952; SZENTAGOTHAI, 1964a). Nach CAJAL (1909) können in Bezug auf ihr Terminationsgebiet verschiedene Kollateralentypen unterschieden werden, von denen für die Physiologie des Schmerzes insbesondere diejenigen von Bedeutung sind, die im Zentrum des Hinterhorns, in der intermediären Zone, in der Substantia gelatinosa Rolandi oder in der Lissauer'schen Randzone endigen (Abb. 2a).

Unter cytoarchitektonischen Gesichtspunkten läßt sich die graue Substanz des Rückenmarks in verschiedene Areale einteilen, die zwar nicht scharf voneinander abgegrenzt sind, besonders aber im Hinterhorn eine laminäre Anordnung aufweisen (REXED, 1952, 1954). Danach entspricht die Lissauersche Randzone der Lamina I, umfaßt die Substantia gelatinosa die Laminae II und III, während die Laminae IV und V dem Zentrum des Hinterhorns entsprechen und die Laminae VI, VII und teilweise auch VIII zur intermediären Zone korrespondieren (s. Abb. 2a).

Für die Physiologie des Schmerzes, insbesondere für die zentrale Kontrolle und Modulation afferenter Schmerzimpulse, spielen die Substantia gelatinosa und die ihr dorsal und ventral anliegenden Laminae des Hinterhorns eine besonders wichtige Rolle. Nach der klassischen Darstellung CAJAL'S (1909) (Abb. 2b) steigen die Kollateralen der dicken myelinisierten Fasern (E in Abb. 2b) an der medialen Flanke des Hinterhorns ab, biegen in der Lamina IV nach dorsal um und enden mit büschelartigen dichten axonalen Verzweigungen von lobulärer Anordnung (SCHEIBEL und SCHEIBEL, 1968) in der Substantia gelatinosa. Diese Endverzweigungen treten mit den Dendriten der Zellen in der Substantia gelatinosa (C und D in Abb. 2b) und der großen Zellen des Ncl. proprius cornu posterioris der Lamina IV in synaptischen Kontakt.

Die außerordentlich komplexen synaptischen Verschaltungen der einzelnen Elemente innerhalb der Substantia gelatinosa sind kürzlich von RETHELEJI und SZENTAGOTHAI (1973) dargestellt worden. Eine sehr vereinfachte schematische Darstellung der wichtigsten Ein- und Ausgänge und der Verschaltungen innerhalb der Substantia gelatinosa soll mit

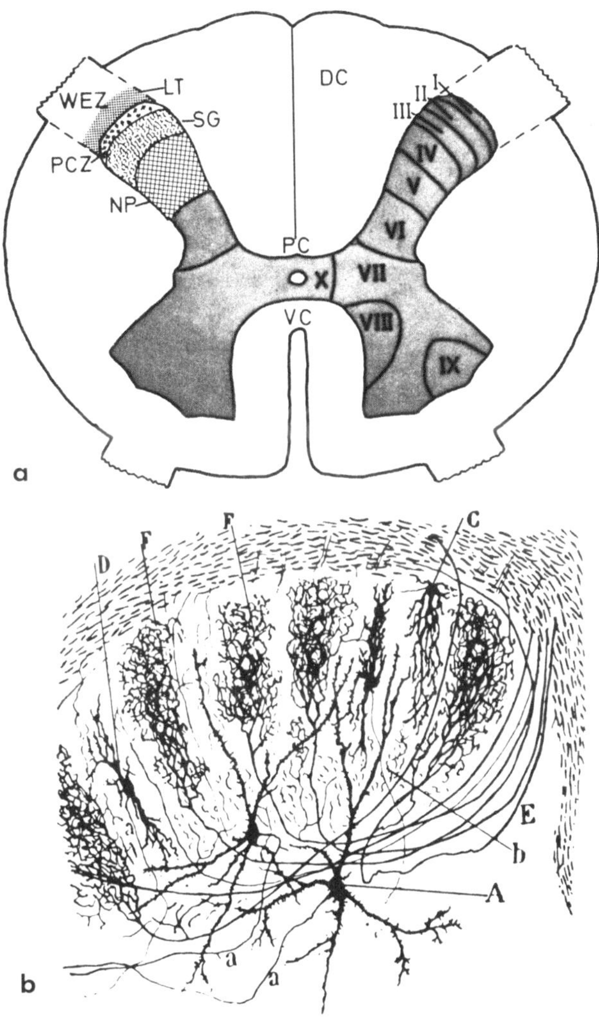

Abb. 2. (a) Schematischer Querschnitt durch das lumbale Rückenmark. Auf der rechten Seite ist die ungefähre Lage und Abgrenzung der Laminae der grauen Substanz wiedergegeben, wie sie von REXED (1952, 1954) nach cytoarchitektonischen Gesichtspunkten angegeben wurde. Auf der linken Seite ist die dazu korrespondierende klassische anatomische Unterteilung des Hinterhorns dargestellt: DC: Hinterstränge, LT: Lissauerscher Trakt, NP: Nucleus proprius cornu posterioris, PC: Hintere Kommissur, PCZ: Perikornuale Zellen (Lissauersche Randzone) SG: Substantia gelatinosa, VC: Vordere Kommissur, WEZ: Wurzeleintrittszone. (b) Darstellung des Verlaufes der dicken myelinisierten afferenten Fasern (E) und ihrer Endigung in einem dichten Terminalfasergeflecht (F) in der Substantia gelatinosa des Hinterhorns. C und D, Zellen der Substantia gelantinosa, A: Ursprungszellen (Traktzellen) der ascendierenden Leitungsbahnen mit ihren Axonen (a). Rechts entspricht der medialen Grenze eines linken Hinterhorns. Zeichnung CAJALS (1909) nach einem Golgipräparat

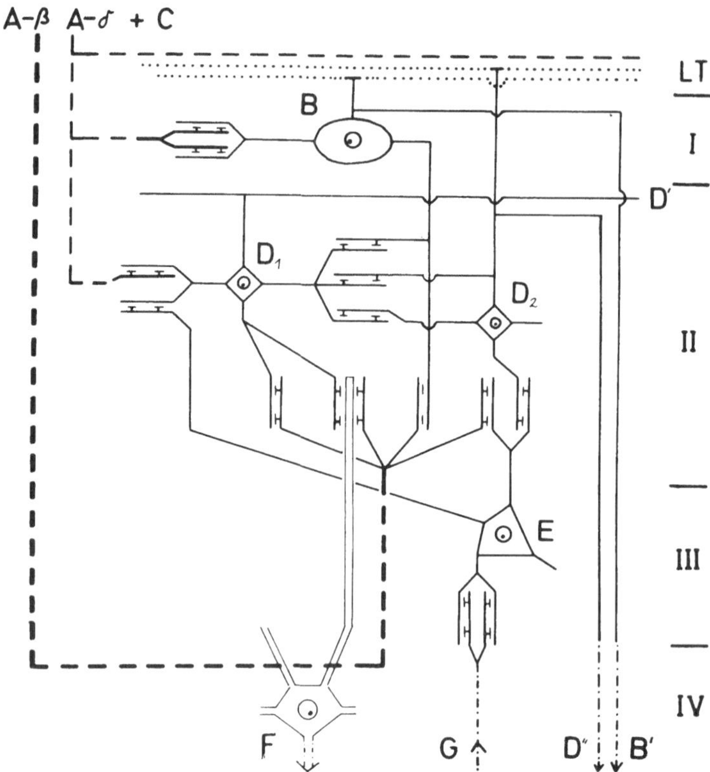

Abb. 3. Schematische Darstellung der wichtigsten Ein- und Ausgänge und neuronalen Verbindungen im Hinterhorn. A - ß: Dicke myelinisierte afferente Fasern, A - δ + C: dünne myelinisierte und unmyelinisierte afferente Fasern mit Kollateralen im Lissauerschen Trakt (LT). B: Pericornuale Zelle in Lamina I mit Kollateralen im LT und als ascendierendes Axon (B'), D_1 und D_2: Zellen der Substantia gelatinosa mit axonalen Kollateralen im LT, in den propriospinalen Bahnen des Hinterseitenstranges (D') und den Fasern der hinteren Kommissur (D''). E: Pyramidenzelle der Lamina III, mit Kontakten zu descendierenden Leitungsbahnen (G). F: Ursprungszelle der langen ascendierenden Leitungsbahnen in Lamina IV

Abbildung 3 versucht werden. In ihr symbolisieren A und C jeweils die dicken myelinisierten und die unmyelinisierten afferenten Fasern. Die A-Fasern, die aus dem gleichen oder aus benachbarten Segmenten stammen können, treten von ventral in die Substantia gelatinosa ein und verzweigen sich in einem dichten, radiär und lobulär angeordneten Terminalfasergeflecht. Synaptische Kontakte bestehen zu den Zellen der Substantia gelatinosa (D_1 + D_2), zu Dendriten der größeren Pyramidenzellen in Lamina III (E), zu den Dendriten der Ursprungszellen der ascendierenden Leitungsbahnen in Lamina IV (F) und vermutlich auch zu Fortsätzen der pericornualen Zellen in der Lamina I (B). Die Zellen der Substantia gelatinosa (D_1 + D_2) bilden synaptische Kontakte mit den axonalen Verzweigungen der A- und C-Fasern aus dem gleichen oder aus benachbarten Segmenten, mit Fortsätzen anderer Gelatinosazellen, sowie mit den Dendriten der Pyramidenzellen in Lamina III und den pericornualen Zellen in Lamina I. Die Axone der Gelatinosazellen verbleiben und terminieren zum Teil innerhalb der Substantia gelatinosa oder verlassen diese streckenweise, um über den Lissauerschen Trakt bzw. über propriospinale Fasern im Hinterseitenstrang wieder zur Substantia gelatinosa benachbarter Segmente zurückzuziehen (D'). Einige Gelatinosazellen senden auch Axone über die hintere Komissur zum Hinterhorn der Gegenseite (D''). Die Pericornualzellen in Lamina I haben demnach Verbindungen zu den Aδ- und C-Faser-Afferenzen, zu Gelatinosazellen und möglicherweise auch zu den Endaufzweigungen der A-Fasern und den Pyramidenzellen in Lamina III. Die Dendriten und Axone der Pyramidenzellen verlaufen innerhalb der Lamina II und III und sind sowohl mit Fasern afferenten und descendierenden (G) Ursprungs als auch mit Gelatinosazellen in Kontakt. Der Lissauersche Trakt enthält Axone der Gelatinosazellen und der Pericornualzellen aus Lamina I und zu etwa 25% primäre efferente Aδ- und C-Fasern.

Die efferenten Fasern aus den Laminae I bis IV entstammen den Traktzellen (F) und Pericornualzellen (B), die die Substantia gelatinosa dorsal und ventral einschließen.
In der Darstellung der Abbildung 3 sind die funktionellen Eigenschaften der synaptischen Kontakte nicht berücksichtigt worden. Elektronenoptisch können sowohl excitatorische als auch inhibitorische Synapsen, oft in enger Nachbarschaft, gefunden werden, die sich als dendrodendritische, axo-dendritische, axo-axonale und axosomatische Synapsen manifestieren (RALSTON, 1965; RÉTHELEYI und SZENTÁGOTHAI, 1969; KERR, 1966; GOBEL, 1974a,b, 1975). Außer in der Substantia gelatinosa terminieren afferente Fasern dicken und dünnen Kalibers auch an anderen Hinterhornzellen in den Laminae IV bis VIII. Unter diesen Neuronen muß man Relayzellen, deren Axone in den ascendierenden langen Leitungsbahnen verlaufen, von Interneuronen unterscheiden, deren Axone im gleichen Segment oder doch zumindest in benachbarten Segmenten enden.
Im Hinblick auf die Befunde, nach denen Schmerz durch die Aktivität in dünnen myelinisierten und C-Fasern zustande kommt, haben zahlreiche Untersucher die Frage geprüft, ob einzelne Hinterhornzellen entweder durch selektive elektrische Reizung bestimmter Nervenfasergruppen oder durch die Aktivierung bestimmter Receptorpopulationen in der Peripherie erregt werden können (HUNT und KUNO, 1959; KOLMODIN und SKOGLUND, 1960; WALL, 1960, 1967; MENDELL, 1966; HONGO et al., 1966, 1968; WAGMAN and PRICE, 1969; PRICE and BROWE, 1975; PRICE et al., 1971; BURTON, 1975; GREGOR und ZIMMERMANN, 1972; WILLIS et al., 1974; FOREMAN et al., 1975; CHRISTENSEN und PERL, 1970; KUMAZAWA et al., 1975; HANDWERKER et al., 1975; TAPPER et al., 1973; BROWN et al., 1975; BROWN und FUCHS, 1975). Mit ähnlicher Fragestellung wurden auch Antworten in einzelnen ascendierenden Axonen der Relayzellen im Hinterhorn untersucht (BROWN und FRANZ, 1969; FIELDS et al., 1970) oder Einzelneurone in den sensorischen Trigeminuskernen studiert (WALL und TAUB, 1962; MOSSO und KRUGER, 1973; EISENMAN et al., 1963; KHAYYAT et al., 1975; YU and KING, 1974; KITAHATA et al., 1973).

Zusammenfassend ergibt sich folgendes Bild: Innerhalb des Hinterhorns findet sich eine generelle, aber nicht scharf abgegrenzte somatotopische Organisation, nach der die distalen Körperpartien zu medialen und die proximalen Körperpartien zu lateralen Anteilen des Hinterhorns projizieren. Entsprechend der zunehmenden peripheren Innervationsdichte in den distalen Körperpartien sind die receptiven Felder einzelner Zellen im medialen Hinterhorn generell kleiner als im lateralen Hinterhorn. Die überwiegende Mehrzahl der Hinterhornzellen offenbart dabei Zeichen der Konvergenz von verschiedenen Receptorafferenzen oder von Fasern unterschiedlichen Durchmessers. Unter funktionellen Gesichtspunkten können Zellklassen unterschieden werden, die vornehmlich nur von Aß-Fasern, von Aß-, Aδ- und C-Fasern oder nur von Aδ- und C-Fasern aktiviert werden (HANDWERKER et al., 1975; FOREMAN et al., 1975; GREGOR und ZIMMERMANN, 1972; WAGMAN und PRICE, 1969). Nach Kriterien natürlicher Reizungen wurden dementsprechend bis zu fünf Zellklassen unterschieden, die durch (1) Berührungsreize, (2) Berührungs- und Druckreize, (3) Berührungs-, Druck- und noxische Reize, (4) Druck- und noxische Reize oder (5) nur durch noxische Reize erregbar sind (BROWN und FRANZ, 1969; WILLIS et al., 1974; PRICE und BROWE, 1975). Generell wird beschrieben, daß die Konvergenzmuster in den tieferen Lagen des Hinterhorns zunehmend komplexer werden und in den Laminae V bis VIII neben cutanen Afferenzen auch Muskel- und viscerale Afferenzen einschließen (WILLIS et al., 1974; POMERANZ et al., 1968; FIELDS et al., 1970a,b; SELZER und SPENZER, 1969; HANCOCK et al., 1973).

Den Neuronklassen III bis V, die mehr oder weniger selektiv durch noxische Reize erregt werden können, wird für die zentralen Mechanismen des Schmerzes besondere Bedeutung zugemessen. Erst in den letzten Jahren ist deutlich geworden, daß es in den Laminae I und IV - V eine Gruppe von Neuronen gibt, die sehr spezifisch nur durch noxische Reize aktiviert werden (CHRISTENSEN und PERL, 1970; WILLIS et al., 1974; TREVINO et al., 1974; PRICE und BROWE, 1975; BURTON, 1975; KUMAZAWA et al., 1975). Viele dieser Neuronen spiegeln in ihren Erregbarkeitscharakteristiken die Eigenschaften peripherer Nocireceptoren wieder und so haben diese Befunde der Vorstellung weiteren Auftrieb gegeben, daß es im ZNS ein spezifisches Neuronensystem gibt, dem vornehmlich die Verarbeitung und Weiterleitung von Signalen spezifischer Nocirezeptoren obliegt (BURGESS, 1974; PERL, 1971; POMERANZ, 1973). Auch im Bereich des caudalen sensiblen Trigeminuskernes gelang es zunächst DUNKER et al., (1965, 1966) und später auch anderen Autoren (MOSSO und KRUGER, 1972; KITAHATA et al., 1973; NORD und YOUNG, 1975), Neuronen nachzuweisen, die spezifisch nur durch Reize erregbar waren, welche beim Menschen zu Schmerzempfindungen führen. Die Zahl solcher "Schmerz"-Neuronen ist allerdings bei allen Untersuchungen relativ klein gewesen. Ob spezifische Schmerzzellen im Hinterhorn selten sind, oder ob sie wegen ihrer Kleinheit nur sehr schwer mit Mikroelektroden abgeleitet werden können, ist zur Zeit noch nicht geklärt, ebensowenig wie die Frage, ob die Aktivität allein in solchen Hinterhornneuronen mit ausschließlichem Eingang von Nocireceptoren genügen würde, eine lokalisierbare Schmerzempfindung auszulösen oder zu unterhalten.

Der überwiegende Teil der Hinterhornzellen besteht jedoch aus polymodal erregbaren Neuronen. Es ist daher möglich, daß bestimmte Informationen über Ereignisse in der Körperperipherie, die schließlich zu bestimmten Empfindungen wie Schmerz- oder Temperaturgefühlen führen, durch neuronale Mechanismen aus den polymodalen Antworten der Hinterhornzellen herausgefiltert werden können. Dies setzt voraus, daß die Aktivität solcher Neuronen modulierbar ist und das konnte in der Tat in vielen Untersuchungen gezeigt werden (HUNT und KUNO, 1959; TAUB, 1964; FIELDS et al., 1970; WILLIS et al., 1974; WAGMAN und PRICE, 1969; CHRISTENSEN und PERL, 1970; HANDWERKER et al., 1975; HONGO et al., 1966, 1968; FETZ, 1968; PRICE et al., 1971; BESSON et al., 1975; ZIEGLGÄNSBERGER und HERZ, 1971; MANFREDI, 1970; HILLMANN und WALL, 1969; BROWN, 1973; CERVERO et al., 1976; BROWN et al., 1976; BROWN und MARTIN, 1973; BROWN et al., 1975; BROWN et al., 1973; COULTER et al., 1974).

Das gemeinsame Prinzip dieser Modulationsprozesse besteht offenbar darin, daß excitatorische synaptische Verbindungen in ihrer Wirksamkeit durch inhibitorische Mechanismen funktionell gesteuert werden können. Für die Physiologie der durch schmerzhafte Reize erregbaren Hinterhornzellen sind zwei Arten der Hemmung von Bedeutung:

1. Die afferente Hemmung stellt eine direkte oder durch spezielle Interneuronen vermittelte wechselseitige Beeinflussung verschiedener afferenter Eingänge dar. Dabei wird die Antwort einer Hinterhornzelle auf die Entladungen in den auf sie konvergierenden afferenten Fasern durch die Aktivität in anderen afferenten Fasern gehemmt (Schmidt, 1971). In der Regel ist diese Hemmwirkung zwischen ipsilateralen Afferenzen eines Segmentes am stärksten ausgeprägt, kann aber auch von benachbarten Segmenten der gleichen oder kontralateralen Seite ausgelöst werden. Für Untersuchungen mit Verwendung natürlicher Reizungen bedeutet dies, daß zu den excitatorischen receptiven Feldern einzelner Neuronen auch inhibitorische receptive Felder gehören, durch deren Reizung die excitatorischen Antworten unterdrückt werden können und die die excitatorischen receptiven Felder umschließen oder ihnen angrenzen können, aber auch räumlich getrennt oder auf der kontralateralen Körperseite gefunden werden.
Afferente Hemmung spielt anscheinend bei der Kontrolle der Aktivität von Hinterhornzellen mit Eingängen von nocireceptiven Afferenzen eine wichtige Rolle, denn über diesen Mechanismus können Antworten auf schmerzhafte Reize durch gleichzeitige Entladungen in dicken myelinisierten Fasern unterdrückt werden. In der Abb. 4 ist die Antwort einer Hinterhornzelle auf eine schmerzhafte Hitzereizung der Katzenpfote dargestellt. Diese Antwort kann weitgehend unterdrückt werden (Abb. 4B), wenn während der Hitzereizung der zugehörige Nerv elektrisch gereizt wird und zwar mit Reizintensitäten, die die Entladungen in den hitzenocireceptiven C-Fasern noch nicht beeinträchtigen, aber zu Erregungen in den niederschwelligen A-ß-Fasern führen. Der gleiche Effekt kann auch erzielt werden, wenn nicht die peripheren A-ß-Fasern elektrisch gereizt werden, sondern ihre in den Hintersträngen verlaufenden Kollateralen (Abb. 4C u. D). Die Hemmwirkung der A-ß-Fasern auf die nocireceptiven Antworten wächst dabei proportional mit der Frequenz der die A-ß-Fasern erregenden elektrischen Reize. Befunde dieser Art wurden von mehreren Autoren erhoben (HANDWERKER et al., 1975; FOREMAN et al., 1976; HILLMAN und WALL, 1968) und liefern die experimentelle Grundlage für neue Verfahren der Behandlung chronischer Schmerzzustände, die als die Methoden der transcutanen elektrischen Reizung peripherer Nerven (TNS) oder der Hinterstränge (DCS) bekannt geworden sind (WALL und SWEET, 1967; SWEET und WEPSIE, 1968; SHEALY et al., 1967a,b, 1970; NASHOLD und FRIEDMAN, 1972; RIECHERT et al., 1973) und über die noch ausführlich im Verlaufe dieser Tagung berichtet werden wird (THODEN, 1978).

2. Neben der afferenten Hemmung spielt bei der Kontrolle des peripheren Eingangs in das Rückenmark die descendierende Hemmung eine bedeutende Rolle (TAUB, 1964; HILLMAN und WALL, 1969; FETZ, 1968; BESSON et al., 1975; BROWN, 1971, 1973; WALL, 1967; HANDWERKER et al., 1975; ZIEGLGÄNSBERGER und HERZ, 1971; BROWN et al., 1973; BROWN und MARTIN, 1973; BROWN et al., 1975; BROWN et al., 1976; CERVERO et al., 1976). So konnten inhibitorische aber auch disinhibitorische Einflüsse höherer Hirnstrukturen auf Hinterhornzellen demonstriert werden, die die Größe des excitatorischen receptiven Feldes, die Rate der Spontanaktivität und insbesondere das Verhältnis nicht-nocireceptiver zu nocireceptiven Eingängen an

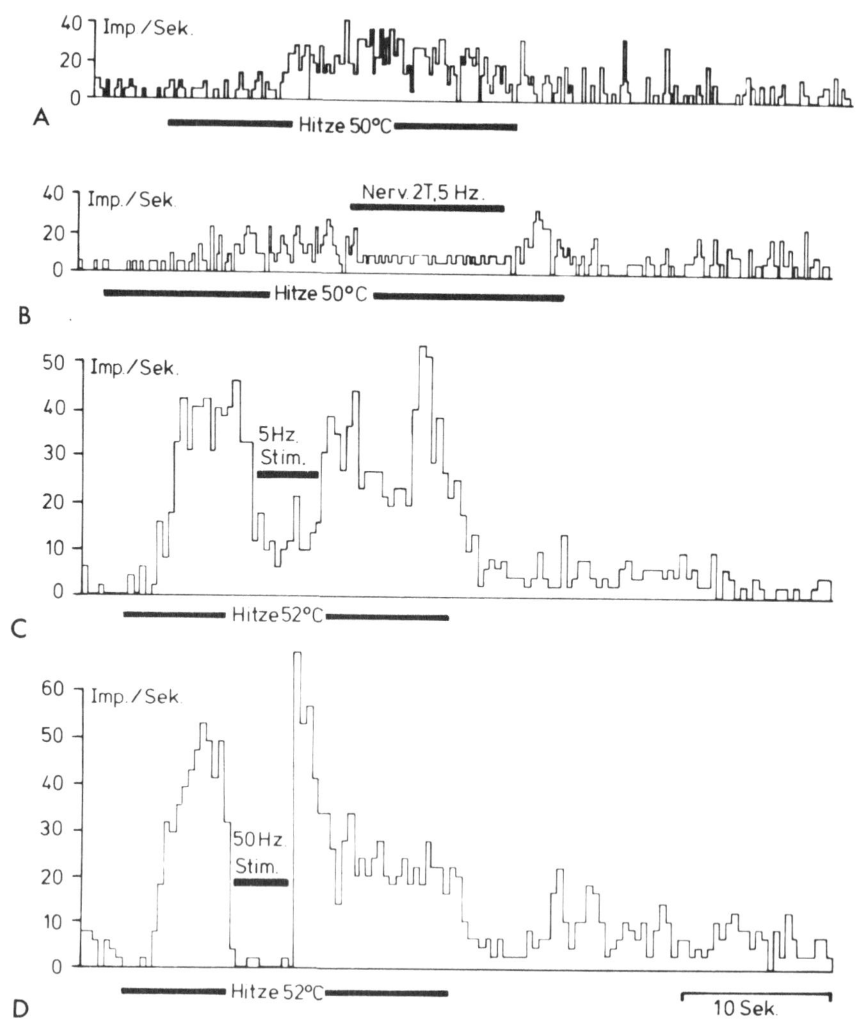

Abb. 4. Wirkung der elektrischen Reizung von peripheren Aß-Fasern bzw. ihrer Kollateralen in den Hintersträngen auf die Antworten zweier Hinterhornneuronen nach schmerzhafter Hitzereizung ihres peripheren rezeptiven Feldes. A: Antwort eines Neurons nur auf einen Hitzereiz. B: Reduktion der Antwort für die Dauer einer gleichzeitigen elektrischen Reizung des afferenten Nerven bei doppelter Schwellenintensität und 5 Reizen/sec. C,D: Antwort eines anderen Hinterhornneurons auf einen Hitzereiz von 52°C mit temporärer Reduktion der Antwort während elektrischer Reizung der Hinterstränge mit vierfacher Schwellenreizstärke und einer Frequenz von 5 (C) bzw. 50 Reizen/s. (D). Die Perioden der Hitzereizungen und der jeweiligen elektrischen Reizungen sind durch die Länge der entsprechenden Markierungen wiedergegeben. Nach HANDWERKER et al., 1975

den Hinterhornzellen kontrollieren. Ein großer Teil dieser descendierenden Hemmung ist von tonischem Charakter und scheint seinen Ursprung in der Formatio reticularis des Hirnstammes zu haben. Die tonische descendierende Hemmung ist nämlich in midkollikulär decerebrierten Tieren voll wirksam, geht aber nach Durchschneidung des Rückenmarks im oberen Cervikalbereich verloren.

Eine elegante Methode der reversiblen Blockade der descendierenden Hemmung besteht in einer temporären Kühlung des Rückenmarks über angelegte Thermoden. Die Abbildung 5 zeigt in A und B Beispiele von Antworten zweier Hinterhornneuronen auf schmerzhafte Hitzereize der Katzenpfote. In A ist die Antwort dieser Zelle auf den noxischen Reiz nach Unterbrechung der Leitungsbahnen für die descendierende Hemmung deutlich vermehrt, obwohl auch bei intaktem Rückenmark eine starke Antwort auf den Schmerzreiz erfolgt. Dagegen reagiert das Neuron in Abbildung 5B kaum merklich auf einen Hitzereiz bei intakten descendierenden Bahnen. Die funktionelle Unterbrechung dieser Leitungswege ist dagegen von einem starken Anstieg der Spontanaktivität gefolgt und gibt den Weg für eine deutliche Antwort auf den Schmerzreiz frei.

Die in der Abbildung 5 dargestellten Befunde machen deutlich, daß descendierende, inhibitorisch wirksame Systeme die Weiterleitung von Impulsen in afferenten nocireceptiven Fasern an den synaptischen Schaltstellen des Hinterhorns blockieren können. Folgerichtig würde man erwarten, daß eine vermehrte Aktivierung dieser descendierenden Bahnen, zum Beispiel durch elektrische Reizung ihrer Ursprungskerngebiete in der Medulla oblongata und im Mittelhirn eine Analgesie herbeiführen kann, und dies konnte sowohl in neurophysiologischen Experimenten als auch in Verhaltensuntersuchungen demonstriert werden (MAYER et al., 1971; MAYER und LIEBESKIND, 1974; REYNOLDS, 1969; OLIVERAS et al., 1974; BEALL et al., 1976). Auch die analgetische Wirkung des Morphins wird von einigen Autoren teilweise auf die Aktivierung solcher descendierender Inhibitionssysteme zurückgeführt (TAKAGI et al., 1955; SATOH und TAKAGI, 1974; VOGT, 1974), obwohl diese Vorstellung nach anderen Befunden (JURNA und GROSSMANN, 1976) noch als umstritten gelten muß.

Die afferente und descendierende Hemmung wird heute auf präsynaptische und postsynaptische Wirkungsmechanismen zurückgeführt, bei denen wahrscheinlich spezielle inhibitorische Interneuronen eine wichtige Rolle spielen. Postsynaptische Hemmung der Aktivität von Hinterhornzellen nach elektrischer Reizung von dicken und dünnen myelinisierten und unmyelinisierten afferenten Nervenfasern wurde durch intracelluläre Registrierungen nachgewiesen (HONGO et al., 1966, 1968; PRICE et al., 1971). Als den Mechanismus der präsynaptischen Hemmung nimmt man an (SCHMIDT, 1971, 1973), daß inhibitorische Synapsen an Terminalabschnitten afferenter Fasern eine lokale Depolarisation verursachen (Primary Afferent Depolarization, PAD), die ihrerseits eine verminderte Freisetzung von Transmittersubstanz an den excitatorischen Synapsen dieser Fasern zur Folge hat. Diese präsynaptische Hemmung manifestiert sich als eine negative Potentialschwankung, die an den Hinterwurzeln als negatives Hinterwurzelpotential (Dorsal Root Potential, DRP) abgeleitet werden kann. Umgekehrt sollen facilitatorisch wirkende Systeme durch eine lokale Hyperpolarisation (Primary Afferent Hyperpolarization, PAH) an den Terminalabschnitten der afferenten Fasern zu einer vermehrten Freisetzung von excitatorischer Transmittersubstanz führen. Diese Facilitation der synaptischen Übertragung an den Hinterwurzelzellen soll sich in positiven DRPs reflektieren.

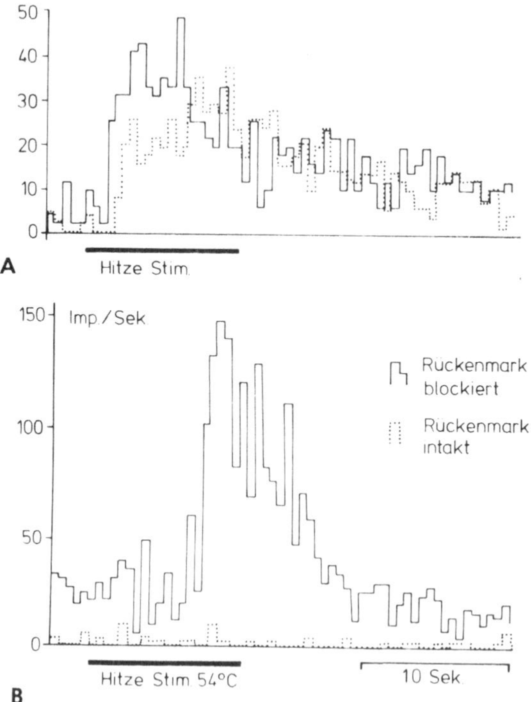

Abb. 5. Wirkung der descendierenden hemmenden Systeme auf die Hitzereizantwort zweier Hinterhornneuronen. In A ist die bei intaktem Rückenmark bestehende Antwort auf einen schmerzhaften Hitzereiz von 58°C nach der Unterbrechung der descendierenden Leitungsbahnen durch einen Kälteblock merklich verstärkt. In B führt die Unterbrechung der Leitung in den descendierenden Bahnen zu einem deutlichen Anstieg der Spontanaktivität und gibt den Weg für eine späte Antwort auf den Hitzereiz frei, die bei intaktem Rückenmark völlig unterdrückt wurde. Nach HANDWERKER et al., 1975

Die Gate-Control-Theorie des Schmerzes

Vor einigen Jahren haben MELZACK und WALL (1965) mit ihrer "Gate-Control-Theory" ältere Vorstellungen (NORDENBOOS, 1959; LEWIS, 1942) über die neuralen Mechanismen bei der Entstehung des Schmerzes weiterentwickelt und dabei einen Kompromiß zwischen den divergierenden klassischen Auffassungen der Spezifitäts- und der Patterntheorie des Schmerzes angestrebt. Die Grundlage der Gate-Control-Theorie ist die Annahme, daß (1) die Aktivität in den nach zentral projizierenden Transmissionszellen (T-Zellen) des Hinterhorns durch die Zellen in, der Substantia gelatinosa kontrolliert wird, daß (2) über die Kollateralen der schnell leitenden dicken myelinisierten afferenten Fasern in den Hintersträngen supraspinale Hirnzentren aktiviert werden, die ihrerseits durch descendierende Leitungsbahnen das Kontrollsystem der Substantia gelatinosa beeinflussen können und daß (3) die T-Zellen jene neuralen Mechanismen aktivieren, die für die Schmerzreaktionen und die Schmerzempfindung verantwortlich sind. Auf Befunden von WALL (1958, 1960, 1962), MENDEL (1966), und MENDEL und WALL (1964) aufbauend nahmen MELZACK und WALL an, daß Impulse in dicken myelinisierten

Fasern zwar excitatorisch auf die T-Zellen wirken, über die Erregung von inhibitorischen Interneuronen in der Substantia gelatinosa aber die Aktivität der T-Zellen hemmen. Ferner sollen Impulse in Aδ- und C-Fasern die T-Zellen ebenfalls erregen, gleichzeitig aber hemmend auf die inhibitorischen Interneuronen wirken (Abb. 6). Der Ausgang aus den T-Zellen wäre demnach von dem Verhältnis der Anzahl dicker zu dünnen Fasern und der in ihnen geleiteten Impulse bestimmt, die durch eine gegebene Reizsituation erregt bzw. ausgelöst werden.

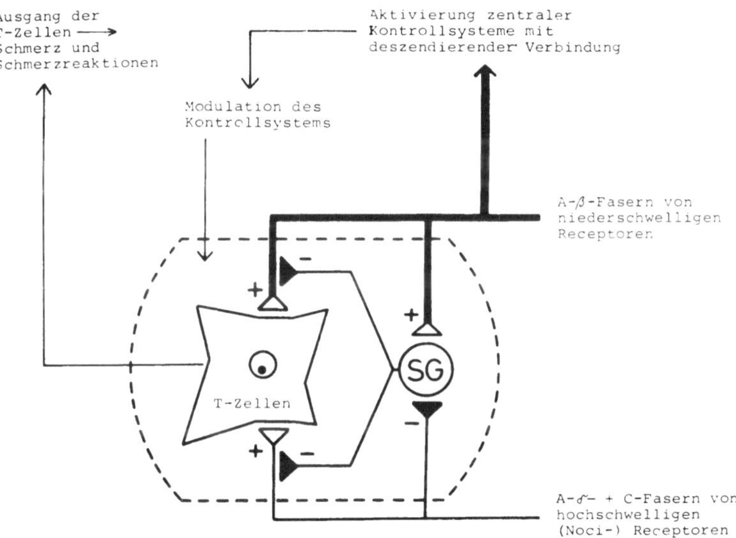

Abb. 6. Schema der Arbeitsweise des Gate-control Mechanismus' nach der Theorie von MELZACK und WALL (1965). A - ß Fasern sowie Aδ und C-Fasern sollen erregend (+) auf die T-Zellen wirken. Die Interneuronen der Substantia gelatinosa (SG) sollen die Erregungsübertragung von allen afferenten Fasern auf die T-Zellen hemmen (-). Die Interneuronen selbst sollen durch die A-ß Fasern erregt und die Aδ und C-Fasern gehemmt werden. Die Gesamtwirkung der afferenten Fasern auf die T-Zellen hinge somit von dem Verhältnis zwischen aktiven dicken und dünnen Fasern ab. Das Gate-control System soll außerdem noch den modulierenden Einflüssen descendierender Kontrollsysteme unterliegen, die einerseits über die Kollateralen der Aß Fasern, andererseits über die Ausgänge der T-Zellen aktiviert werden

Nach der Vorstellung MELZACKS und WALLS sollte die excitatorische Wirkung der Impulse in dicken und dünnen Nervenfasern auf die T-Zellen durch über die Substantia-gelatinosa-Zellen vermittelte präsynaptische Hemmungs- oder Facilitationsmechanismen gesteuert werden. Speziell sollte die Aktivität in dicken Fasern die inhibitorischen Interneurone aktivieren und so zu PAD, begleitet von negativen DRPs führen, während afferente Impulse in dünnen Fasern die inhibitorischen Interneuronen hemmen sollten und über eine Disinhibition eine relative PAH und ein entsprechendes positives DRP zur Folge haben sollten.

Auf den ersten Blick hat die Gate-Control-Theorie ein bestechendes Konzept dargestellt, das in den vergangenen Jahren viele experimentelle Untersuchungen stimuliert hat und auch in Form der schon erwähnten elektrischen Reizung von Hautnerven bzw. der Hinterstränge zur Behandlung chronischer Schmerzzustände nicht ohne wichtige therapeutische Konsequenzen geblieben ist. Später ist jedoch vielfach Widerspruch gegen diese Theorie vorgebracht worden, der sich nicht gegen die Möglichkeit und Tatsache der zentralen Kontrolle des Schmerzes, aber gegen die von Melzack und Wall postulierte Arbeitsweise und Lokalisation dieses Kontrollsystems richtet (SCHMIDT, 1972; NATHAN, 1976). MELZACK und WALL nahmen an, daß ein fortwährender "spontaner" Einstrom afferenter Impulse das Gate ständig bis zu einem gewissen Grade offen halten würde und gleichzeitig eine fortdauernde Dauerdepolarisation der Terminalabschnitte der dicken myelinisierten afferenten Fasern bestehen würde. Dagegen hat sich aber gezeigt, daß spontane Entladungen in afferenten Nervenfasern mit Ausnahme der spezifischen Thermoreceptoren und der langsam adaptierenden Typ II Mechanoreceptoren nur selten vorkommen. Ein weiteres Resultat der Gate-Control-Theorie ist die Annahme, daß Impulse in C-Fasern durch die Hemmung der inhibitorischen Interneuronen in der Substantia gelatinosa zu einer relativen Hyperpolarisation in den afferenten Terminalfasern führen würden. Einige Autoren haben dann auch ein Vorkommen von PAH bzw. positiven DRPs nach Reizung von dünnen Aδ- und C-Fasern beschrieben (HODGE, 1972; YOUNG und KING, 1972; DUBNER und SESSLE, 1971; SCIBETTA und KING, 1969; MENDELL, 1970; DAWSON et al., 1970). In anderen Laboratorien konnten dagegen nur PAD und entsprechende negative DRPs registriert werden, insbesondere wenn durch selektive Blockade der Impulsleitung in dicken myelinisierten Fasern ein alleiniger afferenter Impulsstrom in dünnen Fasern erreicht wurde (ZIMMERMANN, 1968b; FRANZ und IGGO, 1968; GREGOR und ZIMMERMANN, 1973; JÄNIG und ZIMMERMANN, 1971; SELZER und SPENCER, 1969b). Bei Verwendung natürlicher Schmerzreize ist es ebenfalls mißlungen, die nach der Gate-Control-Theorie vorausgesagten Potentialschwankungen zu registrieren (BURKE et al., 1971; WHITEHORN und BURGESS, 1973), bzw. die erwarteten Antwortmuster in postsynaptischen Neuronen zu erhalten (KHAYYAT et al., 1975). MANFREDI (1970b) und POMMERANZ (1973) verglichen die Effekte peripherer Reizung von dicken und dünnen oder nur von dünnen Nervenfasern auf die Aktivitätsmuster in Axonen der ascendierenden Schmerzbahnen, konnten aber auch nicht die nach der Gate-Control-Theorie postulierten Antworten bestätigen.
Eine Entscheidung in dieser kontroversen Situation wäre zu erwarten, sobald Einzelzellableitungen von den sehr kleinen Neuronen der Substantia gelatinosa möglich würden. Dies ist aber bisher nicht gelungen, ebensowenig wie der Nachweis, daß es überhaupt im Hinterhorn Interneuronen gibt, die entsprechend der Gate-Control-Theorie durch afferente Impulse in dicken Fasern erregt und in dünnen Fasern gehemmt werden (GREGOR und ZIMMERMANN, 1972).

Schließlich beruht die Gate-Control-Theorie auch auf der Annahme, daß eine gesteigerte Aktivität in allen dünnen afferenten Fasern mit einer Schmerzempfindung verknüpft sei. Es ist aber schon eingangs dargestellt worden, daß der überwiegende Anteil der Aδ- und C-Fasern durch nicht schmerzhafte Reize erregt wird.

In neuerer Zeit ist die Gate-Control-Theorie modifiziert worden. WALL (1973) räumte ein, daß möglicherweise nicht prä- sondern postsynaptische Hemmungsmechanismen für die Modulation der Aktivität in den T-Zellen verantwortlich seien, obwohl intracelluläre Registrierungen von Hinterhornneuronen diese Auffassung nicht zu stützen scheinen (PRICE et al., 1971). Melzack wiederum verlegte den Schwerpunkt der Gate-Control regulierenden Mechanismen auf den hemmenden Einfluß der

Substantia reticularis des Hirnstammes (MELZACK, 1976, und Vortrag beim III. Internationalen Kongreß über Akupunktur, Berlin 1976). Die Gate-Control-Theorie in ihrer ursprünglichen Fassung ist also heute umstritten, insbesondere weil sie nur wenig experimentelle Unterstützung gefunden hat. Dem steht nicht entgegen, daß klinische Experimente zur Schmerzbehandlung im Sinne der Gate-Control-Theorie verlaufen sind, denn diese Resultate könnten auch auf anderer Basis erklärt werden. Zum Beispiel haben DENNY-BROWN et al., (1973) eine Modulation des afferenten Eingangs in dicken und dünnen Fasern im Hinterhorn postuliert, die auch ohne den von Melzack und Wall angenommenen Gate-Control-Mechanismus stattfinden könnte. Die schon erwähnten Berichte über Neuronen im Hinterhorn und sensiblen Trigeminuskern mit einer exclusiven Erregbarkeit durch noxische Reize, berechtigt auch zu der weiteren Alternativhypothese, daß Schmerz auf spinaler Ebene durch ein spezifisches Neuronensystem unterhalten wird oder unterhalten werden kann, ohne daß ein Mechanismus nach Art der Gate-Control-Theorie gefordert werden müßte.

Ascendierende Leitungsbahnen des Schmerzes im Rückenmark

Über die zentralen Leitungsbahnen des Schmerzes hat HASSLER (1960, 1966) ausführliche Darstellungen gegeben. Anatomische, neurophysiologische und klinische Befunde stimmen darin überein, daß Schmerzimpulse im Tractus spinothalamicus bzw. im Tractus spinocervicalis zentralwärts geleitet werden (FOERSTER und GAGEL, 1931; KENNARD, 1954; MEHLER et al., 1960; MEHLER, 1966, 1974; NATHAN und SMITH, 1966; WALL und DUBNER, 1972; BROWN, 1973; COLLINS und O'LEARY, 1954; GLEES, 1953; MORIN, 1955; MORIN et al., 1963; WHITLOCK und PERL, 1959, 1961; PERL und WHITLOCK, 1961; NIJENSOHN und KERR, 1975; KERR, 1975). Neuere Untersuchungen haben allerdings Anhaltspunkte dafür geliefert, daß diese "extralimniskalen" ascendierenden Leitungsbahnen auch eine Rolle für die Perception nicht-schmerzhafter taktiler Reize spielen (DIAMOND et al., 1964; EIDELBERG et al., 1975; NORSELL, 1966, 1967; GLASSMAN et al., 1975; KITAI und WEINBERG, 1968), obwohl die anatomischen und physiologischen Grundlagen für diese Befunde noch weitgehend ungeklärt sind (ENNEVER und TOWE, 1974).

Der Tractus spinothalamicus hat in der Phylogenese immer mehr an Bedeutung gewonnen. Bei der Katze projizieren noch die meisten Neuronen des Hinterhorns in den Spinocervikaltrakt, der im dorsolateralen Quadranten des Rückenmarks der gleichen Seite verläuft und im Ncl. cervicalis lateralis endet. Die aus diesem Kern entspringenden Fasern schließen sich der medialen Schleife an und kreuzen mit dieser auf die Gegenseite. Spinocervikaltraktfasern der Katze entstammen Neuronen der Laminae IV - VI des Hinterhorns (BRYAN et al., 1973). Der Tractus spinothalamicus stellt bei der Katze nur einen dünnen Faserzug dar, dessen Axone von kontralateralen Hinterhornneuronen der Laminae VII und VIII stammen (TREVINO et al., 1972; ALBE-FESSARD et al., 1974a).

Bei den Primaten und besonders beim Menschen ist dagegen der Tractus spinothalamicus voll entwickelt. Bis auf eine kleine ipsilaterale Komponente entstammen die in ihm verlaufenden Fasern den Zellen des Hinterhorns der Gegenseite, kreuzen auf der Höhe des gleichen oder der benachbarten Segmente in der vorderen Kommissur und ascendieren im anterolateralen Quadranten (Abb. 7). Obwohl lange Zeit umstritten, gilt es heute als gesichert, daß besonders beim Menschen und bei Primaten ein Teil der Fasern des Tractus spinothalamicus ohne Umschaltung den Thalamus erreicht (HASSLER, 1960, 1966; MEHLER et al., 1960; WHITLOCK und PERL, 1959).

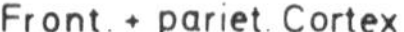

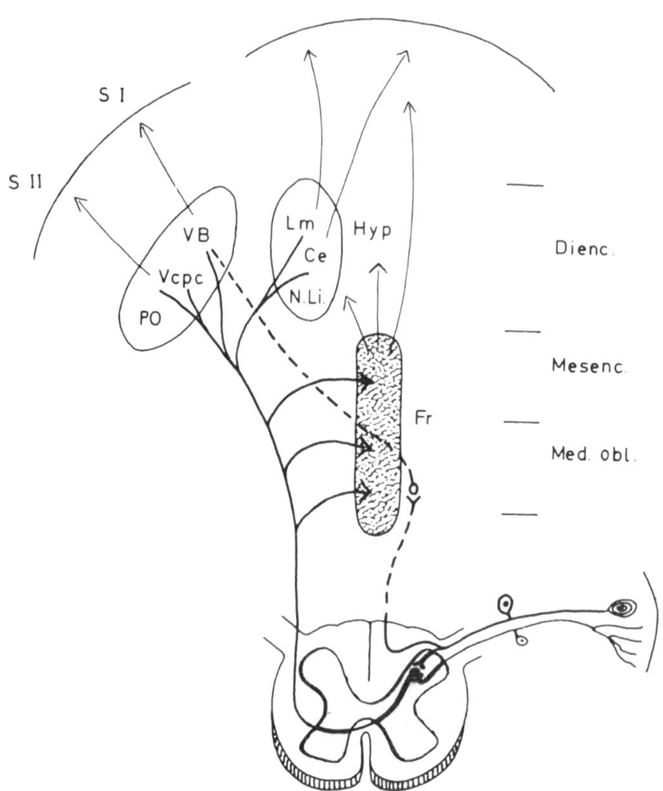

Abb. 7. Schematische Darstellung des Verlaufes und der Projektion des Tractus spinothalamicus. Die Leitungsbahn beginnt mit den Zellen des Hinterhorns, kreuzt in der vorderen Kommissur auf die Gegenseite und ascendiert im anterolateralen Quadranten des Rückenmarks. Fasern des Tractus spinothalamicus enden in der Formatio reticularis des Rauten- und Mittelhirns sowie in den medialen und lateralen Thalamuskernen. Der Verlauf der Hinterstrangbahn und medialen Schleife ist durch die gestrichelte Linie dargestellt. Ce: Ncl. centralis lateralis; Fr.: Formation reticularis; Hyp: Hypothalamus; Lm: Lamella medialis; N.Li.: Ncl. limitans; PO: "Posterior complex" der lateralen Thalamuskerne; Vcpc: Ncl. ventrocaudalis parvocellularis; VB: Ncl. ventrobasalis thalami. SI, SII: Primäres und sekundäres somatosensorisches Rindenfeld

Die ursprüngliche Annahme, daß die Fasern des Tractus spinothalamicus fast ausschließlich Axone von Hinterhornzellen der Lamina V darstellen (DILLY et al., 1968; ALBE-FESSARD et al., 1974b), ist von anderen Autoren dahingehend erweitert worden, daß auch Zellen der Laminae I, IV und VI bis VIII Ursprungsorte des Tractus spinothalamicus darstellen können (TREVINO et al., 1973; PRICE und MAYER, 1975; KUMAZAWA et al., 1975). Auch der im dorsolateralen Quadranten ipsilateral ascendierende Spinocervikaltrakt konnte bei Primaten demonstriert werden (BRYAN et al., 1974). Seine Ursprungszellen wurden hauptsächlich in den Laminae IV und V aber auch in I und VI bis VIII lokalisiert.

Schmerzrepräsentation im Hirnstamm

Ein großer Teil der in den Vorder- und Hinterseitensträngen ascendierenden Schmerzbahnen endet in der Substantia reticularis des Rauten- und Mittelhirns (BOWSHER, 1957; BRODAL 1957; MEHLER et al., 1960; FIELDS et al., 1975; MORIN, 1953; CASEY, 1969; KERR, 1975; COLLINS und O'LEARY, 1954). Besonders die mediale und paramediane Substantia reticularis sowie die den Aquaeductus cerebri umgebende graue Substanz sind mit der zentralen Schmerzrepräsentation eng verknüpft. Innerhalb der Substantia reticularis können verschiedene Kerngebiete abgegrenzt werden, die sich von caudal nach rostral aneinanderreihen. Unter diesen sind die Nuclei der Raphe, der Ncl. medullae oblongatae centralis, Ncl. parvocellularis und gigantocellularis, der Ncl. paragigantocellularis lateralis, der Ncl. pontis centralis oralis und caudalis, der Ncl. subcoeruleus tegmentum mesencephali sowie das zentrale Höhlengrau des Mittelhirnes Endigungsstätten der aus dem Rükkenmark aufsteigenden Leitungsbahnen (BOWSHER, 1966; BRODAL, 1957; POMPEIANO, 1973). In diesen Kernen enden entweder direkte spinoreticuläre Fasern oder Kollateralen des Traktus spinothalamicus.

Die efferenten Fasern der Formatio reticularis entstammen teilweise als descendierende reticulospinale Bahnen der rostralen Medulla und den mittleren Brückenabschnitten, während die ascendierenden Verbindungen überwiegend caudalen medullären und pontinen Bereichen der Formatio reticularis entspringen (TORVIK und BRODAL, 1957; NAUTA und KUYPERS, 1958). Überlappungen dieser Projektionskerne existieren und finden auch darin ihren Ausdruck, daß sich das Axon eines einzelnen Reticularisneurons sowohl in einen absteigenden als auch in einen aufsteigenden Ast verzweigen kann (SCHEIBEL und SCHEIBEL, 1958).

Den komplexen anatomischen Verhältnissen in der Substantia reticularis entsprechen auch die physiologischen Befunde. Seit langem ist bekannt, daß ein großer Teil der Neuronen in der Substantia reticularis durch taktile, noxische, optische, akustische und vestibuläre Reize erregbar ist (AMASSIAN und DEVITO, 1954; BELL et al., 1964; SEGUNDO et al., 1967; SCHEIBEL et al., 1955). Unter den durch cutane Reize erregbaren Retikularisneuronen antworten viele sowohl auf nicht-schmerzhafte als auch auf noxische Reize und haben oft große, nicht selten bilaterale receptive Felder, die sich gelegentlich über die ganze Körperoberfläche erstrecken können (BOWSHER und PETIT, 1970; BOWSHER, 1970; CASEY, 1969, 1971a; CASEY et al., 1974; BURTON, 1968).

In jüngster Zeit wurden in der Formatio reticularis der Medulla oblongata und des Mittelhirns auch Neuronen beschrieben, die ausschließlich auf schmerzhafte Reize in der Körperperipherie reagierten (CASEY, 1969, 1971a; BECKER et al., 1969; LE BLANC und GATIPON, 1974; BURTON, 1968; CHING und GATIPON, 1976; YOUNG und GOTTSCHALDT, 1976). Diese Neuronen zeichnen sich in der Regel durch sehr große und oft bilaterale receptive Felder aus, und nicht selten können sie durch schmerzhafte Reize in der gesamten Körperperipherie aktiviert werden. In der Abb. 8A bis F sind Antworten von sechs verschiedenen Neuronen in der Formatio reticularis des rostalen Mittelhirns dargestellt worden, die nur nach schmerzhaften mechanischen Reizen in der Körperperipherie erfolgten. Deutlich lassen sich zwei Reaktionsformen unterscheiden, nämlich eine Erhöhung der Entladungstätigkeit (Abb. 8A, C, E) oder eine Hemmung der Aktivität der Neuronen (Abb. 8B, D, F) während der schmerzhaften Reizung. Übergangsformen zwischen diesen beiden grundsätzlichen Reaktionsformen, zum Beispiel eine initiale Hemmung und anschließende Erhöhung der Zellaktivität (Abb. 8B) wurden in einigen Fällen ebenfalls beobachtet. Das Antwortmuster eines einzelnen Neurons war aber relativ konstant, unabhängig von dem Ort der schmerzhaften Reizung, und zumindest qualitativ erfolgten die Antworten abgestuft mit der Reizintensität. Die Lokalisation dieser Neuronen im zentralen tegmentalen Feld (Formatio reticularis) des rostralen Mittelhirns ist in der Abb. 8G und H für zwei Zellen exemplarisch wiedergegeben.

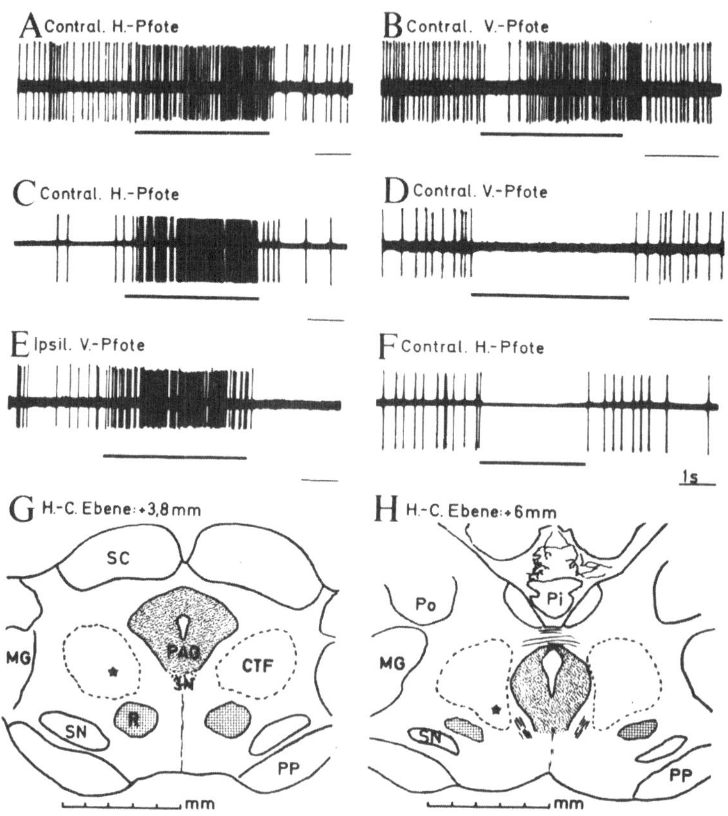

Abb. 8. A - F: Spezifische Antworten einzelner Neuronen in der Formatio reticularis des rostalen Mittelhirns der Katze auf periphere Schmerzreize. Vornehmlich excitatorische (A, C, E) oder inhibitorische Reaktionsformen (D, F) können unterschieden werden, mit gelegentlichen Übergängen (B). Die Dauer des Schmerzreizes (mechanische Quetschung der Haut) ist durch die dicken Linien unter jeder Registrierung angegeben, die Zeiteichung beträgt jeweils 1 sec. G, H: Zwei Beispiele für die Lokalisation der in A bis F illustrierten Neuronen in der Formatio reticularis des Mittelhirns. Der Stern entspricht der Lage eines Farbmarkierungspunktes am Ableiteort eines Neurons, das nur auf schmerzhafte Reize reagierte
CTF: Zentrales tegmentales Feld (Formatio reticularis); MG: Corpus geniculatum mediale, 3N: N. oculomotorius; PAG: Zentrales Höhlengrau, Pi: Corpus pineale; PO: "Posterior complex" thalami; PP: Pes pedunculi. R: Ncl. ruber, SC: Superior colliculus, SN: Substantia nigra. YOUNG und GOTTSCHALDT, 1976, unveröffentlicht

Es ist zur Zeit noch schwierig, die Rolle solcher Neuronen in der Genese einer Schmerzempfindung abzuschätzen. Die Befunde scheinen aber die These zu unterstützen, daß es wie im Hinterhorn des Rückenmarks auch in der Formatio reticularis des Hirnstammes schmerzspezifische Neuronen gibt. Die besondere Implikation dieser Hirnstrukturen in der Schmerzgenese ist auch in Verhaltensuntersuchungen deutlich geworden, bei denen durch elektrische Reizung in der Formatio reticularis des Hirnstammes typische Fluchtreaktionen wie nach natürlichen schmerzhaften Reizen ausgelöst werden konnten (DELGADO, 1955; CASEY, 1971b). Auf der anderen Seite ist ebenfalls demonstriert worden (MELZACK et al., 1958), daß diskrete Läsionen in den verschiedensten Bereichen des Mittelhirns signifikante Verschiebungen der Schmerzschwelle im Sinne einer Hypo- oder Hyperpathie zur Folge hatten.

Thalamische Schmerzrepräsentation

Die im Mittelhirn aufsteigende Schmerzbahn besteht aus Fasern des Tractus spinothalamicus und besonders bei Nicht-Primaten aus den dem Tractus spinocervicalis nachgeschalteten Neuronen. An der mesodiencephalen Grenze teilt sich die spinothalamische Schmerzbahn in einen medialen und einen lateralen Faserzug, die zu den rindenunabhängigen bzw. zu den rindenabhängigen Thalamuskernen verlaufen (HASSLER, 1960, 1966; MEHLER et al., 1960; KRUGER, 1965; MEHLER, 1974). So läßt sich in den rindenabhängigen lateralen Thalamuskernen eine retrograde Zelldegeneration nach Abtragung ihrer cortikalen Projektionsgebiete nachweisen, während die rindenunabhängigen Thalamuskerne nicht diese morphologischen Veränderungen nach Ablation des Cortex zeigen.

Zu der lateralen Kerngruppe des Thalamus gehört der Ventrobasalkern, in dem die aus den Hinterstrangskernen entspringenden Fasern der medialen Schleife und die entsprechenden Leitungsbahnen aus den Trigeminuskernen endigen. Die Projektion spinothalamischer Fasern in den Ventrobasalkern konnte experimentell demonstriert werden (WHITLOCK und PERL, 1959, 1961; PERL und WHITLOCK, 1961), aber ihre Bedeutung für den Schmerz ist noch unklar. Möglicherweise handelt es sich überwiegend um spinothalamische Leitungsbahnen, die Tast- und Temperatursinn vermitteln.

Der Hauptteil des lateralen Faserzuges der Schmerzbahn endet ventrolateral vom Ventrobasalkern im Ncl. ventrocaudalis parvocellularis (HASSLER, 1960), dessen efferente Projektion zur Area 3b des primären sensiblen Rindenfeldes in der hinteren Zentralwindung ziehen soll. Neurophysiologische Untersuchungen dieses Kernes, dessen Analogon bei der Katze unklar ist, sind spärlich. Dagegen ist ein weiteres spinothalamisches Projektionsgebiet, die pars magnocellularis des Corpus geniculatum mediale ausgiebig neurophysiologisch exploriert worden (POGGIO und MOUNTCASTLE, 1960; PERL und WHITLOCK, 1961; CURRY und GORDON, 1972). Dieses Kerngebiet gehört zum "posterior complex" (ROSE, 1942) des Thalamus und ist durch polysensorische Neuronen ausgezeichnet, die auf taktile, noxische und akustische Reize reagieren. Schmerzreize können die Aktivität solcher Neuronen hemmen oder erhöhen. Die receptiven Felder einzelner Neuronen sind in der Regel größer als im Ventrobasalkern, oft bilateral, lassen aber doch eine grobe somatotopische Organisation des Kerngebietes erkennen (WHITLOCK und PERL, 1961).

Degenerationsherde nach Durchschneidung des Traktus spinothalamicus wurden auch in dem sich dem Ventrobasalkern lateral anschließendem Ncl. reticularis thalami und im Ncl. centrolateralis caudalis beobachtet (HASSLER, 1966). Der Ncl. reticularis thalami scheint eine

Nebenleitung der Schmerzbahn darzustellen und könnte bei den häufigen Rezidiven nach Ausschaltung der Kerne der spezifischen thalamischen Schmerzbahn eine Rolle spielen. Der Ncl. centrolateralis caudalis erhält auch Fasern der medialen Schleife und wird als Integrationskern angesehen, der möglicherweise bei der Lokalisation von Schmerzreizen eine Rolle spielt.

Über die Termination des medialen Faserzuges der Schmerzbahn hat lange Unklarheit bestanden. Neurophysiologisch wurden wiederholt Schmerzreizantworten im Centre median und im Ncl. parafascicularis beschrieben (PERL und WHITLOCK, 1961; CHANG, 1973; FELTZ et al., 1967; KRUGER und ALBE-FESSARD, 1962; ALBE-FESSARD und KRUGER, 1960; EMMERS, 1976), aber eine direkte Projektion spinothalamischer Fasern in diese medialen Thalamuskerne konnte neuroanatomisch nicht bestätigt werden (MEHLER et al., 1960; MEHLER, 1966, 1974). Neuroanatomische und neurophysiologische Befunde stimmen aber darin überein, daß afferente Verbindungen von den Kernen der Formatio reticularis des Hirnstammes zum Centre median und dem parafasciculären Kernkomplex bestehen (BOWSHER, 1966, 1975; BOWSHER et al., 1963, 1968; FULLER, 1975). Es ist somit wahrscheinlich, daß Schmerzreizantworten diese thalamischen Strukturen indirekt auf dem Umweg über die Kerne der Formatio reticularis erreichen.

Direkte Projektionen des Tractus spinothalamicus zu den medialen Thalamuskernen wurden dagegen im Ncl. limitans, der Lamella medialis und dem Ncl. centralis lateralis nachgewiesen, die alle rindenunabhängige Kerne darstellen, deren efferenten Projektionen zum Caudatum und besonders zum Pallidum externum ziehen. Über diesen Weg kann eine subcortikale Schmerzbahn mit Anschluß an motorische Systeme geschlossen werden.

Neurophysiologisch verhalten sich die Neuronen der medialen Thalamuskerne ähnlich wie die in der Formatio reticularis beschriebenen. Schmerzreize können excitatorische oder inhibitorische Antworten hervorrufen bei in der Regel großen und meist bilateralen receptiven Feldern. Es ist daher der Formatio reticularis des Hirnstammes und den medialen Thalamuskernen eine besondere Rolle für das emotionelle Erlebnis des Schmerzes zugesprochen worden (MELZACK und CASEY, 1968; CASEY, 1973). Besonders klinische Befunde unterstützen die These, daß die morphologische Dichotomie der zentralen Schmerzbahn in einen medialen und einen lateralen Faserzug auch einer funktionellen Zweiteilung entspricht, wobei ein gewisser Antagonismus zwischen den medialen und lateralen Thalamuskernen vermutet wird, für den seit neuerer Zeit auch tierexperimentelle Anhaltspunkte existieren (EMMERS, 1976). So führt eine Zerstörung des Ncl. ventrocaudalis parvocellularis zu schweren, lokalisatorisch diffusen Schmerzzuständen und das klinische Bild des Thalamussyndroms ist pathologisch-anatomisch ebenfalls durch eine Zerstörung dieses Kernes gekennzeichnet. Dagegen wurden im Tierversuch nach Läsionen in den medialen thalamischen Kernen verminderte oder völlig ausbleibende Flucht- und Abwehrreaktionen nach Schmerzreizen festgestellt, obwohl die diskriminativen und motorischen Funktionen scheinbar nicht beeinträchtigt waren (MITCHEL und KAELBER, 1966; MARBURG, 1973). Auch klinische Erfahrungen nach Läsionen in den medialen Thalamuskernen sprechen für die besondere Bedeutung dieser Strukturen in der emotionellen Realisation des Schmerzes, wie später noch genauer ausgeführt werden wird (MUNDINGER, 1978).

Schmerzrepräsentation im somatosensorischen Cortex

Schmerzsignale erreichen den somatosensorischen Cortex über die rindenabhängigen Thalamuskerne. Die polymodale Erregbarkeit der Neuronen im "posterior complex" des Thalamus ist von weiten cortikalen

Projektionsgebieten begleitet. Ein großer Teil der Fasern zieht zum sekundären sensiblen Rindenfeld (S II) (ROSE und WOOLSEY, 1958), aber auch Verbindungen zum primären sensiblen Rindenfeld (S I), zum auditorischen Cortex und zum vorderen Teil des suprasylvischen Gyrus konnten bei der Katze demonstriert werden (ROWE und SESSLE, 1968). Dagegen ist die cortikale Projektion aus dem Ncl. ventrocaudalis parvocellularis viel lokalisierter und überwiegend auf das primäre sensible Rindenfeld (S I) in der hinteren Zentralwindung gerichtet.

Nach elektrischer Reizung der Zahnpulpa haben zuerst MELZACK und HAUGEN (1957) evozierte Potentiale von der Großhirnrinde der Katze abgeleitet. Obwohl ihre Methode nicht die gleichzeitige Erregung von Schmerzfasern in der Zahnpulpa und von periodontalen Mechanoreceptoren ausschließen konnte, haben spätere Untersucher eine cortikale Repräsentation der Schmerzfasern der Zahnpulpa mit besseren Reizmethoden bestätigt (VYKLICKY et al., 1972; ANDERSSON et al., 1973; VYKLICKY und KELLER, 1973; SAVARA et al., 1974). Auch mit anderen Methoden der Schmerzreizung, wie Strahlungshitze (MARTIN und MANNING, 1969) oder interarterieller Bradykinininjektion (LIM et al., 1969; KRAUTHAMER und WHITAKER, 1974; KRAUTHAMER et al., 1976) konnten Potentialänderungen im EEG demonstriert werden, die auf eine Aktivierung der Großhirnrinde durch Schmerzreize schließen lassen. Kürzlich haben CARMON et al., (1976) auch evozierte cortikale Potentiale nach schmerzhaften Hitzereizen beim Menschen zeigen können. Antworten in einzelnen Neuronen der somatosensorischen Großhirnrinde nach Schmerzreizen wurden dagegen nur selten im Tierversuch beschrieben (CARRERAS und ANDERSSON, 1963; ANDERSSON et al., 1973; VYKLICKY und KELLER, 1973).

Aus den genannten Untersuchungen geht hervor, daß lokalisierte Schmerzreize von meist bilateralen Potentialänderungen im primären und sekundären somatosensorischen und im frontalen Cortex gefolgt werden. Insgesamt besteht aber nur ein sehr vager Einblick in die cortikalen Mechanismen des Schmerzes. Das liegt einerseits daran, daß die Ableitung von einzelnen "Schmerz"-Neuronen im Cortex, vermutlich wegen der Kleinheit dieser Zellen, sehr schwierig ist und daher detaillierte Analysen der funktionellen Eigenschaften solcher Neuronen bisher noch nicht vorliegen. Andererseits erlaubt die öfter mit Erfolg angewandte Methode der Registrierung evozierter Potentiale nur sehr begrenzte Rückschlüsse auf die diesen Potentialen unterliegenden neuronalen Mechanismen des Schmerzes in der Großhirnrinde.

Die funktionelle Bedeutung der cortikalen Schmerzrepräsentation für die Schmerzempfindung ist daher noch weitgehend ungeklärt. Focale elektrische Reizung des somatosensorischen Cortex beim Menschen führt nicht zu Schmerzempfindungen (PENFIELD und BOLDREY, 1937; PENFIELD und RASMUSSEN, 1950) und auch klinische Versuche, chronische Schmerzen durch Ablation der postzentralen Rinde zu beseitigen, haben zu keinen nachhaltigen Erfolgen geführt (GUTIERREZ-MOHONEY, 1950). Es ist daher vorstellbar, daß die cortikale Schmerzrepräsentation, zumindest für die emotionelle Dimension des Schmerzes, von nur untergeordneter Bedeutung ist und daß sie möglicherweise einen phylogenetisch neuen Nebenschluß des Schmerzsystems darstellt, über den sich der Schmerz als räumlich und zeitlich definiertes Ereignis im Bewußtsein manifestiert.

Schmerz und Akupunktur

Seitdem in jüngster Zeit westliche Wissenschaftler besseren Zugang zu der klassischen chinesischen Medizin finden konnten, hat das Interesse an der Akupunktur neuen Auftrieb bekommen. Die alte Vorstellung von der Existenz von zwölf Energiemeridianen, über deren Beeinflussung die Akupunktur wirksam werden soll, läßt sich nach dem Kenntnisstand der westlichen Naturwissenschaften nicht aufrechterhalten. Abgesehen davon, daß der Nachweis für die Existenz solcher Energiemeridiane oder der Art der in ihnen geführten Energie bisher nicht gelungen ist, steht es fest, daß die Wirksamkeit der Akupunktur an das Vorhandensein eines intakten peripheren Nervensystems gebunden ist. So ist zum Beispiel der Befund, daß Akupunktur in anästhetischen Hautgebieten wirkungslos ist, schwerlich mit dem Konzept der Energiemeridiane zu vereinbaren, auch wenn heute noch nicht klar ist, ob die Akupunkturwirkung über dicke oder dünne somatische, oder vegetative Nervenfasern oder über alle afferenten Fasersysteme vermittelt wird. Nach neueren Untersuchungen westlicher und chinesischer Wissenschaftler ist denn auch die These aufgestellt worden, daß die Wirksamkeit der Akupunktur von der Nadelung an den in den traditionellen Meridiankarten angegebenen Organpunkten weitgehend unabhängig ist oder unabhängig sein kann (CHIANG et al., 1973; LYNN und PERL, 1975).

Experimentelle Untersuchungen über die Wirkung der Akupunktur auf die neuralen Mechanismen des Schmerzes sind erst in letzter Zeit bekannt geworden. Einige Befunde sprechen für eine Aktivierung präsynaptischer Hemmungsmechanismen durch die Akupunktur vornehmlich auf spinaler Ebene (CHAN und FUNG, 1975; FUNG und CHAN, 1976). Andere Untersuchungen deuten auch auf supraspinale Hirnzentren als den Angriffsort des Akupunktureffektes, wie die Formatio reticularis des Hirnstammes (MELZACK, 1976) oder die medialen Thalamuskerne (CHANG, 1973, CASEY et al., 1974). Nach CHIANG et al. (1975) kommt es bei Hinterpfotenakupunktur zu einer Senkung der Hitzeschmerzschwelle an der Schnauze des Kaninchens. Diese Wirkung geht nach anterolateraler Chordotomie verloren, bleibt aber nach Durchtrennung nur der Hinterstränge und der dorsolateralen Quadranten des Rückenmarks erhalten. Man kann aus diesen Untersuchungen, ähnlich wie MAN und CHEN (1972), schließen, daß die schmerzreduzierende Wirkung der Akupunktur mehrere Angriffspunkte im zentralen Schmerzsystem haben kann und daß sie durch spinale Bahnen vermittelt wird, die im anterolateralen Quadranten des Rückenmarks verlaufen. Zweifellos spielen auch psychische Faktoren, die aus der Persönlichkeit des Patienten und auch der des Akupunkteurs erwachsen können, eine Rolle bei der Wirksamkeit der Akupunkturbehandlung (CROZE et al., 1976). Damit aber wächst das Problem, für die oft rätselhaften Effekte der Akupunkturtherapie eine naturwissenschaftliche Erklärung zu finden, über die methodologisch begrenzten Möglichkeiten der Neurophysiologie hinaus und wird zu einer gemeinsamen Aufgabe von Neurophysiologen, Psychologen und Ärzten.

Schlußbemerkung

In diesem Aufsatz ist versucht worden, einen Überblick über die neuroanatomischen und neurophysiologischen Grundlagen des Schmerzes zu geben. Wenn auch auf keiner Ebene des schmerzleitenden Systems alle Fragen als restlos geklärt gelten können, so sollte doch deutlich geworden sein, daß die peripheren und spinalen Mechanismen des Schmerzes aus der Sicht des Neurophysiologen heute besser durchschaubar sind als die Vorgänge im zentralen Nervensystem. Die alte Frage nach der Spezifität des Schmerzsystems läßt sich heute so beantworten, daß es anscheinend doch ein schmerzspezifisches Neuronensystem gibt, das sich vom peripheren Nerven über das Rückenmark bis ins Mittelhirn verfolgen läßt. Daneben scheint es aber im ZNS auch ein anderes Neuronensystem zu geben, in dem neben Schmerzreizantworten auch die Antworten auf spezifische Reize für andere Sinnesmodalitäten zusammenlaufen. Ob diese beiden Systeme parallel nebeneinander oder alternativ zueinander operieren, oder ob sie nur funktionelle Extreme eines durch exogene oder endogene Mechanismen kontinuierlich steuerbaren und potentiell multisensoriellen Sinnessystems darstellen, kann neurophysiologisch noch nicht entschieden werden. Auf der Basis der bekannt gewordenen neurophysiologischen Befunde und besonders im Hinblick auf die vielgestaltige klinische Symptomatologie des Schmerzes muß man aber heute annehmen, daß Schmerz auch aus einer bestimmten Aktivitätskonstellation in einem dynamischen neuronalen Regelkreis resultieren kann, der auf und zwischen allen Ebenen des zentralen Nervensystems zu operieren scheint.

Nachtrag

Seit der Fertigstellung des Manuskripts sind neue neuropharmakologische und neurochemische Untersuchungen bekannt geworden, deren Ergebnisse eine große Bedeutung für die Probleme der Physiologie und Therapie des Schmerzes gewinnen dürften. Es erscheint daher notwendig, die wichtigsten Resultate und Theorien noch kurz zu referieren.

Es ist gelungen, körpereigene Substanzen nachzuweisen, die auf das Schmerzsystem ähnliche Wirkungen wie die Opiate haben und als Endorphine bezeichnet wurden. Es handelt sich um verschiedene, chemisch verwandte Peptide zu denen auch die Enkephaline gehören. Mit immunologischen Verfahren konnte gezeigt werden, daß die regionale Verteilung der Endorphine, speziell der Enkephaline, mit der regionalen Verteilung von sogenannten Opiatreceptoren weitgehend übereinstimmt. Solche Opiatreceptoren stellen vermutlich Eiweißkörper dar, die an die Zellmembranen der Neuronen des schmerzleitenden Systems gebunden sind und mit den Opiaten Verbindungen eingehen, durch deren Zustandekommen die elektrischen Eigenschaften der Zellmembran verändert werden. Die Bindung der Opiate oder auch der körpereigenen Endorphine ist im in vitro Experiment stark abhängig von der extracellulären Na^+ Konzentration und ist durch spezielle Antimorphine, z.B. dem Naloxon, aufhebbar. In vivo funktioniert dieser Mechanismus möglicherweise umgekehrt, indem die Bindung von Opiaten an die Zellmembran deren Permeabilität für Na^+ und damit die funktionellen Eigenschaften der Zelle verändert.

Endorphine wurden in höheren Konzentrationen im Darm, in der Hypophyse, dem Hypothalamus und medialen Thalamus, dem zentralen Höhlengrau des Mittelhirns, in den Raphe Kernen der Medulla oblongata sowie in der Substantia gelatinosa des Rückenmarks und des caudalen Trigeminuskerns nachgewiesen. Wahrscheinlich sind die Endorphine im Gehirn in den präsynaptischen Nervenendigungen gespeichert.

Opiate verdanken offenbar ihre große Bedeutung für den Menschen der Tatsache, daß sie in ihrer Wirkung einem körpereigenen System der Schmerzkontrolle gleichen, welches auf der Basis der Freisetzung einer chemischen Substanz an den Neuronen des Schmerzsystems operiert. Vermutlich setzen die Endorphine die Erregbarkeit der Schmerzneuronen direkt oder indirekt herab und reduzieren dadurch die Wirkung von Schmerzreizen. Zur Zeit werden zwei hauptsächliche Angriffspunkte der Endorphine im Gehirn diskutiert, die wahrscheinlich nebeneinander existieren:
(1) Auf der spinalen Ebene sollen Endorphine (Enkephalin) von inhibitorischen Interneuronen freigesetzt werden und über den Mechanismus der präsynaptischen Hemmung die Erregungsübertragung von den peripheren afferenten Schmerzfasern auf die sekundären Schmerzneuronen vermindern. Möglicherweise stellt ein weiteres körpereigenes Peptid,

die sogenannte Substanz P, bei dieser Erregungsübertragung den excitatorischen Neurotransmitter für das schmerzleitende System dar (JESSELL und IVERSEN, 1977). (2) Ein weiterer Angriffspunkt der Endorphine scheint im Mittel- und Rautenhirn zu liegen, wo sie auf noch ungeklärte Weise eine Aktivitätssteigerung der Neuronen im Ncl. raphe magnus des Rautenhirns bewirken, die ihrerseits über descendierende Verbindungen hemmend auf die spinalen Neuronensysteme des Schmerzes wirken. Auch eine direkte Wirkung der Endorphine an den medialen Thalamuskernen ist denkbar.

Es liegt auf der Hand, daß die Möglichkeit des Einsatzes einer körpereigenen Substanz zur Schmerzbekämpfung von großer therapeutischer Bedeutung sein könnte. Eine speziell in der Kontrolle des Schmerzsystems wirksame chemische Substanz könnte auch manche noch rätselhafte Probleme in der Pathophysiologie des Schmerzes klären helfen. Zum Beispiel wird zur Zeit diskutiert, ob die Wirkung der Akupunktur mit der Freisetzung von Endorphinen im Zusammenhang steht.

Überblicke über die laufende Endorphinforschung wurden kürzlich von MARX (1977) und SNYDER (1977) gegeben. Viele neuere Originalarbeiten zum Problem des Schmerzes sind in einem Sammelband von BONICA and ALBÉ-FESSARD (1976) zusammengestellt worden. Weitere neuere Darstellungen über die Physiologie des Schmerzes wurden ebenfalls kürzlich von ZIMMERMANN (1976) und HANDWERKER und ZIMMERMANN (1976) veröffentlicht.

Literatur

ALBE-FESSARD, D., KRUGER, L.: Duality of unit discharges from cat centrum medianum in response to natural and electrical stimulation. J. Neurophysiol. 25, 1-20 (1962)

ALBE-FESSARD, D., LEVANTE, A., LAMOUR, Y.: Origin of spinothalamic tract in monkeys. Brain Res. 65, 503-509 (1974a)

ALBE-FESSARD, D., LEVANTE, A., LAMOUR, Y.: Origin of spinothalamic and spinoreticular pathways in cats and monkeys. Advan. Neurol. 4, 157-166 (1974b)

AMASSIAN, V.E., DEVITO, R.V.: Unit activity in reticular formation and nearby structures. J. Neurophysiol. 17, 575-603 (1954)

ANDERSSON, S.A., KELLER, O., VYKLICKÝ, L.: Cortical activity evoked from tooth pulp afferents. Brain Res. 50, 473-475 (1973)

BEALL, J.E., MARTIN, R.F., APPLEBAUM, A.E., WILLIS, W.D.: Inhibition of primate spinothalamic tract neurons by stimulation in the region of the nucleus raphe magnus. Brain Res. 114, 328-333 (1976)

BECK, P.W., HANDWERKER, H.O.: Bradykinin and serotonin effects on various types of cutaneous nerve fibers. Pflügers Arch. 347, 209-222 (1974)

BECK, P.W., HANDWERKER, H.O., ZIMMERMANN, M.: Nervous outflow from the cat's foot during noxious radiant heat stimulation. Brain Res. 67, 373-386 (1974)

BECKER, D.P., GLUCK, H., NULSEN, F.E., JANE, J.A.: An inquiry into the neurophysiological basis for pain. J. Neurosurg. 30, 1-13 (1969)

BEITEL, R.E., DUBNER, R.: Fatigue and adaptation in unmyelinated (C) polymodal nociceptors to mechanical and thermal stimuli applied to the monkey's face. Brain Res. 112, 402-406 (1976)

BELL, C., SIERRA, G., BUENDIA, N., SEGUNDO, J.P.: Sensory properties of neurones in the mesencephalic reticular formation. J. Neurophysiol. 27, 961-987 (1964)

BENJAMIN, F.B.: Release of intracellular potassium as a factor in pain production. In: The Skin Senses. KENSHALO, D.R., (ed.). pp. 466-479. Springfield, Ill. Thomas 1968

BESSON, J.M., GUILBAUD, G., LE BARS, D.: Descending inhibitory influences exerted by the brain stem upon the activities of dorsal horn lamin V cells induced by intra-arterial injection of bradykinin into the limbs. J. Physiol. (Lond.) 248, 725-739 (1975)

BESSOU, P., BURGESS, P.R., PERL, E.R., TAYLOR, C.B.: Dynamic properties of mechanoreceptors with unmyelinated (C) fibers. J. Neurophysiol. 34, 116-131 (1971)

BESSOU, P.R., LAPORTE, Y.: Etude des recepteurs musculaires innervés par les fibres afférentes du group III (fibres myelinisées fines) chez le chat. Arch. ital. Biol. 99, 293-321 (1961)

BESSOU, P., PERL, E.R.: Response of cutaneous sensory units with unmyelinated fibers to noxious stimuli. J. Neurophysiol. 32, 1025-1043 (1969)

BONICA, J.J., ALBE-FESSARD, D. (eds.): Advances in pain research and therapy. Vol. 1. New York: Raven Press 1976

BOWSHER, D.: Termination of the central pain pathway in man: the conscious appreciation of pain. Brain 80, 606-622 (1957)

BOWSHER, D.: Some afferent and efferent connections of the parafascicular-center median complex. In: The Thalamus. PURPURA, D.P., YAHR, M.D. (eds.). pp. 99-108. New York, London: Columbia University Press 1966

BOWSHER, D.: Place and modality analysis in caudal reticular formation. J. Physiol. (Lond.) 209, 473-486 (1970)

BOWSHER, D.: Diencephalic projections from the midbrain reticular formation. Brain Res., 95, 211-220 (1975)

BOWSHER, D., MALLART, A., PETIT, D., ALBE-FESSARD, D.: A bulbar relay to the centre median. J. Neurophysiol. 31, 288-300 (1968)

BOWSHER, D., PETIT, D.: Place and modality analysis in nucleus of posterior commissure. J. Physiol. 206, 663-675 (1970)

BRODAL, A.: The reticular formation of the brain stem. Anatomical aspects and functional correlations. Edinburgh, London: Oliver and Boyd 1957

BROWN, A.G.: Cutaneous afferent fiber collaterals in the dorsal columns of the cat. Exp. Brain Res. 5, 293-305 (1968)

BROWN, A.G.: Effects of descending impulses on transmission through the spinocervical tract. J. Physiol. 219, 103-125 (1971)

BROWN, A.G.: Ascending and long spinal pathways: Dorsal columns, spinocervical tract and spinothalamic tract. In: Handbook of sensory physiology, Vol. II, Somatosensory System, IGGO, A., (ed.). Berlin, Heidelberg, New York: Springer 1973

BROWN, A.G., COULTER, J.D., ROSE, P.K., SHORT, A.D., SNOW, P.J.: Inhibition of transmission through the spinocervical tract from localized areas of the sensorymotor cortex. J. Physiol. 254, 71-72 (1976)

BROWN, A.G., FRANZ, D.N.: Responses of spinocervical tract neurones to natural stimulation of indentified cutaneous receptors. Exp. Brain Res. 7, 231-249 (1969)

BROWN, A.G., HAMANN, W.C.: DC-polarization and impulse conduction failure in mammalian nerve fibres. J. Physiol. (Lond.) 222, 66-76 (1972)

BROWN, A.G., HAMANN, W.C., MARTIN III, H.F.: Effects of activity in non-myelinated afferent fibers on the spinocervical tract. Brain Res. 98, 243-259 (1975)

BROWN, A.G., KIRK, E.J., MARTIN III, H.F.: Descending and segmental inhibition of transmission through the spinocervical tract. J. Physiol. 230, 689-705 (1973)

BROWN, A.G., MARTIN III, H.F.: Activation of descending control of the spinocervical tract by impulses ascending the dorsal culumns and relaying through the dorsal column nuclei. J. Physiol. 235, 535-550 (1973)

BROWN, P.B., FUCHS, J.L.: Somatotopic representation of hindlimb skin in cat dorsal horn. J. Neurophysiol. 38, 1-9 (1975)

BROWN, P.B., FUCHS, J.L., TAPPER, D.N.: Parametric studies of dorsal horn neurons responding to tactile stimulation. J. Neurophysiol. 38, 19-25 (1975)

BRYAN, R.N., COULTER, J.D., WILLIS, W.D.: Cells of origin of the spinocervical tract in the monkey. Exp. Neurol. 42, 574-586 (1974)

BRYAN, R.N., TREVINO, D.L., COULTER, J.D., WILLIS, W.D.: Location and somatotopic organization of the cells of origin of the spinocervical tract. Exp. Brain Res. 17, 177-189 (1973)

BURGESS, P.R.: The physiology of pain. Am. J. Chin. Med. 2, 121-148 (1974)

BURGESS, P.R., CLARK, F.J.: Characteristics of knee joint receptors in the cat. J. Physiol. (Lond.) 203, 317-335 (1969)

BURGESS, P.R., PERL, E.R.: Myelinated afferent fibers responding specifically to noxious stimulation of the skin. J. Physiol. 190, 541-562 (1967)

BURGESS, P.R., PERL, E.R.: Cutaneous mechanoreceptors and nociceptors. In: Handbook of Sensory Physiology, Vol. II, Somatosensory System. IGGO, A., (ed.) pp. 29-78, Berlin, Heidelberg, New York: Springer 1972

BURKE, R.E., RUDOMIN, P., VYKLICKY, L., ZAJAC III, F.E.: Primary afferent depolarization and flexion reflexes produced by radiant heat stimulation of the skin. J. Physiol. (Lond.) 213, 185-214 (1971)

BURTON, H.: Somatic sensory properties of caudal bulbar reticular neurons in the cat (felis domestica). Brain Res. 11, 357-372 (1968)

BURTON, H.: Responses of spinal cord neurons to systematic changes in hindlimb skin temperatures in cats and primates. J. Neurophysiol. 38, 1060-1079 (1975)

CAJAL, R.S.: Histologie du système nerveux de l'homme et des vertébrés. Maloine, Paris (1909)

CARMON, A., MOR, J., GOLDBERG, J.: Evoked cerebral responses to noxious thermal stimuli in humans. Exp. Brain Res., 25, 103-107 (1976)

CARRERAS, M., ANDERSSON, S.A.: Functional properties of neurons of the anterior ectosylvian gyrus of the cat. J. Neurophysiol. 26, 100-126 (1963)

CASEY, K.L.: Somatic stimuli, spinal pathways, and size of cutaneous fibres influencing unit activity in the medial medullary reticular formation. Exp. Neurol., 25, 35-56 (1969)

CASEY, K.L.: Responses of bulbo-reticular units to somatic stimuli eliciting escape behaviour in the cat. Int. J. Neurosc., 2, 15-28 (1971a)

CASEY, K.L.: Escape elicited by bulbo-reticular stimulation in the cat. Intern. J. Neuroscience 2, 29-34 (1971b)

CASEY, K.L.: Pain: a current view of neural mechanisms. Am. Scientist, 61, 194-200 (1973)

CASEY, K.L., BLICK, M.: Observations on anodal polarization of cutaneous nerves. Brain Res. 13, 155-167 (1969)

CASEY, K.L., KEENE, J.J., MORROW, T.: Bulboreticular and medial thalamic unit activity in relation to aversive behaviour and pain. Advan. Neurol. 4, 197-205 (1974)

CERVERO, F., IGGO, A., OGAWA, H.: Selective inhibition of dorsal horn neurones in the cat. J. Physiol. 254, 72-73 (1976)

CHAN, S.H.H., FUNG, S.J.: Suppression of polysynaptic reflex by electro-acupuncture and possible underlying presynaptic mechanism in the spinal cord of the cat. Exp. Neurol. 48, 336-342 (1975)

CHANG, H.-T.: Integrative action of thalamus in the process of acupuncture for analgesia. Scientia Sinica 16, 25-60 (1973)

CHIANG, C., LIU, J., CHU, T., PAI, Y., CHANG, S.: Studies on spinal ascending pathway for effect of acupuncture analgesia in rabbits. Scientia Sinica, 18, 651-658 (1975)

CHIANG, C.-Y., CHANG, C.-T., CHU, H.-L., YANG, L.-F.: Peripheral afferent pathway for acupuncture analgesia. Scientia Sinica, 16, 210-217 (1973)

CHING, L.S., GATIPON, G.B.: Effects of morphine sulfate on medial bulboreticular response to peripherally applied noxious stimuli, Exp. Neurol., 52, 1-12 (1976)

CHRISTENSEN, B.N., PERL, E.R.: Spinal neurons specifically excited by noxious or thermal stimuli: Marginal zone of the dorsal horn. J. Neurophysiol. 33, 293-307 (1970)

CROZE, S., ANTONIETTI, C., DUCLAUX, R.: Changes in burning pain threshold induced by acupuncture in man. Brain Res. 104, 335-340 (1976)

COLLINS, W.F., NULSEN, F.E., RANDT, C.T.: Relation of peripheral nerve fiber size and sensation in man. Arch. Neurol. (Chicago) 3, 381-385 (1960)

COLLINS, W.F., NULSEN, F.E., SHEALY, C.N.: Electrophysiological studies of peripheral and central pathways conducting pain. In: Pain, KNIGHTON, R.S., DUMKE, A.R., (eds.). pp. 33-45, Boston (Mass.): Little, Brown & Co. 1966

COLLINS, W.F., O'LEARY, J.L.: Study of a somatic evoked response of midbrain reticular substance. EEG Clin. Neurophysiol. 6, 619-628 (1954)

COULTER, J.D., MAUNZ, R.A., WILLIS, W.D.: Effects of stimulation of sensorimotor cortex on primate spinothalamic neurons. Brain Res. 65, 351-356 (1974)

CURRY, M.J., GORDON, G.: The spinal input to the posterior group in the cat. An electrophysiological investigation. Brain Res. 44, 417-437 (1972)

DAWSON, G.D., MERRILL, E.G., WALL, P.D.: Dorsal root potentials produced by stimulation of fine afferent fibres. Science 167, 1385-1387 (1970)

DELGADO, J.M.R.: Cerebral structures involved in transmission and elaboration of noxious stimulation. J. Neurophysiol. 18, 261-275 (1955)

DENNY-BROWN, D., KIRK, E.J., YANAGISAWA, N.: The tract of Lissauer in relation to sensory transmission in the dorsal horn of spinal cord in the Macaque monkey. J. Comp. Neurol. 151, 175-200 (1973)

DIAMOND, I.T., RANDALL, W., SPRINGER, L.: Tactual localization in cats deprived of cortical areas SI and SII and the dorsal columns. Psychom. Sci. 1, 261-262 (1964)

DILLY, P.N., WALL, P.D., WEBSTER, K.E.: Cells of origin of the spino-thalamic tract in cat and rat. Exp. Neurology 21, 550-562 (1968)

DODT, E., ZOTTERMAN, Y.: The discharge of specific cold fibres at high temperatures. The paradoxical cold. Acta physiol. scand. 26, 358-366 (1952)

DOUGLAS, W.W., RITCHIE, J.M.: Non-medulated fibers in the saphenous nerve which signal touch. J. Physiol. (Lond.) 139, 385-399 (1957)

DUBNER, R., BEITEL, R.E., BROWN, F.J.: Escape thresholds to noxious heat applied to the monkey's face. Ann. Meeting Soc. Neurosc. 4, 194 (1974)

DUBNER, R., SESSLE, B.J.: Presynaptic excitability changes of primary afferent and corticofugal fibers projecting to trigeminal brain stem nuclei. Exp. Neurol. 30, 223-238 (1971)

DUBNER, R., SUMINO, R., WOOD, W.I.: A peripheral "cold" fiber population responsive to innocuous and noxious thermal stimuli applied to monkey's face. J. Neurophysiol. 38, 1373-1389 (1975)

DUNKER, E.K., GOTTSCHALDT, K.-M., GRUBEL, G.: Einzelpotentialmessungen an schmerzerregbaren Einheiten in der Medulla oblongata der Katze. Pflügers Arch. 291, 43 (1966)

DUNKER, E., GRUBEL, G., REHREN, C. von: Dynamische Eigenschaften afferenter Trigeminusneuronen in der Medulla oblongata bei elektrischer Zahnreizung. Pflügers Arch. 296, 289-307 (1967)

DYCK, P.J., LAMBERT, E.H., NICHOLS, P.C.: Quantitative measurements of sensation related to compound action petential and number and sizes of myelinated and unmyelinated fibers of sural nerve in health, Friedreichs ataxia, hereditary sensory neuropathy and tabes dorsalis. Handbook of E.E.G. clin. Neurophysiol. 9, 83-118 (1972)

DYKES, R.W.: Nociception. Brain Res. 99, 229-245 (1975)

EARLE, K.M.: The tract of Lissauer and its possible relation to the pain pathway. J. Comp. Neurol. 96, 93-111 (1952)

EIDELBERG, E., KREINICK, C.J., LANGESCHEID, C.: On the possible functional role of afferent pathways in skin sensation. Exp. Neurol. 47, 429-432 (1975)

EISENMAN, J., LANDGREN, S., NOVIN, D.: Functional organization in the main trigeminal nucleus and in the rostral subdivision of the nucleus of the spinal trigeminal tract in the cat. Acta physiol. scand. 59, Suppl. 214 (1963)

EMMERS, R.: Thalamic mechanisms that process a temporal pulse code for pain. Brain Res. 103, 425-441 (1976)

ENNEVER, J.A., TOWE, A.L.: Response of somatosensory cerebral neurons to stimulation of dorsal and dorsolateral spinal funiculi. Exp. Neurol. 43, 124-142 (1974)

ERLANGER, J., GASSER, H.S.: Electrical signs of nervous activity, pp. 34-78. Philadelphia: Pennsylvania Press 1937

FELTZ, P., KRAUTHAMMER, G., ALBE-FESSARD, D.: Neurons of the medial diencephalon. I. Somatosensory responses and caudate inhibition. J. Neurophysiol., 30, 55-80 (1967)

FETZ, E.E.: Pyramidal tract effects on interneurons in the cat lumbar dorsal horn. J. Neurophysiol. 31, 69-80 (1968)

FIELDS, H.L., MEYER, G.A., PARTRIDGE, L.D., Jr.: Convergence of visceral and somatic input onto spinal neurons. Exper. Neurol. 26, 36-52 (1970a)

FIELDS, H.L., PARTRIDGE, L.D., jr., WINTER, D.L.: Somatic and visceral receptive field properties of fibers in ventral quadrant white matter of the cat spinal cord. J. Neurophysiol. 33, 827-837 (1970b)

FIELDS, H.L., WAGNER, G.M., ANDERSON, S.D.: Some properties of spinal neurons projecting to the medial brain-stem reticular formation. Exp. Neurol. 47, 118-134 (1975)

FJÄLLBRANT, N., IGGO, A.: The effects of histamin, 5-hydroxytryptamine and acetylcholine on cutaneous afferent fibers. J. Physiol. (Lond.) 156, 578-590 (1961)

FOERSTER, O., GAGEL, O.: Die Vorderseitenstrangdurchschneidung beim Menschen. Z. ges. Neurol. Psychiat. 138, 1-92 (1932)

FOREMAN, R.D., APPLEBAUM, A.E., BEALL, J.E., TREVINO, D.L., WILLIS, W.D.: Responses of primate spinothalamic tract neurons to electrical stimulation of hindlimb peripheral nerves. J. Neurophysiol. 38, 132-145 (1975)

FOREMAN, R.D., BEALL, J.E., APPLEBAUM, A.E., COULTER, J.D., WILLIS, W.D.: Effects of dorsal column stimulation on primate spinothalamic tract neurons. J. Neurophysiol. 39, 534-546 (1976)

FRANZ, D.N., IGGO, A.: Dorsal root potentials and ventral root reflexes evoked by nonmyelinated fibers. Science 162, 1140-1142 (1968)

FRANZ, M., MENSE, S.: Muscle receptors with group IV afferent fibers responding to application of bradykinin. Brain Res. 92, 369-383 (1975)

FREY, M. von: Beiträge zur Sinnesphysiologie der Haut. III. Ber. sächs. Ges. (Akad.) Wiss. 47, 166-184 (1895)

FULLER, J.H.: Brain stem reticular units: some properties of the course and origin of the ascending trajectory. Brain Res. 83, 349-367 (1975)

FUNG, S.J., CHAN, S.H.H.: Primary afferent depolarization evoked by elektroacupuncture in the lumbar cord of the cat. Exp. Neurol. 52, 168-176 (1976)

GEORGOPOULOS, A.P.: Functional properties of primary afferent units probably related to pain mechanism in primate glabrous skin. J. Neurophysiol. 39, 71-83 (1976)

GERNANDT, B., ZOTTERMAN, Y.: Intestinal pain: An electrophysiological investigation of mesenteric nerves. Acta physiol. scand. 12, 56-72 (1947)

GLASSMAN, R.B., FORGUS, M.W., GOODMAN, J.E., GLASSMAN, H.N.: Somesthetic effects of damage to cat's ventobasal complex, medial lemniscus or posterior group. Exp. Neurol. 48, 460-492 (1975)

GLEES, P.: The central pain tract (tractus spinothalamicus). Acta neuroveget. (Wien) 7, 160-174 (1953)

GOBEL, S.: Synaptic organization of the substantia gelatinosa glomeruli in the spinal trigeminal nucleus of the adult cat. J. Neurocytol. 3, 219-243 (1974a)

GOBEL, S.: Identification of the neurons which contribute to the neuropil of the substantia gelatinosa layer of the spinal trigeminal nucleus in adult cat. A Golgi study. Anat. Rec. 178, 497 (1974b)

GOBEL, S.: Golgi studies of the substantia gelatinosa neurons in the spinal trigeminal nucleus. J. Comp. Neurol. 162, 397-416 (1975)

GOLDSCHEIDER, A.: Gesammelte Abhandlungen. Leipzig: Johann Ambrosius Barth 1898

GREGOR, M., ZIMMERMANN, M.: Characteristics of spinal neurones responding to cutaneous myelinated and unmyelinated fibers. J. Physiol. 221, 555-576 (1972)

GREGOR, M., ZIMMERMANN, M.: Dorsal root potentials produced by afferent volleys in cutaneous group III fibres. J. Physiol. 232, 413-425 (1973)

GUTIERREZ-MAHONEY, C.G. de: The treatment of painful phantom limb by removal of postcentral cerebral cortex. J. Nerv. Ment. Dis. 112, 446-448 (1950)

HALLIN, R.G., TOREBJÖRK, H.E.: Electrically induced A- and C-fiber responses in intact human skin nerves. Exp. Brain Res. 16, 309-320 (1973)

HANCOCK, M.B., RIGAMONTI, D.D., BRYAN, R.N.: Convergence in the lumbar spinal cord of pathways activated by splanchnic nerve and hind limb cutaneous nerve stimulation. Exper. Neurol. 38, 337-348 (1973)

HANDWERKER, H.O., IGGO, A., ZIMMERMANN, M.: Segmental and supraspinal actions on dorsal horn neurons responding to noxious and nonnoxious skin stimuli. Pain. 1, 147-165 (1975)

HANDWERKER, H.O., ZIMMERMANN, M.: Schmerz und vegetatives Nervensystem. In: Klinische Pathologie des vegetativen Nervensystems. STURM, A., BIRKMAYER, W. (Hrsg.). S. 468-497. Stuttgart: Fischer (1976)

HARDY, J.D., WOLFF, H.G., GOODELL, H.: Studies on pain:measurements of aching pain threshold and discrimination of differences in intensity of aching pain. J. appl. Physiol. 5, 247-255 (1952)

HASSLER, R.: Die zentralen Systeme des Schmerzes. Acta Neurochir. 8, 353-423 (1960)

HASSLER, R.: Die am Schmerz beteiligten Hirnsysteme und ihre gegenseitige Beeinflussung. Verh. dtsch. Ges. inn. Med. 72, 15-35 (1966)

HEINBECKER, P., BISHOP, G.H., O'LEARY, J.: Pain and touch fibers in peripheral nerves. Archs. Neurol. Psychiat. (Chicago) 29, 771-789 (1933)

HEINBECKER, P., BISHOP, G.H., O'LEARY, J.: Analysis of sensation in terms of the nerve impulse. Archs. Neurol. Psychiat. (Chicago) 31, 34-53 (1934)

HENSEL, H.: Cutaneous Thermoreceptors. In: Handbook of Sensory Physiology, Vol. II, Somatosensory System, IGGO, A. (ed.) pp. 79-110. Berlin, Heidelberg, New York: Springer 1973

HENSEL, H., IGGO, A., WITT, I.: A quantitative study of sensitive cutaneous thermoreceptors with C afferent fibers. J. Physiol. (Lond.) 153, 113-126 (1960)

HEES, van, J., GYBELS, J.M.: Pain related to single afferent C fibers from human skin. Brain Res. 48, 397-400 (1972)

HERTEL, H.-C., HOWALDT, B., MENSE, S.: Responses of group IV and group III muscle afferents to thermal stimuli. Brain Res. 113. 202-205 (1976)

HILLMAN, P., WALL, P.D.: Inhibitory and excitatory factors influencing the receptive fields of lamina V spinal cord cells. Exp. Brain Res. 9, 284-306 (1969)

HISS, E., MENSE, S.: Evidence for the existence of different receptor sites for algesic agents at the ending of muscular group IV afferent units. Pflügers Arch. 362, 141-146 (1976)

HODGE, Ch. jr.: Potential changes inside central afferent terminals secondary to stimulation of large- and small diameter peripheral nerve fibers. J. Neurophysiol. 35, 30-43 (1972)

HONGO, T., JANKOWSKA, E., LUNDBERG, A.: Convergence of excitatory and inhibitory action on interneurones in the lumbosacral cord. Exp. Brain Res. 1, 338-358 (1966)

HONGO, T., JANKOWSKA, E., LUNDBERG, A.: Postsynaptic excitation and inhibition from primary afferents in neurones of the spinocervical tract. J. Physiol. 199, 569-592 (1968)

HUNT, C.C., KUNO, M.: Background discharge and evoked responses of spinal interneurons. J. Physiol. (Lond.) 147, 364-384 (1959)

IGGO, A.: Tension receptors in the stomach and urinary bladder. J. Physiol. (Lond.) 128, 593-607 (1955)

IGGO, A.: Gastrointestinal tension receptors with unmyelinated afferent fibers in the vagus of the cat. Quarterly J. Exp. Physiol. 42, 130-143 (1957)

IGGO, A.: Single C fibers from cutaneous receptors. J. Physiol. 143, 47-48 (1958)

IGGO, A.: Cutaneous heat and cold receptors with slowly conducting (C) afferent fibers. Q. Jl. exp. Physiol. 44, 362-370 (1959)

IGGO, A.: Cutaneous mechanoreceptors with afferent C-fibers. J. Physiol. 152, 337-353 (1960)

IGGO, A.: Der periphere Mechanismus des Schmerzes. Hippokrates 21, 799-805 (1968)

IGGO, A., GOTTSCHALDT, K.-M.: Cutaneous mechanoreceptors in simple and in complex sensory structures. In: Abh. Rhein.-Westf. Akad. Wiss. 53, 153-176 (1974)

IGGO, A., KORNHUBER, H.H.: A quantitative analysis of nonmyelinated cutaneous mechanoreceptors. J. Physiol. (Lond.) 198, 113 (1968)

IGGO, A., OGAWA, H.: Primate cutaneous thermal nociceptors. J. Physiol. (Lond.) 216, 77-78 (1971)

IGGO, A., YOUNG, D.W.: Cutaneous thermoreceptors and thermal nociceptors. In: The Somatosensory System. KORNHUBER, H.H. (ed.). Stuttgart: Thieme 1975

IRIUCHIJIMA, J., ZOTTERMANN, Y.: The specificity of afferent cutaneous C fibers in mammals. Acta physiol. scand. 49, 267-278 (1960)

JÄNIG, W., ZIMMERMANN, M.: Presynaptic depolarization of myelinated afferent fibres evoked by stimulation of cutaneous C fibers. J. Physiol. (Lond.) 214, 29-50 (1971)

JESSELL, T.M., IVERSEN, L.L.: Opiate analgesics inhibit substance P release from rat trigeminal nucleus. Nature 268, 549-551 (1977)

JURNA, I., GROSSMANN, W.: The effect of morphine on the activity evoked in ventrolateral tract axons of the cat spinal cord. Exp. Brain Res. 24, 473-484 (1976)

KEELE, C.A., ARMSTRONG, D.: Substances producing pain and itch. Baltimore: Williams & Wilkins 1964

KERR, F.W.L.: The ultrastructure of the spinal tract of the trigeminal nerve and the substantia gelatinosa. Exp. Neurol. 16, 359-376 (1966)

KERR, F.W.L.: The ventral spinothalamic tract and other ascending systems of the ventral funiculus of the spinal cord. J. comp. Neurol., 159, 335-356 (1975)

KENNARD, M.A.: The course of ascending fibers in the spinal cord of the cat essential to the recognition of painful stimuli. J. comp. Neurol., 100, 511-524 (1954)

KHAYYAT, G.F., YU, Y.J., KING, R.B.: Response patterns to noxious and nonnoxious stimuli in rostral trigeminal relay nuclei. Brain Res. 97, 47-60 (1975)

KITAHATA, L.M., McALLISTER, R.G., TAUB, A.: Identification of central trigeminal nociceptors and the effects of nitrous oxide. Anesthesiology 38, 12-19 (1973)

KITAI, S.T., WEINBERG, J.: Tactile discrimination study of dorsal column-medial lemniscal system and spino-cervicothalamic tract in cat. Exp. Brain Res. 6. 234-246 (1968)

KOLL, W., HAASE, J., SCHÜTZ, R.-M., MÜHLBERG, B.: Reflexentladungen der tiefspinalen Katze durch afferente Impulse aus hochschwelligen nociceptiven A-Fasern (post δ-Fasern) und aus nociceptiven C-Fasern cutaner Nerven. Pflügers Arch. 272, 270-289 (1961)

KOLMODIN, G.M., SKOGLUND, C.R.: Analysis of spinal interneurons activated by tactile and nociceptive stimulation. Acta physiol. scand. 50, 337-355 (1960)

KRAUTHAMER, G., GOTTESMAN, L., McGUINESS, C.: Synchronization of the electrocorticogram by visceral and somatic bradykinin stimulation in anaesthetized cats. EEG Clin. Neurophysiol. 41, 153-167 (1976)

KRAUTHAMER, G.M., WHITAKER, A.H.: Cortical synchronization evoked by noxious bradikinin stimulation under barbiturate anaesthesia. Brain Res. 80, 141-145 (1974)

KRUGER, L.: The thalamic projection of pain. In: Pain, KNIGHTON, R.S., DUMKE, P.R. (eds.) pp. 6781. Boston (Mass.): Little, Brown & Co 1965

KRUGER, L., ALBE-FESSARD, D.: Distribution of responses to somatic afferent stimuli in the diencephalon of the cat under chloralose anaesthesia. Exp. Neurol. 2, 442-467 (1960)

KUMAZAWA, T., MIZUMURA, K.: The polymodal C-fiber receptor in the muscle of the dog. Brain Res. 101, 589-593 (1976)

KUMAZAWA, T., PERL, E.R., BURGESS, P.R., WHITEHORN, D.: Ascending projections from marginal zone (lamina I) neurones of the spinal dorsal horn. J. Comp. Neurol. 162, 1-12 (1975)

LeBLANC, H.J., GATIPON, G.B.: Medial bulboreticular responses to peripherally applied noxious stimuli. Exp. Neurol. 42. 264-273 (1974)

LEWIS, T.: Pain. New York: Macmillan 1942

LINDAHL, O.: Pain: a chemical explantation. Acta Rheum. Scand. 8, 161-169 (1962)

LIM, R.K.S.: Pain. Ann. Rev. Physiol. 32, 269-288 (1970)

LIM, R.K.S., KRAUTHAMER, G., GUZMAN, F., FULP, R.R.: Central nervous system activity associated with pain evoked by bradikinin and its alteration by morphine and aspirin. Proc. nat. Acad. Sci. (Wash.) 63, 705-712 (1969)

LYNN, B., PERL, E.R.: Acupuncture analgesia of the skin in relation to the traditional meridian map. J. Physiol. (Lond.) 245, 83-85 (1975)

MAN, P.L., CHEN, C.H.: Mechanism of acupunctural anaesthesia. Diseases of the Nervous System 33, 730-735 (1972)

MANFREDI, M.: Differential block of conduction of larger fibers in peripheral nerve by direct current. Arch. ital. Biol. 108, 52-71 (1970a)

MANFREDI, M.: Modulation of sensory projections in anterolateral column of cat spinal cord by peripheral afferents of different size. Arch. ital. Biol. 108, 72-105 (1970b)

MARBURG, D.L.: The effect on reaction to painful stimuli of lesions in the centromedian nucleus in the thalamus of the monkey. Intern. J. Neuroscience 5, 153-158 (1973)

MARTIN, H.F. III, MANNING, J.W.: Peripheral nerve and cortical responses to radiant thermal stimulation of skin fields. Fed. Proc. 28, 458 (1969)

MARUHASHI, J., MIZAGUCHI, K., TASAKI, I.: Action currents in single afferent nerve fibres elicited by stimulation of the skin of the toad and the cat. J. Physiol. 117, 129-151 (1952)

MARX, J.L.: Analgesia: How the body inhibits pain perception. Science 195, 471-473 (1977)

MAYER, D.J., LIEBESKIND, J.C.: Pain reduction by focal electrical stimulation of the brain: an anatomical and behavioral analysis. Brain Res. 68, 73-93 (1974)

MAYER, D.J., WOLFLE, T.L., AKIL, H., CARDER, B., LIEBESKIND, J.C.: Analgesia from electrical stimulation in the brainstem of the rat. Science 174, 1351-1354 (1971)

MEHLER, W.R.: Some observations on secondary ascending afferent systems in the central nervous system. In: Pain, KNIGHTON, R.S., DUMKE, P.R. (eds.). pp. 11-32. Boston (Mass.): Little, Brown & Co. 1966

MEHLER, W.R.: Central pain and the spinothalamic tract. Advan. Neurol. 4, 127-156 (1974)

MEHLER, W.R., FEFERMAN, M.E., NAUTA, W.J.H.: Ascending axon degeneration following anterolateral cordotomy. An experimental study in the monkey. Brain 83, 718-750 (1960)

MELZACK, R.: Akupunktur und Schmerzbeeinflussung. Anaesthesist 25, 204-207 (1976)

MELZACK, R., CASEY, K.L.: Sensory, motivational and central control determinants of pain. In: The skin senses, KENSHALO, D.R. (ed.) Springfield (Ill.): Thomas 1968

MELZACK, R., HAUGEN, F.P.: Responses evoked at the cortex by tooth stimulation. Am. J. Physiol. 190, 570-579 (1957)

MELZACK, R., STOTLER, W.S., LIVINGSTON, W.K.: Effects of discret brainstem lesions in cats on perception of noxious stimulation. J. Neurophysiol. 21, 353-367 (1958)

MELZACK, R., WALL, P.: On the nature of cutaneous sensory mechanism. Brain 85, 331-356 (1962)

MELZACK, R., WALL, P.D.: Pain Mechanism: a new theory. Science 150, 971-979 (1965)

MENDELL, L.M.: Physiological properties of unmyelinated fiber projection to the spinal cord. Exp. Neurol. 16, 316-332 (1966)

MENDELL, L.: Positive dorsal root potentials produced by stimulation of small diameter muscle afferents. Brain Res. 18, 375-379 (1970)

MENDELL, L.M., WALL, P.D.: Presynaptic hyperpolarization: a role for fine afferent fibres. J. Physiol. (Lond.) 172, 274-294 (1964)

MENSE, S., SCHMIDT, R.F.: Activation of group IV afferent units from muscle by algesic agents. Brain Res. 72, 305-310 (1974)

MITCHELL, C.L., KAELBER, W.W.: Effect of medial thalamic lesions on responses elicited by tooth pulp stimulation. Am. J. Physiol. 210 , 263-269 (1966)

MORIN, F.: Afferent projections to the midbrain tegmentum and their spinal course. Am. J. Physiol. 12, 85-99 (1953)

MORIN, F.: A new spinal pathway for cutaneous impulses. Am. J. Physiol. 183, 245-252 (1955)

MORIN, F., KITAI, S.T., PORTNOY, H., DEMIRJIAN, C.: Afferent projections to the lateral cervical nucleus: a microelectrode study. Am. J. Physiol. 204, 667-675 (1963)

MOSSO, J.A., KRUGER, L.: Receptor categories represented in spinal trigeminal nucleus caudalis. J. Neurophysiol. 36, 472-488 (1973)

MÜLLER, J.: Handbuch der Physiologie des Menschen. 2nd ed., Coblenz (1838)

MUNDINGER, F.: Die stereotaktisch-funktionelle Behandlung des Schmerzes durch intracerebrale Ausschaltung und Stimulation. In: Aktuelle Probleme der Neuropsychiatrie. GOTTSCHALDT, M., GRASS, H., BROCK, M. (Hrsg.). Berlin, Heidelberg, New York: Springer 1978

NAFE, J.P.: A quantitative theory of feeling. J. gen. Psychol. 2, 199-210 (1929)

NATHAN, P.W.: The gate-control-theory of pain. A critical review. Brain 99, 123-158 (1976)

NATHAN, P., SMITH, M.: Some tracts of the anterior and lateral columns of the spinal cord. In: Pain, KNIGHTON, R.S., DUMKE, P.R. (eds.) pp. 47-57. Boston (Mass.): Little, Brown & Co. 1966

NAUTA, W.J.H., KUYPERS, H.G.J.M.: Some ascending pathways in the brain stem reticular formation. In: Reticular formation of the brain, JASPER, H.H. et al. (eds.). pp 3-30. Henry Ford Hospital International Symposion. Boston-Toronto: Little, Brown & Co. 1958

NIJENSOHN, D.E., KERR, F.W.L.: The ascending projections of the dorsolateral funiculus of the spinal cord in the primate. J. comp. Neur. 161, 459-470 (1975)

NOORDENBOS, W.: Pain. pp. 34-42. Amsterdam: Elsevier 1959

NORD, S.G., YOUNG, R.F.: Projection of tooth pulp afferents to the cat trigeminal nucleus ceudalis. Brain Res. 90, 195-204 (1975)

NORRSELL, U.: The spinal afferent pathways of conditioned reflexes to cutaneous stimuli in the dog. Exp. Brain Res. 2, 269-282 (1966)

NORRSELL, U.: Afferent pathways of a tactile conditioned reflex after cortical somatosensory ablations. Physiol. Behav. 2, 83-86 (1967)

OLIVERAS, J.L., BESSON, J.M., GUILBAUD, G., LIEBESKIND, J.C.: Behavioral and electrophysiological evidence of pain inhibition from midbrain stimulation in the cat. Exp. Brain Res. 20, 32-44 (1974)

PAINTAL, A.S.: Functional analysis of group III afferent fibers of mammalian muscles. J. Physiol. (Lond.) 152, 250-270 (1960)

PENFIELD, W., BOLDREY, E.: Somatic motor and sensory representation in the cerebral cortex of man as studied by electrical stimulation. Brain 60, 389-443 (1937)

PENFIELD, W., RASMUSSEN, T.: The cerebral cortex of man. New York: Macmillan 1950

PETIT, D., BURGESS, P.R.: Dorsal column projection of receptors in cat hairy skin supplied by myelinated fibers. J. Neurophysiol. 31, 849-855 (1968)

PERL, E.R.: Myelinated afferent fibers innervating the primate skin and their response to noxious stimuli. J. Physiol. 197, 593-615 (1968)

PERL, E.R.: Is pain a specific sensation? J. Psychiat. Res. 8, 273-287 (1971)

PERL, E.R.: Mode of action of nociceptors. In: Cervical Pain. HIRSCH, C., ZOTTERMANN, Y. (eds.). Oxford, New York: Pergamon Press 1972

PERL, E.R., KUMAZAWA, T., LYNN, B., KENINS, P.: Sensitization of high threshold receptors with unmyelinated (C) afferent fibers. Progr. Brain Res. 43, 263-277 (1976)

PERL, E.R., WHITLOCK, D.G.: Somatic stimuli exciting spinothalamic projections to thalamic neurons in cat and monkey. Exp. Neurol. 3, 256-296 (1961)

PERL, E.R., WHITLOCK, D.G., GENTRY, J.R.: Cutaneous projection to second-order neurons of the dorsal column system. J. Neurophysiol. 25, 337-358 (1962)

POGGIO, G.F., MOUNTCASTLE, V.B.: A study of the functional contributions of the lemniscal and spinothalamic systems to somatic sensibility. Bull. J. Hopkins Hospital 106, 266-316 (1960)

POMERANZ, B.: Specific nociceptive fibres projecting from spinal cord neurons to the brain: a possible pathway for pain. Brain Res. (Amsterdam) 50, 447-451 (1973)

POMERANZ, B., WALL, P.D., WEBER, W.V.: Cord cells responding to fine myelinated afferents from viscera, muscle and skin. J. Physiol. (Lond.) 199, 511-532 (1968)

POMPEIANO, O.: Reticular formation. In: Handbook of Sensory Physiology, Vol. II, Somatosensory System, IGGO, A. (ed.). pp. 381-488, Berlin, Heidelberg, New York: Springer 1973

PRICE, D.D., BROWE, A.C.: Spinal cord coding of graded nonnoxious and noxious temperature increases. Exp. Neurol. 48, 201-221 (1975)

PRICE, D.D., HULL, C.D., BUCHWALD, N.A.: Intracellular responses of dorsal horn cells to cutaneous and sural nerve A- and C-fiber stimuli. Exp. Neurol. 33, 291-309 (1971)

PRICE, D.D., MAYER, D.J.: A neurophysiological analysis of anterolateral quadrant (ALQ) neurons subserving pain in m. mulatta. Pain 1, 59-72 (1975)

RALSTON, H.J.: The organization of the substantia gelatinosa Rolandi in the cat lumbosacral spinal cord. Z. Zellforsch. 67, 1-23 (1965)

RANSON, S.W.: The course within the spinal cord of nonmedullated fibers of the dorsal roots. A study of Lissauer's tract in the cat. J. comp. Neurol. 23, 259-281 (1913)

RANSON, S.W., BILLINGSLEY, P.R.: The conduction of painful afferent impulses in the spinal nerves. Am. J. Physiol. 40, 571-584 (1916)

RIECHERT, T., KAPP, H., KRAINICK, J.-U., SCHMIDT, C.L., THODEN, U.: Die operative Behandlung chronischer Schmerzzustände durch elektrische Hinterstrangreizung. Dt. med. Wschr. 98, 1130-1131 (1973)

RÉTHELYI, M., SZENTÁGOTHAI, J.: The large synaptic complexes of the substantia gelatinosa. Exp. Brain Res. 7, 258-274 (1969)

RÉTHELYI, M., SZENTÁGOTHAI, J.: Distribution and connections of afferent fibres in the spinal cord. In: Handbook of Sensory Physiology. Vol. II. Somatosensory System. IGGO, A. (ed.). Berlin, Heidelberg, New York: Springer 1973

REXED, B.: The cytoarchitectonic organization of the spinal cord in the cat. J. comp. Neurol. 96, 415-495 (1952)

REXED, B.: A cytoarchitectonic atlas of the spinal cord in the cat. J. comp. Neurol. 100, 297-379 (1954)

REYNOLDS, D.V.: Surgery in the rat during electrical analgesia induced by local brain stimulation. Science (N.Y.) 164, 444-445 (1969)

ROSE, J.E.: The thalamus of the sheep: cellular and fibrous structure and comparison with pig, rabbit and cat. J. comp. Neurol. 77, 469-523 (1942)

ROSE, J.E., WOOLSEY, C.N.: Cortical connections and functional organization of the thalamic auditory system in the cat. In: Biological and Biochemical Bases of Behaviour, HARLOW, H.F., WOOLSEY, C.N. (eds.). Madison: University of Wisconsin Press 1958

ROWE, M.J., SESSLE, B.J.: Somatic afferent input to posterior thalamic neurones and their axon projection to the cerebral cortex. J. Physiol. (Lond.) 196, 19-35 (1968)

SATOH, M., TAKAGI, H.: Enhancement by morphine of the central descending inhibitory influence on spinal sensory transmission. Eur. Jnl. Pharmacol. 14, 60-65 (1971)

SAVARA, B.S., FIELDS, R.W., TACKE, R.B., TSUI, R.S.H.: Modulation of cortical inputs from tooth pulp by electrical stimulation of adjacent gingiva. Oral Surg., Oral Med., Oral Path. 37, 17-25 (1974)

SCHEIBEL, M.E., SCHEIBEL, A.B.: Structural substrates for integrative patterns in the brain stem reticular core. In: Reticular formation of the brain. JASPER, H.H., PROCTOR, L.D., KNIGHTON, R.S., NOSHAY, W.C., CASTELLO, R.T. (eds.) Henry Ford Hospital Int. Symposium, pp. 31-55. Boston-Toronto: Little, Brown & Co. (1958)

SCHEIBEL, M.E., SCHEIBEL, A.B.: Terminal axonal pattern in cat spinal cord. II. The dorsal horn. Brain Res. 9, 32-58 (1968)

SCHEIBEL, M., SCHEIBEL, A., MOLLICA, A., MORUZZI, G.: Convergence and interaction of affernt impulses on single units of reticular formation. J. Physiol. 18, 309-331 (1955)

SCHIMERT, J.: Das Verhalten der Hinterwurzelkollateralen im Rückenmark. Z. Anat. Entwickl.-Gesch. 109, 665-687 (1939)

SCHMIDT, R.F.: Presynaptic inhibition in the vertebrate central nervous system. Ergebn. Physiol. 63, 20-101 (1971)

SCHMIDT, R.F.: Die Gate-control-Theorie des Schmerzes: Eine unwahrscheinliche Hypothese. In: Schmerz, JANZEN, R., KEIDEL, W.D., HERZ, A., STEICHELE, C. (eds.). Stuttgart: Thieme 133-135 (1972)

SCHMIDT, R.F.: Control of the access of afferent activity to somatosensory pathways. In: Handbook of Sensory Physiology, Vol. II, Somatosensory System, IGGO, A. (ed.). Berlin, Heidelberg, New York: Springer 1973

SCHMIDT, R.F., WELLER, E.: Reflex activity in the cervical and lumbar sympathetic trunk induced by unmyelinated somatic afferents. Brain Res. 24, 207-218 (1970)

SCIBETTA, Ch.J., KING, R.B.: Hyperpolarizing influence of trigeminal nucleus caudalis on primary afferent preterminals in trigeminal nucleus oralis. J. Neurophysiol. 32, 229-238 (1969)

SEGUNDO, J.P., TAKENAKA, T., ENCABO, H.: Somatic sensory properties of bulbar reticular neurons. J. Neurophysiol. 30, 1221-1238 (1967)

SELZER, M., SPENCER, W.A.: Convergence of visceral and cutaneous afferent pathways in the lumbar spinal cord. Brain Res. 14, 331-348 (1969a)

SELZER, M., SPENCER, W.A.: Interactions between visceral and cutaneous afferents in the spinal cord; reciprocal primary afferent fiber depolarisation. Brain Res. 14, 349-366 (1969b)

SHEALY, C.N., MORTIMER, J.T., HAGFORS, N.R.: Dorsal column electroanalgesia. J. Neurosurg. 32, 560-564 (1970)

SHEALY, C.N., MORTIMER, J.T., RESWICK, J.B.: Electrical inhibition of pain by stimulation of the dorsal columns: preliminary clinical report. Anesth. Analg. 46, 489-491 (1967a)

SHEALY, C.N., TASLITZ, N., MORTIMER, J.T., BECKER, D.P.: Electrical inhibition of pain: experimental evaluation. Anesth. Analg. 46, 299-304 (1967b)

SMOLIN, L.N.: The peripheral mechanism of sensitization of inflamed tissues. Progr. Brain Res. 43, 307-309 (1976)

SNYDER, S.H.: Opiate receptors and internal opiates. Scient. American 236, 44-56 (1977)

SWEET, W.H., WEPSIC, J.G.: Treatment of chronic pain by stimulation of fibers of primary afferent neurons. Trans. Amer. Neurol. Ass. 93, 103-107 (1968)

SZENTÁGOTHAI, J.: Neuronal and synaptic arrangement in the substantia gelatinosa Rolandi. J. comp. Neurol. 122, 219-240 (1964)

TAKAGI, H., MATSUNARA, M., YANAI, A., OGIU, K.: The effect of analgesics in the spinal reflex activity of the cat. Jap. J. Pharmac. 4, 176-187 (1955)

TAPPER, D.N., BROWN, P.B., MORAFF, H.: Functional organization of cat's dorsal horn: connectivity of myelinated fiber systems of hairy skin. J. Neurophysiol. 23, 817-826 (1973)

TAUB, A.: Local, segmental and supraspinal interaction with a dorsolateral spinal cutaneous afferent system. Exp. Neurol. 10, 357-374 (1964)

THODEN, U.: Elektrische Reizung peripherer Nerven (TNS) und des Hinterstrangsystems (DCS) in der Schmerzbehandlung. In: Aktuelle Probleme der Neuropsychiatrie, GOTTSCHALDT, M., GRASS, H., BROCK, M. (Hrsg.). Berlin, Heidelberg, New York: Springer 1978

THUNBERG, T.: Untersuchungen über die bei einer einzelnen momentanen Hautreizung auftretenden zwei stechenden Empfindungen. Scand. Arch. Physiol. 12, 394-442 (1901)

TOREBJÖRK, H.E., HALLIN, R.G.: Perceptual changes accompanying controlled preferential blocking of A- and C-fiber responses in intact human skin nerves. Exp. Brain Res. 16, 321-332 (1973)

TORVIK, A., BRODAL, A.: The origin of reticulospinal fibers in the cat. An experimental study. Anat. Rec. 128, 113-138 (1957)

TREVINO, D.L., COULTER, J.D., MAUNZ, R.A., WILLIS, W.D.: Location and functional properties of spinothalamic cells in the monkey. In: Pain, Advanc. in Neurol. Vol. 4. BONICA, J.J. (ed.). pp. 167-170 New York: Raven Press 1974

TREVINO, D.L., COULTER, J.D., WILLIS, W.D.: Location of cells of origin of spinothalamic tract in lumbar enlargement of monkey. J. Neurophysiol. 36, 750-761 (1973)

TREVINO, D.L., MAUNZ, R.A., BRYAN, R.N., WILLIS, W.D.: Location of cells of origin of the spinothalamic tract in the lumbar enlargement of cat. Exp. Neurol. 34, 64-77 (1972)

VOGT, M.: The effect of lowering the 5-hydroxytryptamine content of the rat spinal cord on an algesia produced by morphine. J. Physiol. 236, 483-498 (1974)

VYKLICKY, L., KELLER, O.: Central projection of tooth pulp primary afferents in the cat. Acta Neurobiol. Exp. 33, 803-809 (1973)

VYKLICKY, L., KELLER, O., BROZEK, G., BUTKHUZI, S.M.: Cortical potentials evoked by stimulation of tooth pulp afferents in the cat. Brain Res. 41, 221-213 (1972)

WAGMAN, I.H., PRICE, D.D.: Responses of dorsal horn cells of M. Mulatta to cutaneous and sural nerve A- and C-fiber stimuli. J. Neurophysiol. 32, 803-817 (1969)

WALL, P.D.: Excitability changes in afferent fibre terminations and their relation to slow potentials. J. Physiol. (Lond.) 142, 1-21 (1958)

WALL, P.D.: Cord cells responding to touch, damage, and temperature of skin. J. Neurophysiol. 23, 197-210 (1960)

WALL, P.D.: The origin of a spinal cord slow potential. J. Physiol. (Lond.) 164, 508-526 (1962)

WALL, P.D.: The laminar organization of dorsal horn and effects of descending impulses. J. Physiol. 188, 403-423 (1967)

WALL, P.D.: Dorsal horn electrophysiology. In: Handbook of sensory physiology, Vol. II, Somatosensory system, IGGO, A. (ed.). Berlin, Heidelberg, New York: Springer 1973

WALL, P.D., DUBNER, R.: Somatosensory pathways. Ann. Rev. Physiol. 34, 315-336 (1972)

WALL, P.D., SWEET, W.H.: Temporary abolition of pain in man. Science 155, 108-109 (1967)

WALL, P.D., TAUB, A.: Four aspects of trigeminal nucleus and a paradox. J. Neurophysiol. 25, 110-126 (1962)

WALL, P.D., WERMAN, R.: The physiology and anatomy of long ranging afferent fibers within the spinal cord. J. Physiol. 255, 321-334 (1976)

WHITEHORN, D., BURGESS, P.R.: Changes in polarization of myelinated mechanoreceptor- and nociceptor-fibres during noxious and innocuous stimulation of the skin. J. Neurophysiol. 36, 226-237 (1973)

WHITLOCK, D.G., PERL, E.R.: Afferent projections through ventro-lateral funiculi to thalamus of cat. J. Neurophysiol. 22, 133-148 (1959)

WHITLOCK, D.G., PERL, E.R.: Thalamic projections of spinothalamic pathways in monkey. Exp. Neurol. 3, 240-255 (1961)

WILLIS, W.D., TREVINO, D.L., COULTER, J.D., MAUNZ, R.A.: Responses of primate spinothalamic tract neurons to natural stimulation of hindlimb. J. Neurophysiol. 37, 358-372 (1974)

WITT, I.: Aktivität einzelner C-Fasern bei schmerzhaften und nicht schmerzhaften Hautreizen. Acta neuroveg. (Wien) 25, 208-219 (1963)

YOUNG, D.W., GOTTSCHALDT, K.-M.: Neurons in the rostral mesencephalic reticular formation of the cat responding specifically to noxious mechanical stimulation. Exp. Neurol. 51, 628-636 (1976)

YOUNG, R.F., KING, R.B.: Excitability changes in trigeminal primary afferent fibers in response to noxious and nonnoxious stimuli. J. Neurophysiol. 35, 87-95 (1972)

YU, Y.J., KING, R.B.: Trigeminal main sensory nucleus polymodal unit responses to noxious and nonnoxious stimuli. Brain Res. 71, 65-71 (1974)

ZIEGLGÄNSBERGER, W., HERZ, A.: Changes of cutaneous receptive fields of spino-cervical-tract neurones and other dorsal horn neurones by microelectrophoretically administered amino acids. Exp. Brain Res. 13, 111-126 (1971)

ZIMMERMANN, M.: Slective activation of C-fibers. Pflügers Arch. 302, 329-333 (1968a)

ZIMMERMANN, M.: Dorsal root potentials after C-fiber stimulation. Science 160, 896-898 (1968b)

ZIMMERMANN, M.: Neurophysiology of Nociception. Intern. Review Physiol., Neurophysiology II, Vol. 10, pp. 179-221. PORTER, R. (ed.). Baltimore: University Park Press 1976

ZIMMERMANN, M., HANDWERKER, H.O.: Total afferent inflow and dorsal horn acitvity upon radiant heat stimulation to the cat's footpad. In: Pain, Advanc. in Neuro. Vol. 4. BONICA, J.J. (ed.). pp. 29-33. New York: Raven Press 1974

ZOTTERMANN, Y.: Studies in the peripheral nervous mechanism of pain. Acta med. scand. 80, 1064 (1933)

ZOTTERMANN, Y.: Touch, pain and tickling: an electrophysiological investigation on cutaneous sensory nerves. J. Physiol. (Lond.) 95, 1-28 (1939)

Die stereotaktisch-funktionelle Behandlung des Schmerzes durch intracerebrale Ausschaltung und Stimulation

F. Mundinger

Die Behandlung der chronischen, mit allen anderen Behandlungsmethoden nicht behandelbaren Schmerzen, der "intractable pains" erfolgt mit destruktiven und neuerdings mit stimulativen Methoden durch Ausschaltung der Schmerzleitungen im Gehirn (1,25,35,38,53). Dieser stereotaktische Operationstyp ist also die ultima ratio, wenn alle anderen Behandlungsmethoden in der Peripherie, d.h. unterhalb der Medulla oblongata versagt haben, oder wenn von vornherein feststeht, daß damit kein Resultat zu erzielen ist, wie z.B. beim Thalamussyndrom oder der Anaesthesia dolorosa nach Herpes zoster-Infektion. Die zahlreichen nationalen, kontinentalen und internationalen Schmerzkongresse und -symposien, der Zwang zur Organisation von Schmerzkliniken, die intensiven neurophysiologischen Untersuchungen auch im Hinblick auf Therapiekonzepte weisen darauf hin, welches Problem der Schmerz immer noch darstellt und hier im besonderen der chronische Schmerz. Was ist Schmerz? Der Schmerz ist zunächst ein subjektives Phänomen, er ist eine Bewußtseinserscheinung. Er existiert nur in Verbindung mit einem erfahrenden oder sensitiven Subjekt. Es gibt keinen unbewußten Schmerz. Während der Bewußtlosigkeit oder Narkose existiert kein Schmerz. Man könnte daher den Schmerz psychologisch abhandeln, man könnte phänomenologisch untersuchen, wie der Schmerz erlebt wird und was der Schmerz für das Subjekt bedeutet. Dabei kann man bis heute nicht beweisen, wenn jemand bestreitet Schmerzen zu haben, daß er tatsächlich keine Schmerzen hat und umgekehrt.

Der Schmerz ist von der impressiven Seite ein unmittelbar als unangenehm erlebter passiver Ich-Zustand und erfüllt nach LIPPS (16) und SCHNEIDER (41) damit die Kriterien des Gefühls. Der Schmerz ist aber nicht nur ein lokalisierbares Gefühl, sondern gleichzeitig stets die vegetative und motorische Reaktion darauf. Dies ist die expressive Seite des Schmerzes. Zwar sah SHERRINGTON (43) im Schmerz einen imperativen projektiven Reflex. Werden aber gleich nach der Geburt neugeborene Tiere wie Katzen, Hunde oder Affen völlig abgeschlossen gegen alle schädigenden Umwelteinflüsse aufgezogen, so wie dies NISSEN et al. (34) gemacht haben, so reagieren diese Tiere auf mechanische und elektrische schmerzhafte Reize so, als ob sie keinen Schmerz fühlten, wenn sie nach vielen Monaten mit der natürlichen Außenwelt in Berührung kommen, ja, sie suchen die Quelle der schmerzhaften Reizung paradoxerweise mehrfach wieder auf, auch wenn sie infolge der starken Schmerzreizung zurückgezuckt sind. Die Tiere schnupperten immer wieder an einer Flamme, selbst wenn sie sich mehrfach daran verbrannt hatten, wie MELZACK und SCOTT (21) beschrieben haben. In beschränktem Maße lernen sie nach mehreren Wochen sich zweckmäßig gegen schädliche Reizungen zu verhalten, wie wir von Hunden wissen. Es scheint also für die Ausbildung des normalen Verhaltens gegen schmerzhafte Reizung erforderlich zu sein, daß der Organismus zu einer bestimmten Zeit der Entwicklung mit schädlichen Reizen in Berührung kommt, um die adäquante gefühlsmäßige Reaktion auf den Schmerz zu entwickeln. Oder anders ausgedrückt: Der Schmerz kann nur erfaßt werden, wenn zu einer bestimmten Zeit der frühen Entwicklung ähnliche Erfahrungen gemacht wurden, mit denen die nachfolgenden verglichen werden können. LIVINGSTON (17) hat dies sogar an normalen Kindern in einer Familie mit dominant erblicher Schmerzunempfindlichkeit festgestellt.

Neurale Impulse, durch schmerzhafte Reize ausgelöst, führen zu einer Schmerzerfahrung erst dann, wenn sie weiter in das zentrale Nervensystem, irgendwo innerhalb des Gehirns, geleitet werden und die Schwelle des Bewußtseins passiert haben. Dabei erfolgen eine Reihe von Transformierungen.

Die expressive Seite des Schmerzes sind die gleichzeitigen Reaktionen auf dieses Gefühl, auf die schmerzvolle Erfahrung. Diese lokalen Reaktionen vegetativer und motorischer Art auf schädliche Reizungen sind zwar reflektorisch; die allgemeinen motorischen Reaktionen auf den Schmerz und wohl auch die kognitive Komponente des Schmerzgefühls scheinen dagegen erworben zu sein.
Die integrierenden Bestandteile des Schmerzes sind somit zum einen die in der Peripherie gesetzte Noxe, die als elementare Sensation im Großhirn zu einer schmerzvollen Erfahrung herausgearbeiteten Bewußtseinserscheinung wird und die schließlich wieder als Schmerzsensation in die Peripherie projiziert wird, zum anderen die stets gleichzeitige lokale und allgemein-vegetative und motorische Reaktion darauf. Die Schmerzerfahrung ist dabei nicht auf die Dauer des peripheren Reizes oder immer auf einen entsprechenden Reiz beschränkt; denn bei allen anderen Bewußtseinsphänomenen schließt dei Bewußtseinserfahrung "Schmerz" auch die mentale oder psychologische Situation des Momentes ein. Identische Schmerzreize lösen nicht dieselbe Schmerzerfahrung aus. Eine identische Noxe an der Haut kann bei ein und demselben Individuum in verschiedenen Situationen verschiedene Grade der Tolerabilität bis zum Unerträglichen auslösen, ja sogar gar keinen Schmerz - z.B. bei excitierten Situationen in einer Schlacht oder Feuersbrunst und ähnlichem. Es gibt keine Focussierung der Schädigungserfahrung oder eine besondere Beachtung der Schädigungserfahrung. Der Schädigungseffekt kann sogar völlig unmotiviert bleiben.

Es sind nun zentralnervöse subcortikale und cortikale Systeme, die während des Schmerzerlebnisses in Erregung sind. Solche Erregungsprozesse im zentralen Nervensystem können aber auch dann auftreten, wenn die Leitungswege von den peripheren Schmerzfasern unterbrochen sind und als Ergebnis ein peripherer Schädigungseffekt nicht länger als Schmerz erfahren wird. Sind die zentralen neuronalen Systeme dagegen selbst beschädigt, dann kann dies auch ohne irgendeinen peripheren Schädigungsreiz zur Schmerzerfahrung führen, so bei der Anaesthesia dolorosa oder bei Spontanschmerzen als Folge einer z.B. vaskulären thalamischen Malacie. Dieser Typ von Schmerzen wird auf die Haut projiziert, obwohl kein Schmerzstimulus an der Haut erfolgte.
Es können aber auch funktionelle Ausfälle das Schmerzerlebnis beeinträchtigen oder beseitigen. So geht die normale Reaktion auf den Schmerz für eine Körperseite bei der Hemiagnosie douloureuse von A. PIERRE-MARIE und FAURE-BEAULIEU oder sogar für beide Körperseiten bei der Schmerzasymbolie von SCHILDER und STENGEL (8,35,40) verloren. Diese Zustände beruhen auf großen Läsionen im Großhirnmark, die sowohl die cortikale Schmerzleitung wie das fronto-occipitale Assoziationsbündel nach HECAEN und AJURIAGUERRA (12) unterbrechen. Geschieht dies in der nicht dominanten Hemisphäre, so kommt es zu einer Schmerzhemiagnosie. Erfolgt die Läsion in der dominanten Hemisphäre, so kommt es zu der Schmerzasymbolie.

Das "Phantomgefühl" mit oder ohne Schmerzen hat in den meisten Fällen nichts mit dem Kompensationswunsch zu tun und ist auch nicht Ausdruck der Unfähigkeit, mit dem Verlust eines Körpergliedes fertig zu werden. Ob mit oder ohne Glieder, jeder Mensch hat eine Schmerzerfahrung abhängig von der Tatsache, daß zentrale Repräsentationssysteme für die Schmerzerfahrung definierter Körperteile sich in excitiertem Zustande befinden.

Doch nun zur stereotaktischen Ausschaltung oder neuerdings Stimulationsbehandlung der Schmerzsensation, des Schmerzgefühls und der Schmerzerfahrung: Die Notwendigkeit zu derartigen zentralen Schmerzoperationen ist gegeben, wenn alle anderen stimulativen oder operativen Durchtrennungsverfahren, die in der Peripherie ansetzen, versagen; also alle Eingriffe und Manipulationen unterhalb der Ebene der Medulla oblongata, sei es im peripheren sensiblen Neuron der Haut durch lokale Maßnahmen an ihr, sei es durch Reizungen oder Durchtrennungen der peripheren Nerven oder die "dorsal column stimulation" des Rückenmarks oder die Chordotomie oder durch Eingriffe am sympatischen Nervensystem - alles Operationen, die man bei einem Teil der Fälle dem zentralen Schmerzeingriff häufig vorangehen lassen wird (24,36,37,42,51).

Die Indikation zum zentralen Schmerzeingriff ist aber auch dann gegeben, wenn infolge des Allgemeinzustandes und Alters des Patienten, z.B. nach Versagen der spinalen stimulativen Verfahren, eine hohe Chordotomie mit einem zu großen Risiko verbunden wäre, oder wenn wir von vornherein wissen, daß alle derartigen Eingriffe erfolglos bleiben müssen, so bei der Anaesthesia dolorosa nach Herpes zoster oder beim Thalamussyndrom, wie schon erwähnt.

Es versteht sich von selbst, daß die zentralen Unterbrechungen nur mit der stereotaktischen und hier im besonderen mit der computerunterstützten Technik heute auszuführen sind, und das nahezu risikolos (2,3,4,13,32).

Welche Strukturen sind dies und wie ist ihr neurophysiologisches Korrelat? Nach dem Schema von HASSLER (10) haben wir zwei voneinander zu differenzierende schmerzleitende Systeme zu unterscheiden: das rasch leitende und schnell adaptierende System der dickeren, myelinisierten A-Delta 2-Fasern und das langsam leitende und mäßig adaptierende System der myelinlosen oder myelinarmen C-Fasern. Beide haben getrennte Leitungsbahnen auch im Gehirn. Das schnelleitende System ist verantwortlich für das Fühlen der Schmerzperception und für die Schmerzdiskrimination, das langsame Schmerzsystem für die Schmerzsensation. Das letztere ist nicht fähig, einen effektiven Schmerzreiz im Hinblick auf Zeit und Lokalisation genau zu reflektieren. Unter diesem langsamen oder Dauerschmerz leiden aber die Patienten. Insbesondere in diesem System setzen wir bei unseren zentralen Eingriffen an. Wir inaktivieren also das langsame System und befreien daher den Patienten somit nicht von jeder Schmerzerfahrung, sondern von den chronischen Schmerzen, die auf einer nicht gehemmten C-Faser-Erregung als Erregung das langsamen Leitungssystems basieren.

An Leitungssystemen können wir im wesentlichen unterscheiden:
das spinothalamische System, in dem sowohl schnelle als auch langsam leitende Systeme nach zentral geleitet werden. Die schnelleitenden Fasern des Tractus spino-thalamicus enden im rindenabhängigen Ventrocaudalkern, insbesondere dem kleinzelligen basalen Anteil, wo sie nach BABOON-Experimenten auch ihre größte Dichte erreichen. Hier ist die Thalamus-Vertretung von Schmerz und Temperatur somatotopisch von

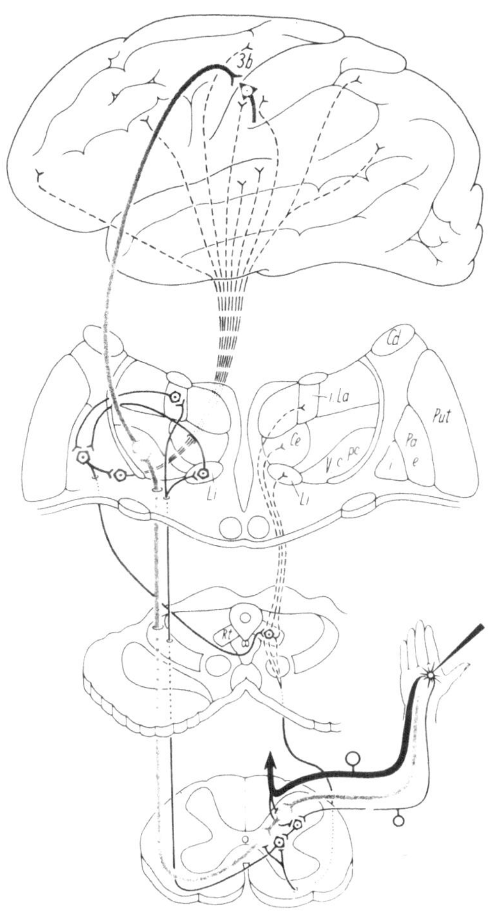

Abb. 1. Aus: HASSLER, R.: Central Interactions of the Systems of rapidly and slowly conducted pain. In: Advanc. in Neurosurg. 3, 143-156. Berlin, Heidelberg, New York: Springer 1975

medial nach lateral gegliedert. Dies bestätigen wir am Menschen aufgrund unserer vielen Reizuntersuchungen während der stereotaktischen Schmerzoperationen, die wir ab 1954 (25,26,27,28) zusammen mit HASSLER, (11) und RIECHERT durchgeführt haben. Wenn wir Reize von 8/sec und höher verabfolgen, so reizen wir in den medialen Abschnitten die distalen Extremitätenanteile weiter nach lateral den Rumpf und in den lateralsten Abschnitten die Beinrepräsentation. Die Reizung führt jeweils zu unangenehmen, schmerzhaften Reaktionen in diesen Gebieten.

An der Grenze zum Mittelhirn und Thalamus entsteht eine Dichotomie der Schmerzleitung in eine cortikale Bahn für die Schmerzsensation und eine subcortikale Bahn für das Schmerzgefühl. Von dem ventrocaudalen Kern wird die Schmerzsensation zur Area 3b und zu dem sensorischen Coniocortex des Gyrus postzentralis projiziert, wie MEL-

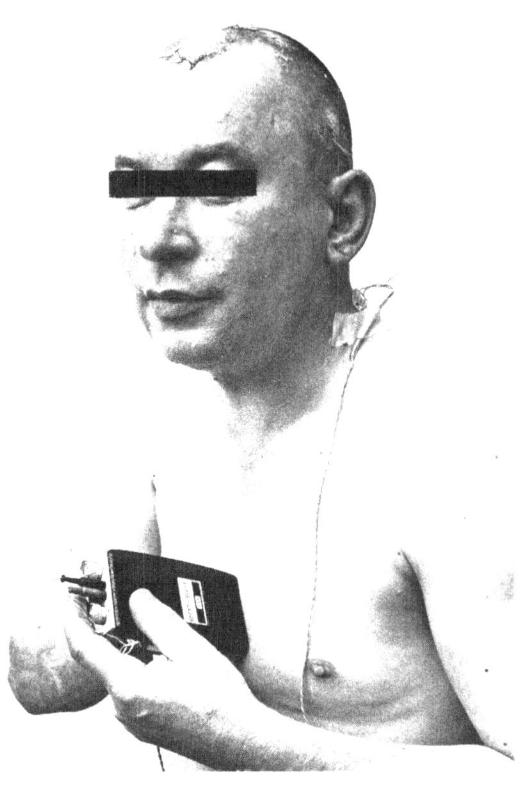

Abb. 2. Stumpfkausalgie mit Phantomschmerz re. Arm. Die Hirnstimulationselektrode liegt im Lemniscus medialis mesencephali links. Zu intermittierenden Reizuntersuchungen sind die 4 Elektrodendrähtchen über dem linken Ohr nach außen geführt und an ein Reizgerät angeschlossen

ZACK und HAUGEN (20,22) mit elektrophysiologischen Techniken nachgewiesen haben.

Die langsam leitenden Fasern - nach Enthemmung verantwortlich für den Dauerschmerz - enden im Nucleus limitans, an der Grenze also zwischen Thalamus und Mittelhirn und auch als "pulvinar posterior group" von WHITLOCK und PERL (50) bezeichneten Kernen. Dieser Nucleus limitans ist rindenunabhängig und kann Schmerzimpulse auch nach Unterbrechung der thalamo-cortikalen Verbindungen transformieren, weiterverarbeiten und anderen subcortikalen Strukturen vermitteln. Langsame Fasern endigen wahrscheinlich auch in Teilen des Nucleus centro-medianus und der intralaminären Kerne des Thalamus. Ein Weg verläuft wahrscheinlich über das Pallidum externum, wie aufgrund von menschlichen Herdfällen und retrograden Degenerationen anzunehmen ist. Möglicherweise ist hier auch das Korrelat primitiver Schmerzerlebnisse wie Angst, Beklemmung, unbestimmte Schmerzen. Derartige Reaktionen fanden wir auch bei der pallidären Reizung anläßlich therapeutischer Eingriffe gegen das Parkinsonsyndrom und extrapyramidal-motorische Hyperkinesen. Von diesem Pallidum externum steigen dann Impulse abwärts zur Peripherie. Nach WOOLSY und ROSE und nach KNIGHTON (15) gibt es auch eine Projektion zum zweiten sensiblen

Großhirnfeld in den sylvischen Sulcus sowie durch Kollaterale in die Lamella medialis. Bei der Reizung während stereotaktischen Operationen in diesem Bereich kommt es nur zu Mißempfindungen (Paraesthesien). Nicht Schmerzen, sondern diese Mißempfindungen gehen dann cortico-pedal zur Area 1 und 2 sowie zum zweiten sensiblen Feld in der Sylvischen Furche (Sulcus).

Das zweite sensible Rindenfeld ist für Hautsinn, Tiefen- und Muskelsinn zuständig, erhält direkte thalamische Afferenzen eher aus dem Tractus spino-thalamicus über den Nucleus ventro-caudalis portae als über das Lemniscus medialis-System. Das zweite sensible Rindenfeld erhält auch Erregungen aus dem akustischen und vestibulären System. Es gibt darüber hinaus noch ein drittes sensibles Feld an der Medialfläche des Gehirns im sogenannten Supplementärareal.

Beide Systeme sind der bremsenden Kontrolle durch die Formatio reticularis unterworfen. Fällt die Inhibition auf das langsame Schmerzsystem aus, kommt es zur Hyperaktivität in diesem System und damit zum quälenden, brennenden, ausstrahlenden Dauerschmerz.

Langsame Leitungen von Schmerzimpulsen aus dem spino-thalamischen System verlaufen auch aus dem Lemniscus medialis-System zum Pallidum externum und zum retikulären Aktivierungssystem wie wir aufgrund von chronischen Stimulationsversuchen festgestellt haben. Es bestehen auch Schmerzbahn-Kollaterale zum Höhlengrau des Aquäduktes. Sogenannte Mittelhirnwesen zeigen auf entsprechende Reize hier Schmerzreize. Schmerzbahn-Kollaterale bestehen auch zur dynamogenen Zone von HESS bzw. dem caudalen Hypothalamus, auch eine Nebenleitung ins zentrale Höhlengrau. Diese sind für die affektive Reaktion auf Schmerzreize von Bedeutung. Indirekte Leitungen verlaufen durch Zwischenschaltung der mesencephalen Formatio reticularis zum Centre médian und von da zum Putamen und Caudatum. Nebenleitungen verlaufen auch zu den Kernen der Lamella medialis, von MAGOUN und McKINLEY (18) gut untersucht. Unter normalen Verhältnissen ist von hier eine unspezifische allgemeine Erregung bzw. eine Aktivierung durch Schmerzreize zu erhalten. Diese subcortikale Nebenleitung der Lamella medialis umfaßt den Nucleus parvocellularis, centralis lateralis bzw. intralaminaris, parafascicularis und von dort verläuft sie zum Pallidum.

Möglicherweise ist die Aufgabelung der Schmerzleitung in eine cortikale und eine subcortikale striopallidäre Leitung die Erklärung für das Syndrom des Thalamus-Schmerzes und der Thalamus-Hyperpathie: Beim Thalamus-Schmerz sind immer Herde im Ventrocaudalkern (V.c.) und seinem kleinzelligen Anteil (V.c.pc.) mit Zerstörung der Rindenverbindungen zu finden, wodurch der normalerweise dämpfende antagonistische Einfluß der cortikalen Schmerzsysteme fehlt, aber es besteht eine Erregung der subcortikalen Schmerzsysteme (Nucleus limitans, Lamella medialis-Kerne, laterales Centre médian). Die Entstehung des Thalamus-Schmerzes erfolgt also über die subcorticalen Schmerzsysteme nach Zerstörung der cortico-pedalen Systeme.

Endlich ist noch auf die Verbindung der praefrontalen Rinde mit dem Medialkern hinzuweisen. Beim Ausfall dieser Verbindung kommt es zu einer Änderung der Selbst-Repräsentation des Schmerzes, wahrscheinlich durch Unterbrechung der Area 8 im frontalen Adversivfeld, da diese Gegend auch bei der Lobotomia posterior mit einbezogen wurde. Von hier geht

1. eine Verbindung subcortikal zur Formatia reticularis;
2. cortical über den Fasciculus arcuatus zum Parietal- und Occipitallappen.

Fällt dieser aus, so kommt es zu einem unilateralen "neglect". Dieser Fronto-thalamische Kreis spielt sicherlich auch eine Rolle in der emotionellen Komponente der Schmerzerfahrung.

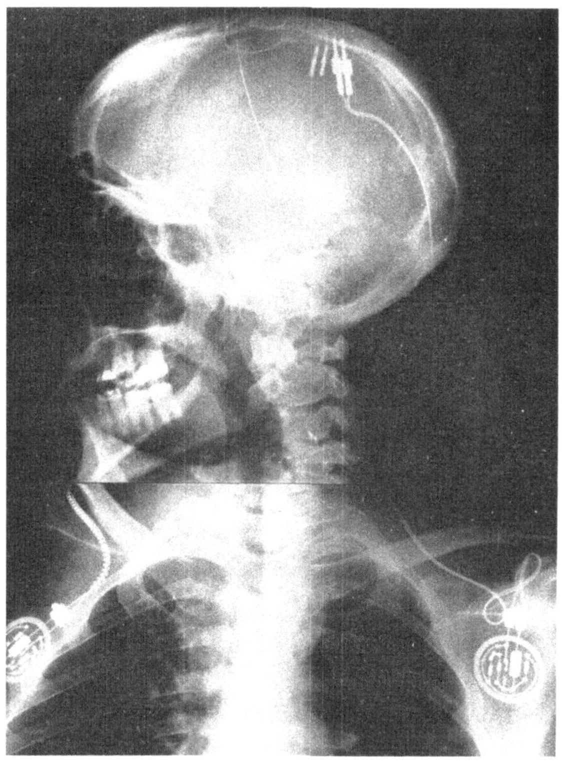

Abb. 3. Röntgen-Übersichtsaufnahme des implantierten Hirnstimulationssystems. Die Hirnsonde ist über ein Konnektorkabel, das in der linken Halsseite subkutan bis intrasternal geführt wurde, mit dem Reizempfängerkopf verbunden. Rechts intrasternal ist der Reizempfängerkopf mit dem Dorsumkollum-Stimulator, der nicht wirksam war, noch belassen

Aus der Darstellung dieser schmerzleitenden Systeme ergibt sich ganz zwangsläufig, wo wir die Unterbrechungen vornehmen müssen. Leidet der Patient unter der Disinhibition und Überaktivität der langsamen subcortikalen Bahn für das Schmerzgefühl, werden insbesondere der Nucleus limitans und die Kerne der Lamella medialis (parafascicularis, intralaminaris und centralis lateralis) unterbrochen und damit das Korrelat des Schmerzerlebnisses und des Schmerzgefühles. Dadurch werden die mit allen anderen Behandlungsformen unbehandelbaren Patienten von ihren unerträglichen Schmerzen ohne wesentliche Hypalgesie oder Analgesie für die Schmerzperzeption, also von ihren langsamen brennenden, ausstrahlenden unerträglichen chronischen Schmerzen befreit. Zusätzlich unterbrechen wir auch im medialen Pulvinar, ein großes Integrationssystem für die sensorische Perception mit Zuflüssen aus den Hintersträngen, aus dem Tractus spino-thalamicus via Mesencephalon und mit Verbindungen zu den senso-motorischen thalamischen Arealen und dem Lemniscus medialis, sowie neuerdings erstmalig durch Stimulation im Lemniscus medialis selbst. Manchmal kombinieren wir abhängig von der Gesamtpersönlichkeit und Dauer, Qualität, Intensität der Schmerzen sowie der Suchtgefahr diese Ausschaltungen

Tabelle 1. Postoperative und Langzeitergebnisse, abhängig vom ausgeschalteten Zielpunkt (1953-1975)

		primär senso-motor. Ncl		sekundär senso-motor. Ncl		kombinierte Ausschaltungen	
		postop.	Langzeitergebnisse	postop.	Langzeitergebnisse	postop.	Langzeitergebnisse
a) Phantomschmerz und Calsalgie	a	3	1	4	1	6	-
	b	3	1	2	1	3	3
	c	-	4	1	3	-	4
	d	-	-	-	1	-	1
	e	-	1	-	1	-	1
b) Trigeminusneuralgie	a	2	-	1	-	5	-
	b	1	1	-	-	3	-
	c	2	1	2	-	2	4
	d	-	2	-	3	-	2
	e	-	1	-	-	-	-
c) Thalamusschmerzen	a	1	-	3	1	1	-
	b	2	2	3	3	4	3
	c	-	-	3	4	-	1
	d	-	1	-	1	-	1
	e	-	-	-	-	-	-
d) Anderweitig unbehandelbare Schmerzen	a	1	-	1	-	3	-
	b	-	-	2	1	-	1
	c	-	1	-	2	1	-
	d	-	-	-	-	-	1

a = schmerzfrei, b = gut gebessert, c = gebessert, d = ungebessert oder schlechter, e = unbekannt

(Aus: MUNDINGER, F., BECKER, P.: Advanc. in Neurosurg. Vol. 3, 237-241. Berlin, Heidelberg, New York: Springer 1975

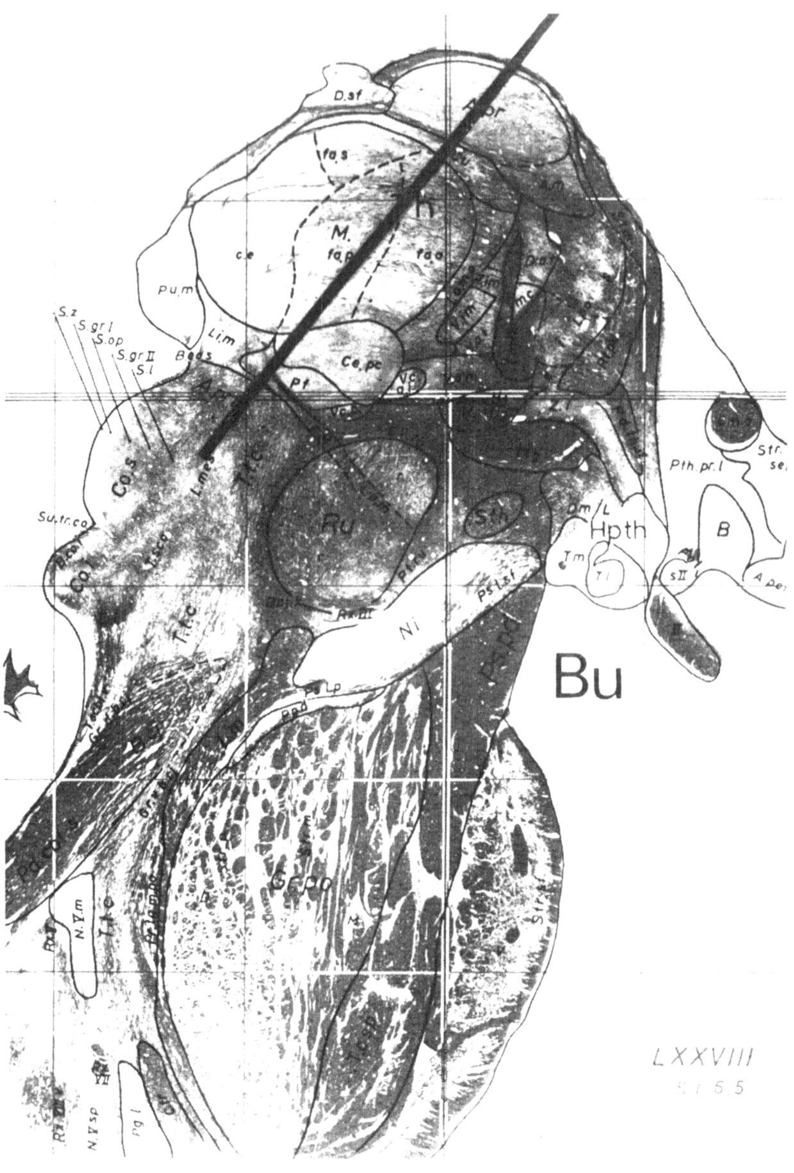

Abb. 4. Trigeminusneuralgie nach Herpes zoster mit Hyperpathie (Fall Nr. 4). Position der Reizelektrode im Lemniscus mesencephalon. Die Polung 0 gegen 3 erfaßt die Strecke bis zum Centrum medianum. (Hirnschnitt aus SCHALTENBRAND, G., BAILEY, P., Stuttgart: Thieme 1959, Struktur-Einzeichnungen von HASSLER)

mit einer Läsion im Medialkern des Thalamus, um die psychische Ansprechbarkeit auf Schmerzreize herabzusetzen. Diese Patienten beachten dann einen Schmerz nur, wenn ein Zusatzreiz peripher gegeben wird.

Aus der Lage dieser Kerne in verschiedenen Thalamusebenen kann man aber auch ersehen, daß es durchaus möglich ist, mit ein und demselben Elektrodenzugang diese schmerzleitenden Systeme zu zerstören. Es sind also nicht mehrere Punktionen im Hirn erforderlich, die das Risiko heraufsetzen würden.

Koagulative irreversible Ausschaltung:
In Tabelle 1 sind unsere Schmerzoperationen im Thalamus mit Koagulationsorten, nach der Indikation geordnet, zusammengestellt. Gemessen an der Anzahl unserer Serie von über 6000 stereotaktischen Operationen sind die rein subcortikalen Schmerzeingriffe mit 1,5% anzahlmäßig verschwindend gering. Dies liegt daran, daß wir die Indikation erst dann stellen, wenn wirklich alle anderen operativen Eingriffe in den unteren Ebenen ergebnislos geblieben sind oder von vornherein nicht von ihnen zu erwarten war, wir es also wirklich mit Patienten der Gruppe mit sogenannten "intractable pains" zu tun haben.

Der Tabelle ist auch zu entnehmen, daß wir in den meisten Fällen den Medialkern mit einbezogen haben - beim Thalamus-Syndrom obligat. Wir hatten keine Operations-Mortalität. Vier Patienten verstarben, davon drei an Bronchopneumonien bei Bewußtseinsstörungen, also an sekundären Komplikationen, ein Patient an massiver Lungenembolie.

Ebenfalls gering sind die Komplikationen, wobei bei den Eingriffen in den spezifischen Kernen Dysaesthesien und durch die Nachbarschaft mit dem Pyramidensystem - meist passagere Paresen - in kleinerer Anzahl auftreten können

Wie sind nun aber die Ergebnisse?

Hierbei müssen wir uns immer vor Augen halten, wie schwierig eine Beurteilung dieser speziellen Patientengruppe ist. In unserer Serie mit Hochfrequenz-Koagulationen, also definitiven Unterbrechungen, werden die Frühergebnisse mit 70% als recht gut bezeichnet. Wie unsere Langzeitergebnisse der zurückliegenden 23 Jahre, die wir zusammen mit BECKER an fünfunddreißig Patienten (24,25) erhoben haben, zeigen - die mittlere Nachbeobachtungszeit beträgt 14,5 Jahre -, bleiben die Phantomschmerzen mit oder ohne Kausalgie bei 4/5 der Patienten gebessert, davon bei 1/3 gut; die Trigeminus-Neuralgie mit Anaesthesia dolorosa ebenfalls bei 4/5 gebessert, davon 2/5 gut; das Thalamus-Syndrom wird bei 7/10 gebessert; das gleiche gilt für die anderen chronischen Schmerzzustände. Im Mittel ist auf die Dauer eine gute Besserung oder Schmerzfreiheit also nur bei ca. 45 - 50% der Patienten zu erreichen. Ähnlich sind die Resultate von SPIEGEL und WYCIS (45,46), von TALAIRACH et al. (47), RICHARDSON, MARK, VORIS und WHISLER (19,39,48). Bei SPIEGEL und WYCIS sind nach 5 Jahren nur 31% noch schmerzfrei. Bei allen anderen übrigen Fällen kommt es zu einem völligen oder teilweisen Rezidiv. Gut dagegen sind die Ergebnisse in der Gruppe der Carcinom-Patienten, die nach unseren Ergebnissen und denen von MARK, FAIRMAN, SANO, PAGNI, BETTAG und Röttgen, SIEGFRIED (44) in 80 - 90% bis zu ihrem Tode schmerzfrei geblieben sind.

Stimulative reversible funktionelle Ausschaltung:

Was geschieht aber mit den Patienten, die ein teilweises oder ein Voll-Rezidiv haben bzw. wegen der Nebenwirkungen eine Koagulation ausgeschlossen werden sollte. Sie stellen ja weiterhin ärztliche Problemfälle dar.

Für diese Fälle steht uns neuerdings die intracerebrale Implantation von Elektroden zur Verfügung. Sie werden in diese genannten Schmerzkern-Areale implantiert. Die Unterbrechung der subcortikalen Schmerzsysteme erfolgt durch den Patienten selbst, indem er mit einem kleinen Sender höherfrequente Reize auf die Gehirnelektrode gibt und dadurch meist viele Stunden die Schmerzen selbst zu unterdrücken vermag. Es handelt sich hierbei um ein nicht destruktives, sondern um ein reversibles stimulatives Verfahren, das praktisch keine Nebenwirkungen hat. Dieses stimulative intracerebrale Verfahren mit Selbstreizung ist selbst bei den Fällen, wo schon stereotaktische Koagulationen in den somato-sensorischen Arealen vorausgegangen sind, noch wirkungsvoll. Hierzu wird die Hirnstimulationsspitze in der Lemniscus medialis mesencephali eingeführt.

Mit unserer stereotaktischen computerunterstützten Technik (2,3,25), mit der wir mit einer Genauigkeit von wenigen Zehntelmillimetern Strukturen im Gehirn anzielen können, haben wir seit Februar 1975 bisher 25 Hirnstimulationssysteme (Medtronic) bei chronischen Schmerzen (weitere 26 bei pyramidalen und extrapyramidalen Bewegungsstörungen) bis 20. April 1978 implantiert.

Nach der Befestigung des Basissystems unseres stereotaktischen Computermodells (2,4,10) wird mit Hilfe einer Datenbank für die isolierte Kontrastfüllung des III. Ventrikels und Aquaeductes der Eingang des Foramen Monroi, die Sondenrichtung und der Ort der Trepanationslücke festgesetzt und die zugehörigen Koordinaten sowie Parameter errechnet. Hierzu können einprogrammierte Atlas-Schnitte für die Bestimmung des optimalen Winkels der Elektrode durch das Gehirn zur Zielstruktur, eine Zielpunktsbibliothek und ein Variationsprogramm im Rahmen unseres stereotaktischen Computersystems herangezogen werden (3).
Die Hirnstimulationselektrode hat einen Durchmesser von 0,635 mm. An der Spitze ist die erste Elektrode als Ring ausgebildet, um das Einführen zu erleichtern. Daran schließen sich drei weitere Reizelektroden von jeweils 4 mm Spitzenlänge an. Mit einem speziellen Mandrin wird die Elektrodenspitze an den Zielpunkt herangeführt. Eingehende intraoperative elektrische Reizkontrollen der verschiedenen Elektrodenpole gegeneinander mit Zuordnung der Reizäußerungen Paraesthesien, Schmerz, Schmerzunterdrückung) folgen.
Für die intermittierenden reizphysiologischen Kontrollen werden mit einem Konnektor die 4 Elektrodenpole mit dünnen isolierten Drähtchen verbunden und parieto-occipital nach außen geführt. Bereits am gleichen Tag erfolgt die Anleitung des Patienten zur Selbstreizung. Mit dem batteriebetriebenen Reizgerät werden Reizströme variabler Frequenzen (50 bis 200 Hertz) und wechselnder Spannungen (2 bis 8 V) für 20-30 Minuten unter ärztlicher Anleitung auf die Hirnelektrode verabfolgt. Der Patient wird angehalten, Protokoll zu führen und die zur Schmerzunterdrückung wirksamsten physikalischen Parameter sowie Empfindungs- oder andere Reizäußerungen und die Zeit der nachfolgenden Schmerzunterdrückung zu notieren, ebenso die besten Elektrodenschaltungen und -polungen (+; -). Diese intermittierenden Untersuchungen sind für 3 - 5 Tage notwendig, um die optimal wirksamen Elektroden ausfindig zu machen. In zusätzlichen Untersuchungen (33) werden neurophysiologische Parameter, wie Topik, cortikale und subcortikale evozierte Potentiale, u.a. nach definierten Noxen in der Peripherie, erfaßt.
Ist die Funktion und Wirkung des Hirnstimulators gesichert, erfolgt die endgültige Implantation des Systems. Von dem im Fettgewebe infrasternal implantierten Empfängerkopf wird durch Untertunnelung eine Kabelverbindung entlang der Halsseite mit den Hirnelektroden unter

entsprechender Polung hergestellt. Zuvor löst man am Konnektor die Verbindung mit den Interims-Elektroden. Veränderungen der Hirnelektrodenspitze sind zu diesem Zeitpunkt durch Vor-, Zurückschieben oder Drehen noch möglich und in einem Fall auch resultatverbessernd erfolgt.
Der stereotaktische Eingriff erfolgt in Lokalanaesthesie, ebenso die Permanentverpflanzung des Systems.

Unsere Erfahrungen an 18 Patienten mit einer bis zu 2 3/4jährigen Nachbeobachtungszeit seit der ersten Implantation sind ermutigend. Alle Patienten sind, soweit sie noch im Berufsleben stehen, voll arbeitsfähig oder wieder in die Arbeit zurückgekehrt. Sie geben an, daß der entsetzlich quälende chronische Dauerschmerz in seiner Intensität um durchschnittlich 70 - 80% zurückgedrängt und gut erträglich sei. Die Schmerzbefreiung oder -linderung würde 5 - 7 Stunden andauern. Die Patienten können nachts wieder durchschlafen (in einem Fall schläft der Patient unter der Reizung ein). Die Hyperpathie der Haut verschwindet oder ist so gebessert, daß es Patienten, z.B. mit einer Anaesthesia dolorosa im Trigeminusbereich mit Hyperpathie, wieder möglich ist sich zu rasieren; bei Stumpfkausalgie läßt sich der Amputationsstumpf ohne Schmerzen drücken und quetschen. Damit ist das Tragen einer Prothese wieder ermöglicht.
In einem Fall mit Plexusausriß und schweren Phantomschmerzen und Stumpfkausalgie (Nr. 4) ist erst durch die Implantation des Hirnstimulators vor 1 3/4 Jahren die volle Berufstätigkeit erhalten geblieben. Dieser wie alle anderen Patienten berichteten spontan, daß sie anstelle einer starken Schmerztablette jetzt den Reizgeber zur Schmerzunterbrechung ansetzen würden. Der Unterschied ist aber, daß sie nicht wie bei den Medikamenten durch die pharmakologische Wirkung gedämpft und psychisch eingeengt, sondern bewußtseinsklar, voll orientiert sind und weder psychisch noch sensibel oder motorisch durch die zentrale Reizung behindert sind. Sie sind praktisch befreit von ihren quälenden brennenden und ausstrahlenden Dauerschmerzen, haben wieder Freude am Leben, nehmen an Körpergewicht, Allgemeinzustand und körperlicher Leistungsfähigkeit zu und können ihrer beruflichen Beschäftigung und der Verrichtung des täglichen Lebens praktisch unbehindert wieder nachgehen.
Die besten Resultate haben wir erhalten, wenn die Elektroden zwischen den Ventrocaudalkernen (Vc), den kleinzelligen Ventrocaudalkernen (Vc.pc) bis in den Lemniscus medialis mesencephali (=Zielpunkt) zu liegen kommen, wobei auch der mesencephale Tractus spino-thalamicus (t.sp.th), der Nucleus limitans portae (Li.por) und das Centrum medianum (Ce.pc) von der Reizschleife erfaßt werden (Nr. 6,7,8, Abb. 2a-d).
An Komplikationen haben wir eine passagere Oculomotorius-Parese bei einem Fall mit Implantation im peri-aquaeductalen Grau des Mesencephalon beobachtet (Nr.1). Die Elektrodenspitze liegt hierbei dicht oberhalb der Oculomotorius-Kerne. Sensibilitätsstörungen, weder der Oberflächen- noch der Tiefensensibilität im Sinne eines negativen Déjerine-Roussy-Syndroms (Analgesie, Thermanaesthesie bei erhaltener Berührungsempfindung) oder mit Störung der Tiefensensibilität, sind nicht aufgetreten, obwohl die Elektroden durch die kleinzelligen basalen Anteile der Ventrocaudalkerne verlaufen, die Reizung dieser und des Endigungskerns des Tractus spino-thalamicus, den Nucleus limitans und den Tractus selbst mit erfaßt. In einem Fall (Nr. 7) sind leichte Paraesthesien in den distalen Handabschnitten vorhanden, die nicht stören. In keinem Fall haben wir Persönlichkeits- oder Wesensveränderungen beobachtet, was bei der komplikationslosen Lokalisation der Elektrode auch nicht zu erwarten ist (32a).
Bei einem Patienten (Nr. 3) ist infolge eines Isolierungsdefekts des subcutanen Verbindungskabels die Reizung nicht möglich, da die Kopfhaut über der defekten Stelle schmerzhaft mitgereizt wird, ohne daß

der Reiz die Hirnelektrode erreicht. Der Patient ist aber bereits durch die kleine lokale Reaktion im Zielsubstrat durch die Hirnelektrode und eine gewisse Konditionierung so gebessert, daß er einen Austausch des defekten Kabels z.Zt. nicht für nötig hält.

Bei einem Patienten mit einem Phantomschmerz (Nr. 1) und einer Drogenabhängigkeit erscheint das Ergebnis nicht befriedigend, wenn er auch angibt, daß die Stimulation ihm eine Erleichterung brächte. Die bisherigen Resultate hinsichtlich der Schmerzunterbrechung sind somit ermutigend, so daß es uns berechtigt erscheint, an weiteren, speziell kontrollierten Serien über einen noch längeren Zeitraum Erfahrungen zu sammeln. Jedoch sind die bisherigen Ergebnisse so gut, daß wir heute dem reversiblen funktionellen Stimulationsverfahren den Vorzug einräumen (29).

Erwartungsgemäß hat diese Methode der Hirnstimulation durch den Patienten selbst auch auf weiteren Gebieten Anwendung gefunden. So habe ich bei einem Patienten mit chronischer Trigeminusneuralgie mit einem begleitenden mittelstarken essentiellen Tremor festgestellt, daß unter der Reizung und für eine ähnliche Wirkungsdauer wie zur Schmerzunterbrechung auch der intentionelle Tremor deutlich reduziert wird. Bei inzwischen sieben Patienten mit einem Torticollis spasmodicus haben wir erstmals den Hirnstimulator in pulvinar thalamische und subthalamische Areale eingesetzt, sowie bei 17 Fällen mit pyramidalen (infantile Cerebralparese) und extrapyramidal-motorischen Bewegungsstörungen und Spastik impulvinar (25.4.78). Falls diese cerebro-cerebellären stimulativen Verfahren sich ebenfalls langfristig bewähren sollten, wird sich ein sehr umfangreicher Indikationenkreis der nicht destruktiven zentralen Unterbrechung auftun. Dieses intracerebrale stimulative Verfahren kann in Kombination mit dem "operant conditioning" aus der behavioristischen Verhaltensforschung heraus entwickelt, so von BLINDERT, SCINNER, FERSTER, SIDMAN (5,6,7) u.a., möglicherweise weiter ausgebaut werden, indem mit der Selbstreizung durch den elektrischen Reiz eine Paarung mit einem positiven "reinforcer" oder Verstärkerreiz erfolgt und dadurch auch die Qualität eines Verstärkerreizes erworben wird. Diese von BLINDERT (5) vorgeschlagene Möglichkeit, die intracerebrale Reizung zu benützen, um einem neutralen Stimulus Verstärkerfunktion zu geben, könnte dann eines Tages dazu führen, daß der Patient ohne seine Reizungen auskommt und dann das System wieder entfernt werden kann. Doch hierüber liegen keine Erfahrungen vor.

Abschließend können wir zusammenfassend sagen, daß wir bei strenger Indikationsstellung durch die zentralen stereotaktischen, neuerdings auch stimulativen Eingriffe bei den sonst unbehandelbaren Schmerzen eine Besserung oder Beseitigung erzielen können.

Literatur

1. ADAMS, M.S., JOHN, J., HOSOBUCHI, Y., FIELDS, H.L.: Stimulation of Internal Capsule for Relief of Chronic Pain. J. Neurosurg. 41, 740-744 (1974)
2. BIRG, W., MUNDINGER, F.: Computer Calculations of Target Parameter for a Stereotactic Apparatus. Acta Neurochir. 29, 123-129 (1973)
3. BIRG, W., MUNDINGER, F.: Computer Programmes for Stereotactic Neurosurgery. 6th Symposium of the International Society for Research in Stereoencephalotomy, Tokyo, 12.-13.10.1973. Confin. neurol. 36, 326-333 (1974)

4. BIRG, W., MUNDINGER, F.: Calculation of the Position of a Side-Protruding Electrode Tip in Stereotactic Brain Operations Using a Stereotactic Apparatus with Polar Coordinates. Acta Neurochir. 32, 83 (1975)

5. BLINDERT, H.D.: The Decrease and Extinction of Severe high-frequency Self-Abuse. The Crisis Team: A Case Report

6. BLINDERT, H.D.: The decrease of self-abuse. Melanie: A Case Report. C.P.R.I. 1972

7. BLINDERT, H.D.: The Decrease of Self-Abuse Trough the Selective Administration of Reinforcement by Intra-Cranial Stimulation. Children's Psychiatric Research Institute, London, Ontaria 1975

8. FERSTER, C.B., SKINNER, B.F.: Scheduales of Reinforcement. New York: Appleton-Century-Crofts, Inc. 1957

9. GAMPER, E.: Bau und Leistungen eines menschlichen Mittelhirnwesens. Zschr. Neurol. (Berl.) 102, 154 (1926)

10. HASSLER, R.: Die zentralen Systeme des Schmerzes. Acta neurochir. (Wien) 8, 353 (1960)

11. HASSLER, R.: Central Interactions of the System of the Rapidly and Slowly Conducted Pain. Advanc. Neurosurg. 3, 143 (1975)

12. HECAEN, H., AJURIAGUERRA, J., de: Asymbolie àla douleur: Etude anatomoclinique. Rev. neurol. (Paris) 83, 300 (1950)

13. HOEFER, T., MUNDINGER, F., BIRG, W., REINKE, M.: Computer Calculation to Localize Subcortical Targes in Plane X-Rays for Stereotactic Neurosurgery. 6th Symposium of the International Society for Research in Stereoencephalotomy, Tokyo, 12.-13.10.1973. Confin. neurol. 36, 334 (1974)

14. HUNSPERGER, R.W.: Affektreaktionen auf elektrische Reizung im Hirnstamm der Katze. Helvet. physiol. pharmakol. acta 14, 70-92 (1956)

15. KNIGHTON, R.S.: Thalamic relay necleus for the second somatic sensory receiving area in the cerebral cortex of the cat. J. Comp. Neurol. (Philadelphia) 92, 183 (1950)

16. LIPPS, Th.: Vom Fühlen, Wollen und Denken. 3. Aufl. Leipzig 1926

17. LIVINGSTON, K.E.: The frontal lobes revisited. Arch. Neurol. (Chic.) 20, 90 (1969)

18. MAGOUN, H.W., Mc KINLEY, W.A.: Termination of ascending trigeminal and spinal tracts in thalamus of cat. Amer. J. Physiol. 137, 409 (1942)

19. MARK, V.H., ERVIN, F.R., HACKETT, T.P.: Clinical aspects of stereotaxic thalamotomy in the human. Arch. Neurol. (Chicago) 3, 351 (1960)

20. MELZACK, R., HAUGEN, F.P.: Response evoked at the cortex by tooth stimulation. Amer. J. Physiol. 190, 570 (1957)

21. MELZACK, R., SCOTT, T.H.: The effects of early experience on the response to pain. J. Comp. Physiol. Psychol. 50, 155 (1957)

22. MELZAK, R., WALL, P.D.: Pain Mechanismus: A New Therapy. Science 150, 975 (1965)

23. MOUNTCASTLE, V.P., HENNEMAN, E.: Pattern of tactile representation in thalamus of cat. J. Neurophysiol. 12, 85 (1949)

24. MÜKE, R., CORREIA, A.: Potentials and Limits of Percutaneous Cervical Cordotomy. Advances in Neurosurgery 3, 195 (1975)

25. MUNDINGER, F.: Stereotaktische Operationen am Gehirn. Grundlagen - Indikationen - Resultate. Hippokrates Verlag 1975

26. MUNDINGER, F.: Angemeldete Diskussion zu den Vorträgen über die Leitungssysteme des chronischen Schmerzes und die stereotaktische Behandlung mit Gehirnstimulatoren. Karlsruhe, Therapie-Kongreß 29. Aug. 1976

27. MUNDINGER, F.: Die stereotaktisch-funktionelle Behandlung des Schmerzes durch intracerebrale Ausschaltung und Stimulation. Jahrestagung Berufsverband Westfälischer Nervenärzte e.V., Bad Salzuflen, 18.-19.9.1976

28. MUNDINGER, F.: Die Behandlung chronischer Schmerzen mit Hirnstimulatoren. Second Symposium on Stimulation of Suppressor Mechanism in Pain, 10. u. 11. Dez. 1976, Davos

29. MUNDINGER, F.: Die Behandlung chronischer Schmerzen mit Hirnstimulatoren. DMW 102, 1724 (1977)

29a. MUNDINGER, F.: Neue stereotaktisch-funktionelle Behandlungsmethode des Torticollis spasmodicus mit Hirnstimulatoren. Med. Klin. 72, 1982 (1977)

30. MUNDINGER, F., BECKER, P.: Long-Term Results of Central Stereotactic Interventions for Pain. Advances in Neurosurg. 3, 237 (1975)

31. MUNDINGER, F., BECKER, P.: Late Results of Central Stereotactic Interventions for Pain. II. Meeting of the European Society for Stereotactic and Functional Neurosurgery, Madrid, 10.-12.9.1975

32. MUNDINGER, F., REINKE, M.A., HOEFER, Th., BIRG, W.: Determination of Intracerebral Structures Using Osseous Reference Points for Computer-Aided Stereotactic Operations. Appl. Neurophysiol. 38, 3 (1975)

32a. MUNDINGER, F., SISTIG, W.: Vegetative und psychische Reaktionen bei zentralstereotaktischen Eingriffen, insbesondere mit Hirnstimulationssonden. Symposium Zentral-vegetativer Regulationen und Syndrome. Berlin, 31.3.-1.4.1978

33. MUNDINGER, F., STRASSBURG, M., THODEN, .: Electrophysiological Investigations in Thalamic Stimulation for the Relief of Pain. VI. Int. Congress of Neurological Surgery, Sao Paulo (Brasilien) 19.-25.6.1977

34. NISSEN, W.W., CHOW, K.L., SEMMES, J.: Effects of restricted opportunity for tactual, kinesthetic and manipulative experience on the behaviour of a chimpanzee. Amer. J. Psychol. 64, 185 (1951)

35. PENHOLZ, H., MENZEL, J., HAGENLOCHER, H.-U.: Results of Surgical Treatment of Idiopathic Trigeminal Neuralgia Using Different Operative Techniques. Advanc. Neurosurg. 3, 320 (1975)

36. PIOTROWSKI, W., PANITZ, C.: Results After Open Cordotomy. Advanc. Neurosurg. 3, 174 (1975)

37. RAY, Ch.D.: Control of Pain by Electrical Stimulation: A Clinical Value of Dorsal Column Stimulation (DCS). Advanc. Neurosurg. 3, 216 (1975)

38. RICHARDSON, D.E., ZORUB, D.S.: Sensory Function of the Pulvinar. 4th Symp. Int. Soc. Res. Stereoencephalotomy, New York, 1969. Confin. neurol. 32, 1965 (1970)

39. RICHARDSON, D.R.: Thalamotomy for intractable pain. J. Neurosurg. 30, 19 (1969)

40. SCHILDER, P., STENGEL, E.: Das Krankheitsbild der Schmerzasymbolie. Neurol. (Berl.) 129, 250 (1930)

41. SCHNEIDER, K.: Pathopsychologie der Gefühle und Triebe im Grundriß. 2. Aufl. Stuttgart 1950

42. SHEALY, C.N., MORTIMER, J.P., RESWICK, J.B.: Electrical inhibition of pain stimulation of the dorsal columns. Preliminary clinical report. Anesth. analg. Curr. Res. 46, 489 (1967)

43. SHERRINGTON (zit.n.HASSLER (10))

44. SIEGFRIED, J.: Results of Percutaneous Controlled Thermocoagulation of the Gasserian Ganglion in 300 Cases of Trigeminal Pain. Advances in Neurosurgery 3, 287 (1975)

45. SPIEGEL, E.A., WYCIS, H.T.: Mesencephalotomy in treatment of "intractable" facial pain. Arch. Neurol. 69, 1 (1953)

46. SPIEGEL, E.A., WYCIS, H.T., SZEKELY, E.G., GILDENBERG, P.L.: Medial and basal thalamotomy in so-called intractable pain. In: Boston: Knighton and Dumke. Pain. pp. 503-517. Little Brown 1966

47. TAILAIRACH, J., TOURNOUX, P., BAUCAUD, J.: Traitement chirurgical central de la douleur du thalamus (non compris) au cortex parietal. Acta neurochir. (Wien) 7, 48 (1959)

48. VORIS, H.C., WHISLER, W.W.: Results of stereotactic surgery for intractable pain. Conf. neurol. 37, 86 (1975)

49. WELCH, K., STUTEVILLE, P.: Experimental production of unilateral neglect in monkeys. Brain (London) 81, 341 (1958)

50. WHITLOCK, D.G., PERL, E.R.: Afferent projections through ventrolateral funiculi to thalamus of cat. J. Neurophysiol. (Springfield) 22, 133 (1959)

51. WINKELMÜLLER, W., DIETZ, H., STOLKE, D.: The Clinical Value of Dorsal Column Stimulation (DCS). Advanc. Neurosurg. 3, 225 (1975)

52. WÜLLENWEBER, R., DISTELMAIER, P.: Results of Treatment of Trigeminal Neuralgia by the Operation of Dandy. Advanc. Neurosurg. 3, 316-319 (1975)

53. ZIMMERMANN, M.: Neurophysiological Models for Nociception, Pain, and Pain Therapy. Advanc. Neurosurg. 3, 199 (1975)

Schmerzausschaltung durch Chordotomie

R. Müke

Ziel jeder chirurgischen Schmerzausschaltung sollte es sein, die Ursache der Schmerzen zu beseitigen. Wir wissen, daß dies leider nicht immer möglich ist, denken wir nur an die vielen inoperablen Carcinome oder aber an Schmerzen, deren Ursache entweder nicht zu beseitigen - wie beim Herpes zoster - oder vorwiegend unklar ist - wie zum Beispiel beim Phantomschmerz. Für diese Schmerzen muß man sich als Chirurg etwas Anderes einfallen lassen, wenn man mit medikamentösen oder anderen konservativen Maßnahmen nicht weiterkommt, wenn es sich also um sogenannte inkurable Schmerzen handelt. Wir haben folgende Möglichkeiten:

Einmal können wir die Schmerzleitung unterbrechen, zum zweiten das Schmerzerlebnis vermindern und neuerdings zum dritten die Schmerzen durch verschiedene Arten von Stimulation hemmen. Über Schmerzhemmung wurde bereits ausführlich gesprochen. Aufgabe meines Vortrags ist es, Ihnen die heutigen Möglichkeiten der Schmerzleitungsunterbrechung darzulegen, und hierbei in erster Linie die Chordotomie zu behandeln. Ehe ich jedoch in medias res gehe, war diese Einleitung nötig, denn nur, wenn man bei jedem Einzelfall alle heutigen Möglichkeiten der Schmerzbehandlung im Auge hat, wird man den Wert einer speziellen Methode richtig einschätzen können.

Sie wissen, die Chordotomie ist die Durchtrennung des Vorderseitenstranges (Abb. 1 u. 2), sie wird im Bereich des oberen Thorakal- oder Cervikalmarks durchgeführt. Die Chordotomie hatte schon seit ihrer Einführung durch MARTIN, SPILLER, FOERSTER und TIETZE gegenüber anderen Schmerzleitungsunterbrechungs-Operationen den Vorrang erhalten, weil bei ihr am ehesten die zwei Grundforderungen jeder Schmerzchirurgie zu erfüllen sind, nämlich Schmerzen möglichst radikal und möglichst isoliert auszuschalten.

Bei der *Durchtrennung* oder Verödung *peripherer Nerven* opfern wir alle sensiblen und oft auch motorischen Qualitäten. Bei der *Durchtrennung der Hinterwurzeln* wird zwar die Motorik geschont, aber auch hierbei werden alle sensiblen Qualitäten ausgeschaltet. Was das für den Bereich der Extremitäten bedeutet, brauche ich Ihnen als Neurologen nicht zu sagen. Die *Chordotomie* wurde bis vor wenigen Jahren, und zum Teil geschieht es auch heute noch, so durchgeführt, daß nach Freilegung des Rückenmarks nach Laminektomie die Dura gespalten wurde. Dann wurde das Ligamentum denticulatum aufgesucht, durchtrennt und angehoben, um so den *Vorderseitenstrang* darzustellen. Dieser wurde dann *mit dem Messer* möglichst radikal *durchschnitten*. Die Chordotomie war eine Operation mit *nicht unerheblichen Risiken*. Die dritte Grundforderung der Schmerzchirurgie, daß der Eingriff nämlich möglichst einfach und möglichst für den Patienten wenig belastend sein solle, wurde nicht erfüllt. Der Erfolg der Chordotomie hing weitgehend vom Augenmaß des Operateurs ab. So hatten couragierte Chirurgen

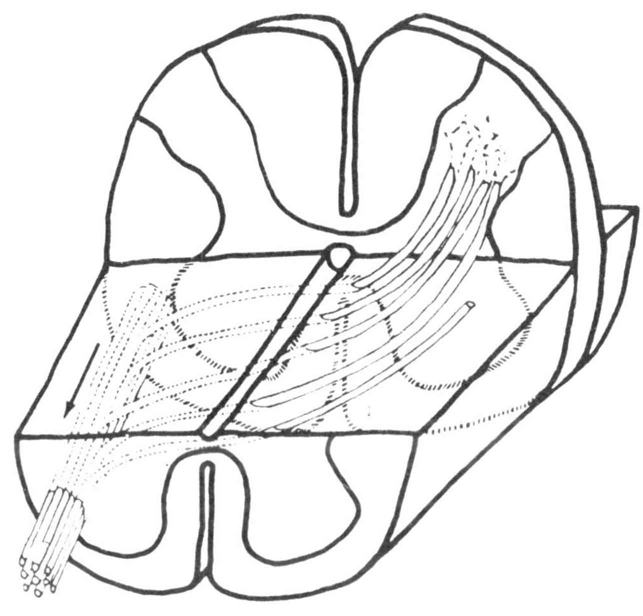

Abb. 1. Schematischer Rückenmarksquer- und -längsschnitt. Die Schmerzbahn verläuft nach Kreuzung der Schmerzfasern im contralateralen Vorderseitenstrang

zwar eine hohe Schmerzausschaltungsquote aber auch, infolge Mitverletzung benachbarter Strukturen, nicht selten Paresen, Blasenstörungen und andere Komplikationen. Vorsichtigere Operateure vermochten das zwar weitgehend zu vermeiden, dafür war ihre Schmerzausschaltungsquote niedriger. WHITE und SWEET (8) konnten bei achtundzwanzig Patienten mit Schmerzen im Thorax-, Schulter- und Armbereich wegen maligner Erkrankung dieser Region nur in 54% eine Schmerzfreiheit erreichen und hatten dabei eine Mortalität von 21%, obwohl der Eingriff in 27 Fällen nur als einseitige cervicale Chordotomie durchgeführt wurde. Aber auch bei thorakalen Chordotomien gab es Komplikationen. So hatten SIEGFRIED und KRAYENBÜHL (7) bei achtzig vorwiegend thorakal durchgeführten Chordotomien in 23% Paresen bis Paralysen, in 10% Miktionsstörungen. Dabei konnte er bei sechsundvierzig Fällen mit Schmerzen malignen Ursprungs nur in fünfunddreißig Fällen, das sind 76%, und bei Schmerzen gutartigen Ursprungs nur in achtzehn von vierunddreißig Fällen, das sind 53%, Schmerzfreiheit im Anschluß an die Operation erreichen. Ein weiteres Problem der offenen Chordotomie war die zusätzliche operative Belastung von oft Schwerstkranken. Der Eingriff wurde bei reduziertem Allgemeinzustand schlecht vertragen. Es kam zu Thrombosen, Pneumonien, Blaseninfektionen, was oft weitere Bettlägerigkeit oder gar den vorzeitigen Tod zur Folge hatte. So wurde trotz ihrer Vorteile die Chordotomie über lange Jahre von sehr vielen nur als ultima ratio angesehen und relativ selten für indiziert gehalten. Wir haben z.B. in der Neurochirurgie in Hamburg-Eppendorf während eines Zeitraums von 10 Jahren, nämlich von 1956 bis 1965 nur einunddreißig Chordotomien durchgeführt. Wenn man bedenkt, daß wir auf 2 Mil. Einwohner jährlich 7.000 Carzinomkranke

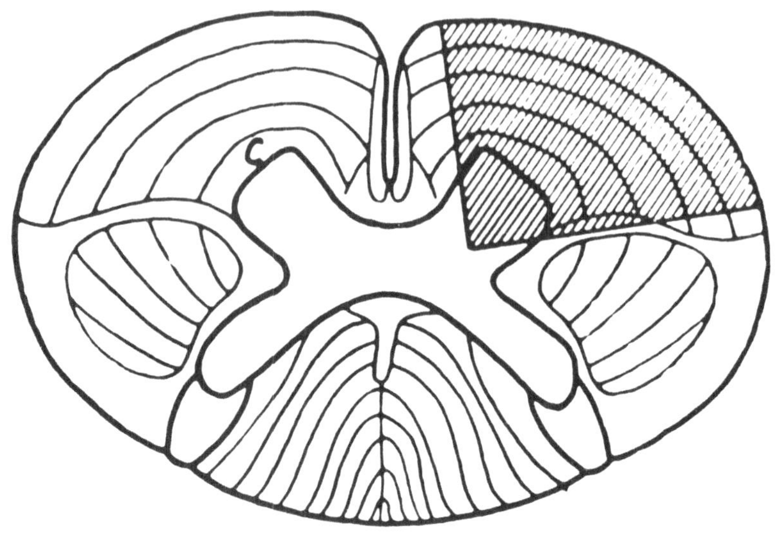

Abb. 2. Rückenmarksquerschnitt, schematisch
gestrichelte Form: Vorderseitenstrang, wie er bei der offenen Chordotomie durchschnitten wird (aus BISCHOFF und SCHÜTTE)

rechnen müssen, so muß man annehmen, daß viele dieser Kranken ihren Leidensweg mit Schmerzen gehen mußten. Das änderte sich jedoch durch *Einführen einer neuen Technik, der percutanen cervicalen Chordotomie*, einer Methode, die MULLAN (4) aus Chicago anfangs der 60er Jahre erdacht, und die von ROSOMOFF (5) in New York, jetzt Miami, für den praktischen Gebrauch weiterentwickelt wurde. Der Hauptvorteil der percutanen Chordotomie gegenüber der offenen Chordotomie ist, daß die percutane Chordotomie für den Patienten viel weniger belastend ist. Es ist ein sogenannter Nadeleingriff, der in Lokalanästhesie durchgeführt wird. Das Neue an der percutanen Chordotomie ist, daß die Ausschaltung nicht so sehr aufgrund anatomischer sondern neurophysiologischer Parameter erfolgt, was unseren neueren Erkenntnissen von der Schmerzbahn entspricht.

Im Einzelnen geht man bei der percutanen cervicalen Chordotomie folgendermaßen vor:
Der Patient wird auf den Rücken gelagert (Abb. 3), der Kopf mit einer Kopfstütze befestigt. Sodann wird seitlich am Hals in Lokalanästhesie unter Bildwandlerfernsehkontrolle eine Hohlnadel so eingestochen, daß sie den Spinalkanal zwischen C 1 und C 2 im vorderen Abschnitt erreicht (Abb. 4). Nach Durchstechen der Dura wird die Hohlnadel an einem Mikromanipulator befestigt, der gezielte Millimeterverschiebungen der Nadelspitze in allen drei Raumebenen ermöglicht. Durch die Hohlnadel werden dann 5 bis 10 ml Luft zur Darstellung des Rückenmarks eingeblasen. Dabei muß darauf geachtet werden, daß der Patient so gelagert ist, daß man nur ein cervicales *Luftmyelogramm* (Abb. 5) erreicht, die Luft also nicht in den Kopf steigt. In den Kopf aufsteigende Luft verursacht Kopfschmerzen, mitunter Erbrechen und kann den Vorgang der Operation erschweren oder gar fast unmöglich machen. Nachdem ein gutes Luftmyelogramm erreicht ist, wird

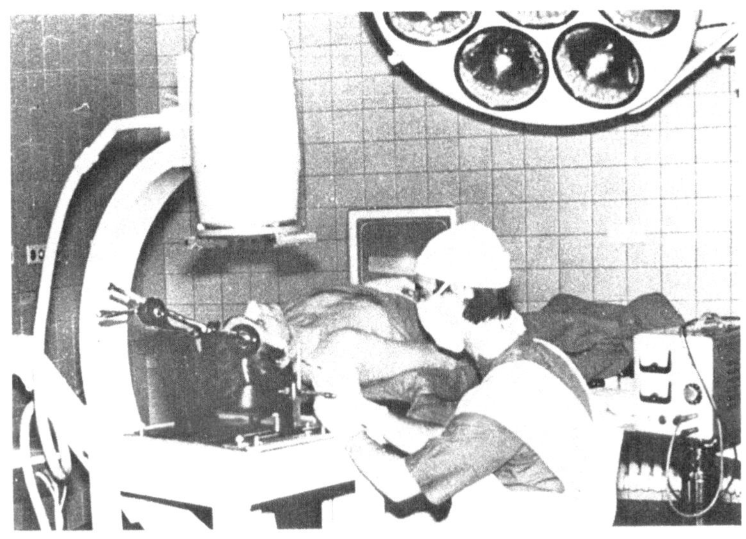

Abb. 3. Patient zur percutanen cervicalen Chordotomie unter Bildwandler-Fernsehkontrolle auf den Rücken gelagert. Kopf durch Kopfstütze befestigt

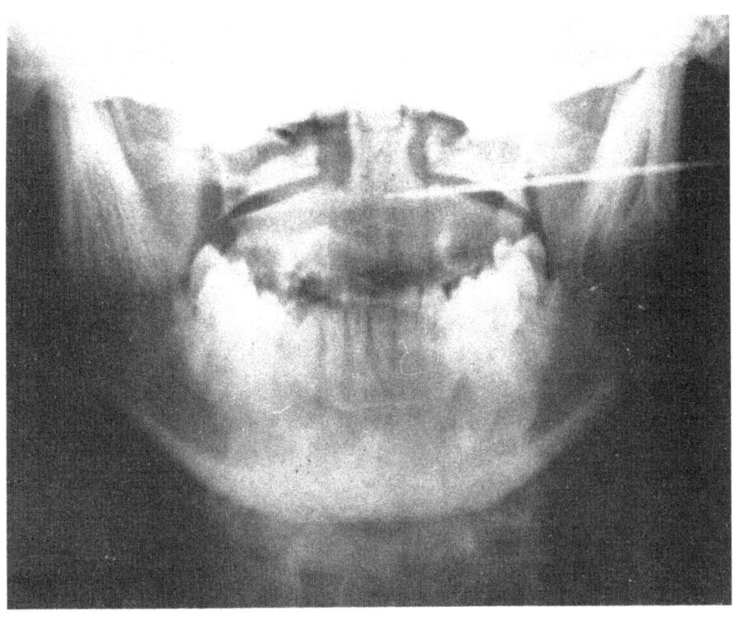

Abb. 4. Nadellage im ap Bild. Nadel zwischen C 1 und C 2 eingestochen. Nadelspitze zur Achsel des Dens gerichtet

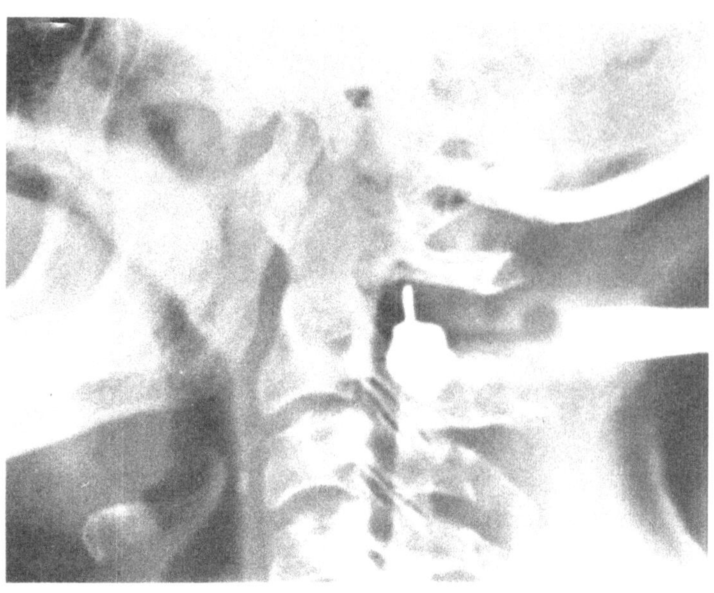

Abb. 5. Cervicales Luftmyelogramm mit Nadellage

durch die Hohlnadel eine Elektrode eingeführt, die die Hohlnadelspitze um 4 mm überragt. Nur die vorderen 2 mm der Elektrode sind nicht isoliert. Die Elektrodenspitze soll auf den vorderen seitlichen Quadranten zeigen, und zwar etwa 2 mm dorsal der Luft-Rückenmarksgrenze. Die Elektrode wird mit einem Gerät verbunden, das Widerstandsmessung, Reizung und Elektrokoagulation ermöglicht (Abb. 6). Der elektrische Widerstand im Liquor ist wesentlich niedriger als der des Rückenmarks, das Verhältnis beträgt 200 bis 400 : 900 bis 1.200 Ohm. Durch *Widerstandsmessung* kann man also überprüfen, ob sich die Nadelspitze im Liquor oder im Rückenmark befindet. Die anschließende *Stimulation* wird *mit 100 Hz* durchgeführt. Die Nadel muß so liegen, daß die Reizantwort bereits bei 0,1 bis 0,3 Volt erfolgt, und zwar controlateral möglichst in dem Gebiet, das ausgeschaltet werden soll. Wir haben bei der Reizung die Erfahrung gemacht, daß bereits im Rückenmark bestimmte Teile des Körpers, zum Beispiel die Hand, überrepräsentiert sind, das heißt, daß die Reizantwort viel häufiger in die Hand als in das Bein oder aber zusätzlich in die Hand lokalisiert wird. Das läßt vermuten, daß vielleicht bereits im Rückenmark eine *Homunkulusgliederung* der Schmerzbahn mit Handbetonung gegenüber der bisher angenommenen segmentalen Gliederung sich formiert. *Bei der Stimulation werden je nach Reizstärke unterschiedliche Sensationen* von dem Patienten *angegeben,* und zwar reichen diese von einem Kribbeln und Ziehen über ein Brennen, Wärmegefühl bis zum Schmerz. Diese Beobachtung dürfte auch für die Auswertung und theoretische Deutung der Hinterstrangstimulation Bedeutung haben. Wenn man aufgrund der Nadellage nach dem Luftmyelogramm, der Widerstandsmessung und der Reizung davon überzeugt ist, daß die Elektrodenspitze an der gewünschten Ausschaltungsstelle liegt, werden *mit Hochfrequenzstrom Läsionen* gesetzt. Es gibt auf dem Markt 2 Geräte, ein amerikanisches von Radionics und kanadisches von OWL. Beide sind etwas unterschiedlich geeicht. Bei dem Gerät von OWL werden die Lä-

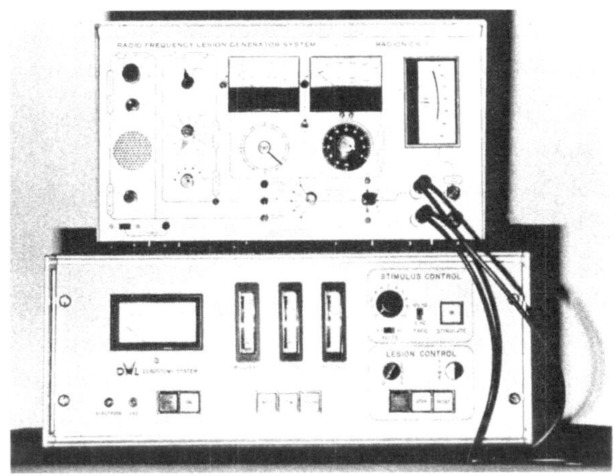

Abb. 6. Geräte von OWL und Radionics zur percutanen cervicalen Chordotomie (Widerstandsmessung, Stimulation, Ausschaltung)

sionen bei 20 Volt und 30 bis 40 mAmp, bei dem von Radionics bei 100 bis 110 mAmp gesetzt. Die Größe der Ausschaltung wird durch die Stromflußzeit gesteuert. Wir beginnen mit einer kurzen Stromflußzeit von 5 bis 10 sec und steigern schrittweise ggf. bis 30 sec. Eine Stromflußzeit von 5 sec entspricht dabei in der Regel einer Läsion von 1 mm Durchmesser, eine Stromflußzeit von 30 sec einer Läsion von 6 mm Durchmesser. Bei einer Stromflußzeit von 5 sec reicht die kontralaterale Analgesie bis zum Knie, bei 15 sec bis zur Leiste, bei 30 sec bis C 3. In bestimmten Fällen kann man allerdings bereits bei einer Läsion von 5 sec eine komplette Hemianalgesie bis C 2 erreichen, und manchmal gelingt es auch bei mehreren Läsionen von 30 sec nicht, die Analgesie über eine bestimmte Höhe auszudehnen. In der Regel wird aber die Läsion schrittweise durch Vergrößerung der Stromflußzeit vergrößert. Nach Setzen jeder Läsion wird *mit einer Nadel die Algesie überprüft*. Gleichfalls erfolgt nach und während jeder Ausschaltung die *Prüfung der Motorik*, während der Ausschaltung durch Schließen- und Öffnenlassen der Faust. Bei geringsten Anzeichen einer Minderung der groben Kraft wird die Ausschaltung bzw. die gesamte Operation abgebrochen, dies ist jedoch nur extrem selten der Fall. Ist die gewünschte Analgesie, die meist mit einem Wärmegefühl und einem Horner-Syndrom auf der Seite der Ausschaltung einhergeht, erreicht, wird die Nadel herausgezogen und der *Patient kommt 24 Stunden auf die Wachstation*.

Nach dem Eingriff klagen die Patienten öfters vorübergehend über *Kopfschmerzen*, die meist durch Liquorverlust oder aufsteigende Luft bedingt sind, manchmal aber auch durch eine Erhitzung der Wurzel C 2 während der Ausschaltung. *Am ersten postoperativen Tag dürfen die Patienten bereits aufstehen*. Das erste Aufstehen kann infolge gestörter *Tiefensensibilität* noch etwas unsicher sein, aber auch dieses Symptom bildet sich rasch zurück, so daß die Patienten, die nicht bereits vor dem Eingriff bettlägerig waren, *nach 3 bis 5 Tagen das Krankenhaus wieder verlassen können*.

Noch etwas zur *Vorbereitung der Patienten für die Operation:* Wenn es zumutbar ist, verzichten wir auf eine Prämedikation, weil durch eine Prämedikation die Kooperation mit dem Patienten, insbesondere bei der Spitz-Stumpf-Prüfung schwieriger wird. In Ausnahmefällen geben wir aber durchaus Analgetica, Psychopharmaca oder aber Kodein, zum Beispiel beim Bronchial-Carcinom mit starkem Hustenreiz. Ganz allgemein ist die *Kooperation* ein sehr wichtiger Faktor für das Gelingen der Operation. Der Erfahrene braucht wegen mangelnder Kooperation allerdings nur ganz wenige Fälle auszuschließen, etwa 2 bis 3 %. Mitunter läßt sich bei ängstlichen Patienten, die dann meistens in sehr schlechtem Allgemeinzustand sind, und die oft vor der percutanen Chordotomie vieles über sich ergehen lassen mußten, die Kooperation durch Psychopharmaca beim zweiten Versuch doch noch erreichen. Die *Operationszeit* hängt natürlich auch von der Erfahrung des Operateurs ab. Sie beträgt bei uns jetzt im Durchschnitt alles in allem 20 min.

Tabelle 1. Ergebnisse, Komplikationen und Rezidive nach 307 percutanen cervicalen Chordotomien

307 percutane cervicale Chordotomien	
Schmerzausschaltung:	90 %
Komplikationen:	2,8 % Paresen
	2,8 % Blasenstörungen
	2,2 % Mortalität
Rezidive nach 2 Jahren:	53 %

Wir haben bisher in den Jahren von 1971 bis heute 307 percutane cervicale Chordotomien durchgeführt (Tabelle 1). Bei der Mehrzahl der Patienten handelt es sich um Patienten mit Schmerzen maligner Ursache, also in erster Linie um *Krebskranke,* die oft in sehr reduziertem Zustand zu uns kamen. Wir haben die Patienten nicht ausgewählt. Trotzdem war die *Mortalität* im Zusammenhang mit dem Eingriff sehr niedrig, sie *betrug 2,2 %. Die meisten Todesfälle* stammen aus unserer Anfangszeit und sind *bei doppelseitigen* Chordotomien zu beklagen gewesen, bei denen es postoperativ zu Atemkomplikationen kommen kann. Warum es zu diesen *Atemkomplikationen* kommt, ist nicht eindeutig geklärt. Man nimmt an, daß infolge der Ausschaltungen in beiden Vorderseitensträngen zu wenig Reize aus der Peripherie zum Atemzentrum gelangen, so daß dieses auf diese Weise weniger tonisiert sei. Aufgrund dieser geringeren Tonisierung bedürfe es angeblich einer höheren CO_2-Spannung, um einen Inspirationsreiz zu setzen. Der Patient vergißt - im wahrsten Sinne des Wortes - zu atmen. Die Störung ist prinzipiell zwar reversibel, doch ist mitunter eine längere Beatmungsphase nötig, die die Patienten in schlechtem Allgemeinzustand oft nicht überleben. Durch Verlängerung des Abstands zwischen den beiden Eingriffen bei doppelseitigen Chordotomien auf 3 bis 4 Wochen und durch kleinere Läsionen - die Analgesie wird bei doppelseitigen Chordotomien nicht mehr bis in die cervicalen Segmente ausgedehnt - ist es uns gelungen, diese Komplikation erheblich zurückzudrängen. Leider kann man durch präoperative Atemfunktionstest nicht von vornherein die gefährdeten Patienten feststellen (6).
Bei der Indikation zur Operation spielt es keine Rolle, ob es sich um Carcinome der unteren oder der oberen Körperhälfte handelt. Wir haben unter unseren Fällen eine sehr große Zahl von Bronchialcarci-

nomen und Mammacarcinomen mit in den Arm einstrahlenden Schmerzen durch Kompression des Armplexus. Im Gegensatz zur offenen Chordotomie, bei der Schmerzen im oberen Thorakal- und im Cervicalbereich nur sehr ungenügend ausgeschaltet werden konnten, oft war eine zusätzliche Rhizotomie nötig, gelingt es uns *bei der percutanen Chordotomie jede gewünschte Analgesiehöhe bis C 3 in der Regel zu erreichen*. Nur in etwa 10 % der Fälle gelingt es uns nicht, die Schmerzausschaltung durchzuführen. In den meisten dieser Fälle ist die Schmerzbahn nicht zu orten. Häufig gelingt es bei Wiederholung des Eingriffs doch noch, Schmerzfreiheit zu erreichen. Diese 10 % gelten für alle operierten Patienten, wir haben also eine *primäre Schmerzausschaltungsquote bei der percutanen cervicalen Chordotomie von etwa 90 %*.
Ein auf das Bein oder die untere Körperhälfte begrenzte Analgesie ist möglich, eine begrenzte Analgesie für die obere Körperhälfte kaum. Man muß bei Schmerzausschaltung der oberen Körperhälfte eine Analgesie auch der unteren Körperhälfte meistens mit in Kauf nehmen. Auf der anderen Seite ist eine zu begrenzte Ausschaltung gar nicht so vorteilhaft, weil es dann häufiger und früher zu Rezidiven kommt.

Bei dem Carcinomkranken spielt das *Rezidivproblem* keine entscheidende Rolle, da die meisten Patienten ihr Schmerzrezidiv nicht erleben. Für Schmerzen benigner Ursache, die mit zunehmender Erfahrung auch in die Operationsindikation einbezogen wurden, gilt dies allerdings nicht. Ich meine hier Stumpfschmerzen und Phantomschmerzen, Schmerzen nach Herpes zoster, Schmerzen nach Querschnittsverletzungen oder aber Schmerzen nach vorangegangener Rückenoperation, bei denen eine Reoperation zur Beseitigung der Schmerzursache nicht mehr möglich ist. Bei diesen Patienten besteht das Rezidivproblem auch nach Einführung der percutanen Technik, wie zu erwarten, immer noch. Wir haben an unserem Krankengut bei diesen Patienten *nach 2 Jahren 53 % Rezidive*, bei der Hälfte der Rezidive ist die postoperative Analgesie immer noch nachweisbar. Ich habe deshalb in mehreren Vorträgen immer wieder darauf hingewiesen, daß man die Indikation für eine schmerzausschaltende Operation bei Schmerzen benigner Ursache nach wie vor schon aus diesem Grunde äußerst kritisch stellen muß (1,2,3). Ein weiterer Grund ist die *postoperative Dysästhesie*, die in Form von Kribblen, Brennen, Wärme- und Kältereiz auftreten kann und in 10 % der Fälle als quälend empfunden wird. Ein dritter Grund ist schließlich, daß wir bei benignen Schmerzen oft nicht so recht wissen, wie sie entstanden sind, ob es sich dabei wirklich um von der Peripherie nach zentral geleitete Reize handelt oder aber ob es sich bei einem Teil der Patienten nicht vielleicht um sogenannte sensible Jacksonanfälle handelt. Besonders *wichtig bei der Indikation* zur Chordotomie *bei Schmerzen benigner Ursache* ist die *psychische Verfassung* des Patienten. Nicht nur wir haben diese Erfahrung immer wieder gemacht. Ich möchte Ihnen ein Beispiel geben. Ein Patient wird nach zweimaliger Discusoperation unter der Diagnose intraspinale Verwachsungen chordotomiert, nachdem bei der Remyelographie kein Anhalt für einen Rezidivprolaps gefunden wurde. Bei der Chordotomie wird die gewünschte Analgesie erreicht, die Schmerzen werden jedoch nur vorübergehend beeinflußt. Trotz Bestehenbleiben der Analgesie klagt der Patient nach kurzer Zeit wieder über die gleichen Schmerzen wie vorher. Der hinzugezogene Psychiater gab uns folgenden Bericht:
"Der Patient wuchs als Einzelkind in einem sehr spannungsreichen Elternhaus auf. Die Mutter dominierte absolut, der Vater scheint eine eher passive und beruflich nicht besonders engagierte Persönlichkeit gewesen zu sein. Seit jeher scheint die Mutter im elterlichen Malergeschäft das Zepter geführt zu haben. Vor etwa 15 Jahren zog sich der Vater immer mehr aus dem Geschäft zurück, der Patient selbst hat ebenfalls seine Malerlehre absolviert ohne aber die Meisterprüfung zu machen, da er den entsprechenden theoretischen Anforderungen nicht

gewachsen war. Damit konnte er auch nicht die Geschäftsleitung übernehmen. Die Mutter nutzte diese Konstellation aus um bis heute und nunmehr auch als Geschäftsinhaberin alle wesentlichen geschäftlichen Entscheidungen selbst zu treffen. Der Patient scheint unter dieser Familienkonstellation ganz erheblich gelitten zu haben, war seit Kindheit eher weich und selbstunsicher, konnte sich gegen die Mutter nie durchsetzen und diese scheint die beruflichen Schwierigkeiten ihres Sohnes stark ausgenutzt zu haben. Inzwischen ist geplant, daß der Sohn des Patienten die Malerlehre absolviert und dann die Meisterprüfung macht, um dann das Geschäft übernehmen zu können. Auf diese Weise wären die Familieninteressen gewahrt, der Patient selbst muß dabei übergangen werden. Der Leidenszustand des Patienten ist in der Familie akzeptiert worden und die Mutter kann umso selbstverständlicher die eigentliche Leitung des Geschäftes durchführen. Der Patient ist lediglich mit Büroarbeiten beschäftigt, früher hat er selbst praktisch arbeiten müssen. Der Rückzug in eine Invalidität durch unerträgliche Rücken- und linksseitige Beinschmerzen erlaubte dem Patienten eine gewisse Lösung der beruflich-familiären Spannung. Der Krankheitsgewinn dürfte ganz erheblich sein und eine nachhaltige Besserung des Beschwerdebildes ist wohl nur zu erwarten, wenn sich die familiäre Konstellation ändert, was widerum sehr von der Einstellungsweise des Sohnen abhängig sein dürfte."

Meine Damen und Herren, wir gehen heute bei Schmerzen benigner Ursache folgendermaßen vor:
Alle zur chirurgischen Schmerzausschaltung vorgesehenen Patienten werden zunächst ambulant vorgestellt. Wir haben dabei Gelegenheit, als erstes einen persönlichen Eindruck von dem Patienten zu bekommen, auf der anderen Seite zu erfahren, inwieweit konservative Maßnahmen wie Physikotherapie, soziale Betreuung, Wiedereingliederung in die Gemeinschaft, Psychopharmaca usw. versucht wurden. Erst wenn alle diese Maßnahmen fehlgeschlagen sind und wir einigermaßen sicher sein können, daß die psychische Komponente des Schmerzes nicht überwiegt, sind chirurgische Maßnahmen gerechtfertigt. Patienten mit psychischen Schmerzen, Schmerzen die meistens nicht klar definiert werden können, sollte man von vornherein eliminieren. Das ist jedoch mitunter sehr schwierig und kostet viel Zeit, psychologische Tests haben dabei weniger als erhofft gebracht.

Die stationäre Behandlung unserer Schmerzpatienten beginnt mit dem Versuch einer transcutanen Stimulation. Ist diese erfolgreich, überlegen wir, ob hier der Ersatz durch eine Hinterstrangstimulation für den Patienten vorteilhafter wäre. Bleibt die transcutane oder Hinterstrangstimulation ohne Erfolg, kann auch bei Schmerzen benigner Ursache die percutane Chordotomie hilfreich sein. Es wäre allerdings falsch, zu große Erwartungen zu wecken.

Wir haben bisher in erster Linie Technik und Indikation zur percutanen cervicalen Chordotomie besprochen. Wie sieht es nun mit den *Komplikationen* aus? Alles in allem muß man neben der bereits erwähnten *Mortalität von 2,2 %* zusätzlich mit *2 bis 3 % bleibenden Paresen und 2 bis 3 % bleibenden Blasenfunktionsstörungen* rechnen. Die Blasenfunktionsstörungen sind insbesondere bei doppelseitigen Eingriffen und bei Patienten zu erwarten, bei denen die Blasenfunktion schon vor der Operation aufgrund des Grundleidens zum Beispiel beim Blasen-Carcinom oder Carcinom-Rectum gestört war. Paresen treten durch Mitverletzung der Pyramidenbahn auf. In unserer Anfangszeit waren wir instrumentell noch nicht so ausgestattet, daß wir bei der percutanen Chordotomie die erwähnte Widerstandsmessung und Reizung in Anspruch nehmen konnten. Seitdem dies möglich ist, ist die Komplikationsrate erheblich zurückgegangen. So haben wir in den letzten 2 1/2 Jahren bei etwa 200 Chordotomien nur noch eine leichte Parese verursacht. Ganz allgemein kann man sagen, daß bis auf die Atemkomplikationen bei doppelseitigen Chordotomien die übrigen Komplikationen inzwischen so niedrig sind, daß man dem Patienten - vorausgesetzt daß eine entsprechende Indiaktion vorliegt - zu dem Eingriff durchaus zuraten kann.

Zusammenfassend läßt sich Folgendes feststellen: Die percutane Technik der Chordotomie hat einen ganz erheblichen Fortschritt in der Schmerzbehandlung gebracht. Die Hauptvorteile liegen
1. in der geringen Belastung des Patienten,
2. Schulter-Arm-Schmerzen können besser erfaßt werden,
3. der Eingriff kann gezielter als die offene Chordotomie durchgeführt werden,
4. die Komplikationsrate ist niedriger,
5. die Krankenhausliegezeit ist wesentlich kürzer,
6. die percutane cervicale Chordotomie kann jederzeit wiederholt werden.

Für Schmerzen maligner Ursache sollte die Indikation zur Chordotomie deshalb großzügiger als bisher gestellt werden, für Schmerzen benigner Ursache sollte die Indikation nach wie vor sehr kritisch sein.

Literatur

1. MÜKE, R.: Experiences with the percutaneous cervical cordotomy. Excerpta Medica 4, 215-218 (1973)
2. MÜKE, R.: Die percutane cervicale Chordotomie. Therapiewoche 40, 5794-5799 (1975)
3. MÜKE, R., CORREIA, A.: Potentials and limits of percutaneous cervical cordotomy. Advanc. Neurosurg. 3, S. 195-198. Berlin, Heidelberg, New York: Springer 1975
4. MULLAN, S., HEKMATPANAH, G., DOBBEN, G., BECKMANN, F.: Percutaneous, intramedullary cordotomy utilizing the unipolar anodal electrolytic lesion. J. Neurosurg. 22, 548-553 (1965)
5. ROSOMOFF, H.L., SHEPTAK, P., CARROL, F.: Modern pain relief: percutaneous cordotomy. J. Amer. med. Ass. 196, 482-486 (1966)
6. ROSOMOFF, H.L., KRIEGER, A.J., KUPERMANN, A.S.: Effects of percutaneous cervical cordotomy on pulmonary function. J. Neurosurg. 31, 620-627 (1969)
7. SIEGFRIED, J., KRAYENBÜHL, H.: Einige Erfahrungen über die chirurgische Behandlung medikamentös nicht beeinflußbarer Schmerzzustände. In: Schmerz. Stuttgart: Thieme 1972
8. WHITE, J.C., SWEET, M.W.: Pain and the Neurosurgeon. pp. 678-712. Springfield/Ill.: Ch.C. Thomas Publisher 1969

Schmerzbehandlung durch elektrische Reizung peripherer Nerven (TNS) und des Rückenmarkes (DCS)

U. Thoden, J.-U. Krainik

Das Konzept durch elektrische Nervenreizung die Schmerzempfindung zu ändern, wurde bereits im römischen Altertum von dem Arzt SCRIBONIUS LARGUS erwähnt, der einen Mann beschreibt, der am Meeresstrand mit einem elektrischen Fisch in Berührung kam und dadurch von einem heftigen Gelenkschmerz befreit wurde.

Im Jahre 1965 publizierten MELZACK und WALL ihre sogenannte "gate-control" Theorie des Schmerzes, die im Rahmen derzeitiger schmerzphysiologischer Theorien und neurophysiologischer Befunde im vorangehenden Kapitel ausführlich gewürdigt wurde, und begründeten damit ein modernes Verständnis der neurophysiologischen Vorgänge der Schmerzempfindung. Mit diesen theoretischen Ansätzen wurde das Interesse um neurophysiologische Mechanismen des Schmerzes erneut geweckt und neue therapeutische Möglichkeiten vorbereitet.

Nach den im vorangegangenen Kapitel diskutierten physiologischen Schmerzmechanismen erscheint es möglich, durch Reizung schnelleitender peripherer Nervenfasern, wie auch durch Reizung von schnelleitenden Hinterstrangfasern auf spinaler Ebene die Balance zwischen schmerz- und nichtschmerzhaften Impulsen so zu verändern, daß Schmerzen gemindert empfunden werden.

Schon 1967 wurde von SHEALY et al. die Reizung der Hinterstränge des Rückenmarkes über implantierte Elektrodensysteme beschrieben und mit klinischen Ergebnissen dargestellt.

In den ersten Jahren der klinischen Erprobung dieser neuartigen Schmerzmodulatoren wurden zur Testung der individuell unterschiedlichen Verträglichkeit der elektrischen Parästhesien während der Reizung kleine extern zu tragende Reizgeräte benutzt.
Es zeigte sich allerdings bald, daß entsprechend den theoretischen Erwartungen in vielen Fällen die Reizung peripherer Nervenfasern eine ganz gleichartige Schmerzminderung wie die Hinterstrangreizung bewirken konnte. Hierdurch wurde das allgemeine Interesse in der Schmerzbehandlung zunächst auf die in der Anwendung unkomplizierten extern zu tragenden sog. transcutanen Nervenstimulatoren (TNS) gelenkt.

Transcutane elektrische Nervenstimulation (TNS)

Teilnehmer des internationalen Seminars über elektrische Nervenreizung zur Schmerzkontrolle, das 1973 in Minnesota stattfand, formulierten abschließend, daß TNS als unschädliche und nichtinvasive Methode der Schmerzminderung mit breitem Anwendungsbereich für akute und chronische Schmerzen anzusehen sei. In vielen Fällen könne es als einzige therapeutische Methode ausreichen. Darüberhinaus sei es

eine wertvolle Hilfe zur Patientenauswahl vor Implantationen von elektrischen Hinterstrangstimulatoren.
Gute Reizerfolge wurden dabei während oder im Anschluß an elektrische Reizungen über den betroffenen Körperteilen, benachbarten Hautarealen, aber auch bei Reizung von entfernten Körpergebieten gefunden.

Als Folge dieser breiten und erfolgreichen klinischen Anwendbarkeit hat sich die transcutane Nervenstimulation (TNS) als Schmerzbehandlungsmethode in den USA rasch durchgesetzt, so daß heute verschiedene Stimulatoren von verschiedenen Firmen auf dem Markt sind (Abb. 1).

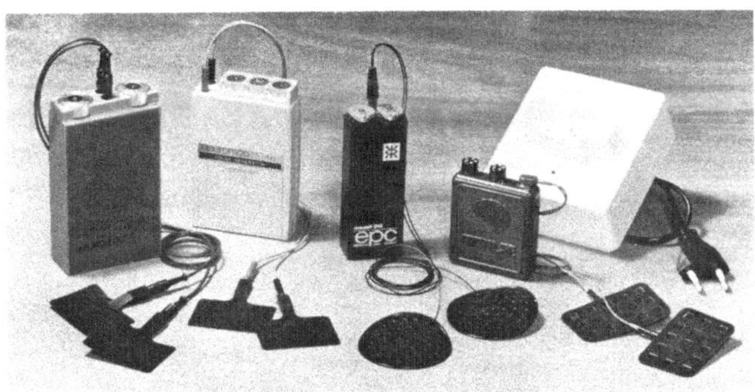

Abb. 1. Transkutane Nervenstimulatoren, von links nach rechts: Neurostal (im Vertrieb der Fa. Krauth, Hamburg), Neuromod (Fa. Medtronic, Hamburg), EPC (Fa. Rowedder, Neumünster), Bipulse mit Ladegerät (Fa. Fresenius, Bad Homburg)

Diese käuflichen Reizgeräte werden mit unterschiedlichen elektrischen Parametern angeboten.
Die häufigste Impulsform ist der unipolare Rechteckimpuls, wesentlich seltener ein bipolarer Rechteckimpuls. Die Reizfrequenz ist individuell einzustellen und kann 200/sec erreichen. Die Reizamplituden liegen zwischen 1 - 100 mA.
Auch die Elektroden, die von verschiedenen Herstellern auf den Markt gebracht werden, variieren zwischen einfachen größeren Metallplatten und stromleitenden Kunststoffelektroden mit meist einem Durchmesser von etwa 3 x 5 cm. Zur besseren Leitung wird eine elektrolythaltige Elektrodenpaste auf die Elektroden aufgetragen.

Die Elektroden selbst werden in den meisten Fällen direkt über dem Schmerzgebiet oder über den Hauptnervenstämmen, die dieses Gebiet versorgen, aufgeklebt. Gelegentlich, dies besondern in Fällen mit Gefühlsstörungen, sind gute klinische Resultate auch mit entfernteren Elektrodenpositionen in manchen Fällen sogar durch Reizung der kontralateralen Seite zu erreichen (LAITINEN, 1976).

Auch nach mehrjähriger Erfahrung läßt sich leider bis heute im einzelnen Falle nicht eindeutig voraussagen, wo eine Elektrodenposition den besten klinischen Erfolg zeigt. Man muß also im einzelnen Falle nach den jeweiligen anatomischen Gegebenheiten die verschiedenen Möglichkeiten durchprobieren.

In einem längeren Bericht der amerikanischen "Food and Drug Administration" vom Februar 1976 berichtete De LONG über 200 unselektionierte chronische Schmerzpatienten, bei denen in keinem Fall eine Schmerzminderung durch andere Schmerzbehandlungen zu erreichen war. In dieser Gruppe wurde in 150 Fällen eine Placebo-Behandlung durchgeführt, wobei 50 Patienten eine elektrische Reizung im Schwellenbereich, 50 eine unterschwellige Reizung und 50 gar keine Reizung erhielten. Die Placebo-Antwort war sehr gering und wurde als nicht signifikant bewertet.

Interessant in diesem Bericht ist, daß die Anfangsresultate (3-6 Tage) ausgezeichnet in 39 %, gut in 27 % und schlecht in 33 % ausfielen.
Nach 1 Jahr wurden die Patienten mit anfänglich ausgezeichneten Resultaten erneut nachuntersucht. Aus dieser Gruppe hatten jetzt nur noch 44 % den anfänglich sehr guten Erfolg, wohingegen 43 % doch einen deutlichen Abfall des Behandlungsergebnisses zeigten.

In demselben Bericht wurde eine Übersicht über die Erfolge mit dieser Methode an anderen Schmerzzentren gegeben. Insgesamt wurden 2000 Patienten mit TNS behandelt. In 25 % konnte die TNS-Methode alleine einen guten Langzeiterfolg bewirken.
Die besten Erfolge wurden dabei bei Patienten mit chronischer Lumbago, Phantomschmerzen und Osteoarthritis gefunden. Schlechter waren die Resultate bei Schmerzen wegen Malignomen, bei zentralen Schmerzzuständen und Neuropathien. Schmerzen psychogener Ursache wurden durch transcutane Nervenreizung nicht beeinflußt.
Diese Aussage, daß TNS alleine einen günstigen Langzeiteffekt bei 25 bis 30 % eines unausgesuchten Krankengutes zeigt, scheint in etwa mit den klinischen Beobachtungen anderer Untersucher übereinzustimmen (EBERSOLD et al, 1975; DAVIS und LENTINI, 1975; CAUTHEN, 1975).
Ähnliche Ergebnisse wurden in einer gemeinsamen Sammelstatistik von den Teilnehmern des zweiten Symposions über "Stimulation of suppressor mechanisms in pain" in Davos im Dezember 1976 dargestellt.

Dabei zeigt sich, daß Schmerzsyndrome des Kopfbereiches, von denen allerdings nur eine kleine Zahl mit TNS behandelt wurde, insgesamt eine eher ungünstige Prognose haben, da 20 von 23 Patienten durch TNS lediglich eine Schmerzminderung bis 50 % zeigten (s. Tabelle 1).

Im Bereich der Extremitäten (Tabelle 2) ist die gesamte Schmerzminderung etwas günstiger, obgleich auch hier noch 71 % der Patienten eine Schmerzminderung unter 50 % angaben und nur 29 % darüber liegen.
Hiermit entspricht die Gesamtstatistik etwa den größeren amerikanischen Statistiken.
Wie weiter aus der Tabelle ersichtlich, liegen in der Gesamtauswertung deutliche Unterschiede zwischen den einzelnen Gruppen vor, so daß hier sicher individuelle Unterschiede in der Methode der Bewertung bestehen müssen.
Als Bewertungsgrundlage wurde dabei von den verschiedenen Autorengruppen lediglich die subjektive Schmerzminderung in Prozent erfragt, andere wesentliche Parameter wie Minderung der Schmerzmitteleinnahme, Einflüsse auf Alltagsaktivität und psychisches Erleben wurden nicht berücksichtigt. Weiter gibt diese Tabelle keine Aufschlüsselung nach den Behandlungszeiten an.

Die Tabelle 3 zeigt die prozentuale Schmerzminderung aufgeteilt nach den verschiedenen neurogenen Läsionsorten. Die Schmerzsyndrome mit der günstigsten Prognose wären hiernach die peripheren Nervenverletzungen am Bein, die Armamputationen sowie die radikulär-thorakalen und lumbalen Läsionen. Bei Beinamputierten ist der Erfolg deutlich

Tabelle 1. Schmerzsyndrome im Kopfbereich

Schmerzsyndrom	P.V. Admiraal	P. Hiedl, A. Struppler	J.U. Krainick, U. Thoden	A. Kühner	Total 23 Patienten
Zosterneuralgie	1 , , ,	1 , , ,	1 , , 1 ,	, , ,	3 , 0 , 1, 0
Trigeminusneuralgie					
idiopathisch	, , ,	1 , , ,	1 , , , 1	1 , , ,	3 , 0 , 0, 1
symptomatisch	, 1 , ,		, 1 , ,		0 , 2 , 0, 0
Atyp. Gesichts-schmerz		3 , 2 , ,	2 ,	1 ,	6 , 2 , 0, 0
Bing-Horton-Syndrom	1 ,		1 ,		2 , 0 , 0, 0
Occipitalisneuralgie		, , 1 ,			0 , 0 , 1, 0
Quadrantensyndrom		1 ,			1 , 0 , 0, 0
Migräne			1 ,		1 , 0 , 0, 0
					16 , 4 , 2, 1

Gesamt: 23 Patienten

Schmerzminderung:	0-25 %,	26-50 %,	51-75 %,	76-100 %
Patienten:	16	4	2	1

Tabelle 2. Schmerzsyndrome an Rumpf und Extremitäten

Neurogene Läsion		P.V. Admiraal	J. Gybels	P. Hiedl, A. Struppler	J.U. Krainick U. Thoden	A. Kühner	R. Tegnér
fokal			3,1, ,	1, , ,			2, , ,
peripher	Rumpf	, ,1,	1, , ,	3, , ,	8,1,1,1	1, , ,	1, ,1,
	Arm	,2, ,	,2, ,	1, , ,	4, , ,	1, , ,1	1, , ,
	Bein	1, ,1,2	1,1, ,	3,2,3,3	2, ,1,	2,1, ,1	2, , ,
Amputation	Arm		3, , ,		5,2,1,6	4,8,5,4	
	Bein	1, , ,	1, , ,	2, , ,1	20,2,5,2	2,2,1,	
Plexus	Arm		1, , ,	2,1, ,1	4, , ,	1,2,1,	
	Bein					1, , ,	
radiculär	cervikal	1, ,3,1	1, ,1,	, ,1,	2, , ,	2, , ,	
	thorakal	1, ,2,4	12,2, ,	1,3, ,5	3, ,2,	1,	
	lumbal	8,4,2,4	8, , ,	5,1,1,2	3,1,2,	1,1, ,	5, ,3,
spinal	cervikal		3, , ,		1, , ,	,1, ,	,1, ,
	thorakal				, ,1,		
	lumbal				, , ,1		
zentral	Thalamus-syndrom	1, , ,			1, , ,		
Total		13,6,9,11	34,6,1,0	18,7,5,9	53,6,13,10	16,15,7,6	11,1,4,0

Gesamt: 261 Patienten; Schmerzminderung: 0-25%, 26-50%, 51-75%, 76-100%;
Patienten: 145 (55%), 41 (16%), 39 (15%), 36 (14%)

Tabelle 3. Schmerzminderung bei 261 Patienten

Neurogene Läsion		0 - 25 %	26 - 50 %	51 - 75 %	76 - 100 %
fokal		6	1		
peripher	Rumpf	13	2	3	1
	Arm	7	4		1
	Bein	11 (43 %)	4 (15 %)	5 (19 %)	6 (23 %)
Amputation	Arm	12 (32 %)	10 (26 %)	6 (16 %)	10 (26 %)
	Bein	26 (66 %)	4 (11 %)	6 (15 %)	3 (8 %)
Plexus	Arm	8	3	1	1
	Bein	1			
radiculär	cervikal	6		5	1
	thorakal	18 (50 %)	5 (13 %)	4 (12 %)	9 (25 %)
	lumbal	30 (58 %)	7 (14 %)	8 (16 %)	6 (12 %)
spinal	cervikal	4	2		
	thorakal			1	
	lumbal				1
zentral		2			

geringer als bei Armamputierten, was in vielen Fällen damit zusammenhängt, daß sich die externen Elektroden im Bereich des häufig durch Prothesen versorgten Stumpfes nur schlecht fixieren lassen.

In der Gesamtübersicht über die Statistiken verschiedener Gruppen fehlt eine Beurteilung des Langzeiterfolges. Eine Statistik des Institutes für Anaesthesiologie der Universität Mainz (MÜLLER-SUUR, 1976) über 185 chronische Schmerzpatienten zeigt, daß der Therapieerfolg am dritten Tag mit 66 % noch recht günstig liegt, nach 3 Monaten jedoch auf 22 %, nach 12 Monaten auf 11 % und nach 24 Monaten eine Erfolgsquote von 6 % erreicht hat. Insgesamt sind also die Späterfolge der elektrischen externen Nervenreizung zur Behandlung chronischer Schmerzsyndrome mit einem Globalerfolg von 20-30 % und weiterhin abfallenden Spätresultaten recht gering, da auch eine Erfolgsrate von etwa 30 % bei Placebo-Versuchen angenommen werden kann. Allerdings ist zu bedenken, daß bei diesen Patienten viele andere Methoden einer Schmerzbehandlung zu keinem eindeutigen Erfolg geführt haben, und daß diese Patienten damit im allgemeinen eine große Belastung für die ambulante Versorgung darstellen. Daran gemessen ist auch ein Behandlungserfolg in etwa 30 % bei gefahrloser und relativ einfacher Versorgung als günstig anzusehen und rechtfertigt die Weiterführung der Methode.

Elektrische Hinterstrangreizung über implantierte Elektroden

(DCS = dorsal column stimulation)

Bei chronischen und kausal nicht behandelbaren Schmerzzuständen, die durch die oben beschriebene Methode der transcutanen elektrischen Nervenstimulation nicht beeinflußt werden können, kommt die Implantation von Elektroden im Bereich der Hinterstränge des Rückenmarkes in Frage (KRAINICK et al., 1975).
Die Reizelektroden müssen dabei durch eine Laminektomie in den Bereich der Hinterstränge gebracht werden, wobei, um Komplikationen durch Liquorfisteln und Liquorzysten zu vermeiden, man heute nur noch in seltenen Fällen subarachnoidal und meistens in eine Duratasche, also endodural implantiert.
Die Implantation solcher Elektrodensysteme, die induktiv durch einen extern getragenen Sender angesteuert werden können, und die durch eine Laminektomie in ihre Position gebracht werden, ist als chirurgische Methode zur Behandlung chronischer und kausal nicht behandelbarer Schmerzzustände seit etwa 9 Jahren bekannt (KRAINICK et al., 1975; NASHOLD et al., 1972; SHEALY et al., 1967). Abbildung 2 zeigt eine Röntgen-Übersicht mit implantierten Elektroden in Höhe von BWK 7 und dem infraclaviculär gelegenen Empfängersystem.

Annähernd neuntausend Patienten wurden mit dieser Technik bisher behandelt. Die unipolaren oder bipolaren Elektroden werden entweder subdural auf das Rückenmark oder endodural in eine Duratasche einoperiert. Die verschiedenen Implantationstechniken ergeben jedoch auf lange Sicht gesehen keine abweichenden Ergebnisse im Behandlungserfolg. Hingegen hängen Art und Häufigkeit von Komplikationen sowie Nebeneffekten von den verschiedenen Techniken und den benutzten Elektroden ab.

Die Komplikationen in Form von Liquorkissen und Liquorcysten treten bei subduraler Implantation mit Eröffnung des Liquorraumes häufiger auf, während bei endoduraler Implantation häufig unangenehme radikuläre Reiznebenerscheinungen sowie unzureichende Reizintensitäten am Rückenmark beobachtet werden.

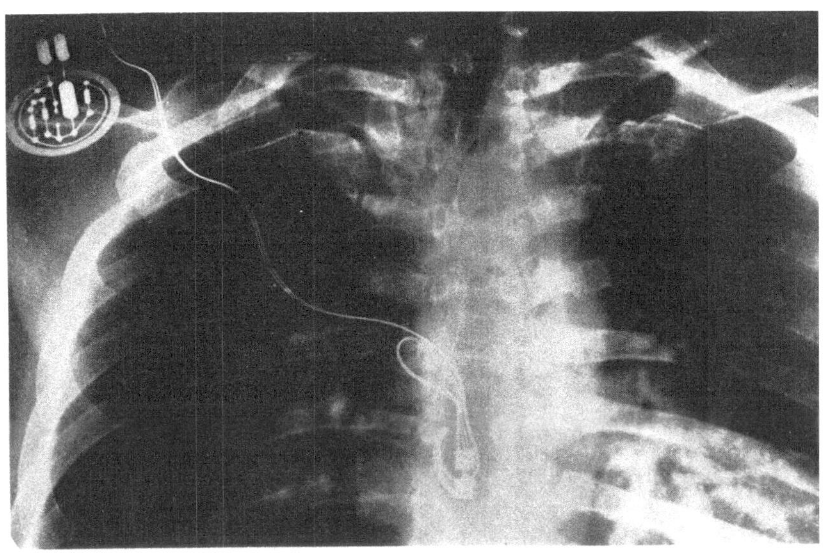

Abb. 2. Implantierte Hinterstrangreizelektrode bei D_7 mit infraclaviculärem Empfänger in a.p. Rö-Übersicht

Unabhängig von der gewählten Technik bleibt das Problem der Patientenselektion für die Operation, die Auswahl einerseits in psychiatrischer andererseits in reiztechnischer Hinsicht bestehen. Nach neurologischer und psychiatrischer Untersuchung sollte jeder Patient vor einer endgültigen Implantation zunächst probeweise gereizt werden, d.h. es sollte möglichst auf Zeit eine Elektrode in den Bereich des Rückenmarkes gebracht werden, um die Wirkung der endgültig zu implantierenden Elektrode zu simulieren.
Die technischen Schwierigkeiten einer solchen Testreizung können erst seit 1975 durch eine neue Implantationstechnik, die sogenannte percutanepidurale Implantation umgangen werden. Hierbei werden Elektroden über zwei Punktionskanülen in zwei verschiedene Segmente des Epiduralraumes punktiert und zunächst über mindestens 14 Tage über feine Drähte von extern direkt gereizt (Abb. 3).

Erst bei deutlicher Schmerzminderung und wenn die elektrisch induzierten Reizparästhesien akzeptiert werden, wird der Empfänger endgültig unter die Haut gelegt und mit den Elektroden subcutan verbunden. Der Vorteil dieser Technik ist also, daß die Testelektroden und die endgültigen Elektroden identisch sind. Nur so ist es möglich, von vorneherein Patienten von der endgültigen Implantation auszuschließen, die trotz korrekter Elektrodenposition und technisch optimalem Stimulationseffekt keine Schmerzminderung verspüren.

Dennoch ist diese lediglich weiterentwickelte Technik in Physiologie und angenommener Wirkungsweise mit den bisherigen Elektrodensystemen identisch. So ist zu erwarten, daß mit der neuen Technik wohl bessere Frühresultate durch schärfere Selektion erreichbar sind, jedoch die Spätresultate in ähnlichem Prozentsatz abfallen werden.

In der Tabelle 4 sind die Resultate dargestellt, die anläßlich des Schmerz-Seminars in Minneapolis 1973 von den Autoren publiziert wurden. Die Frühresultate bedeuten hier, daß die Schmerzminderung in

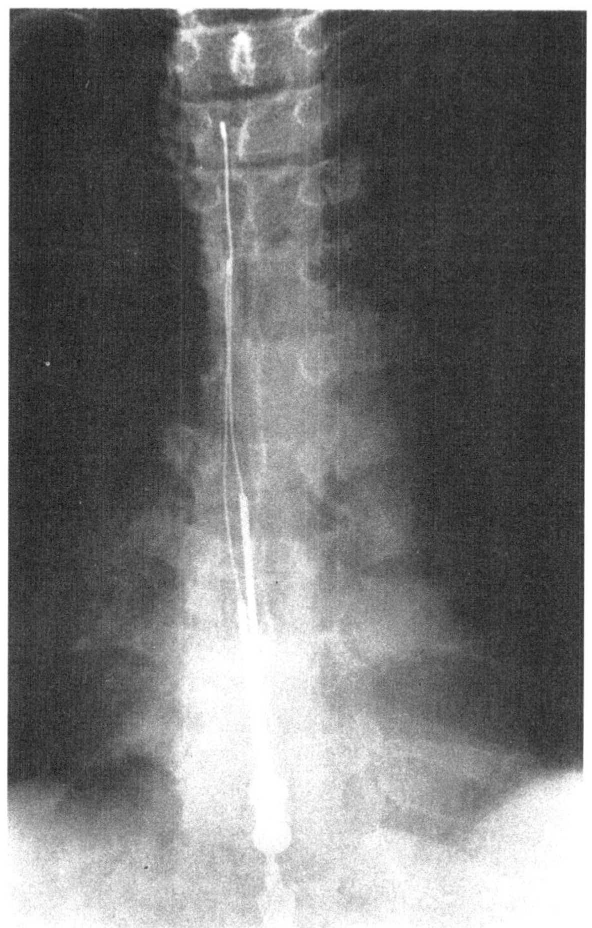

Abb. 3. Percutan-epidurale Elektroden (Medtronic PISCES) in Röntgen-Übersicht a.p. mit liegenden Punktionselektroden

subjektiver Selbsteinschätzung zum Zeitpunkt der Klinikentlassung notiert wurde. Die Resultate zeigen eine gute bis sehr gute Schmerzminderung in 30 - 90 % der Patienten. Die 30 %, also relativ schlechte Frühresultate, stammen aus der Serie von NASHOLD, die sehr früh publiziert wurden und sich durch technische Schwierigkeiten erklären lassen.
Spätere Statistiken zeigen entsprechend der weiterentwickelten Testmethoden und Operationstechniken sowie der verbesserten Elektroden wesentlich günstigere Frühresultate. Diesen gegenüber stehen die Langzeitergebnisse, die im Durchschnitt sowohl bei den amerikanischen als auch bei den deutschen Studiengruppen erheblich günstiger liegen. Durchschnittlich fallen die Ergebnisse in 2 Jahren um 35 % ab.

Die Ergebnisse europäischer Studiengruppen wurden anläßlich des Symposions über "Stimulation of Suppressor-Mechanisms in Pain" in Davos,

Tabelle 4. DCS - Ergebnisse - 1973/75 (USA)

Autoren	n	gut - sehr gut in % Frühergebnisse	Langzeitergebnisse
Ch. Burton	63		58 % (bis zu 1 Jahr)
W.E. Hunt et al	13	31 %	
D.M. Long et al	69	81 %	25 % (1 J.)
B.S. Nashold	30	40 %	28 % (3 J.)
K.D. Nielson et al	130	67 %	49 % (bis zu 4 J.)
A. Pineda	79	81 %	45 % (1 1/2 J.)
C.N. Shealy	80	64 %	46 % (6 Monate)
C.H. Shelden et al	27	57 %	
Internationale Studiengruppen (Okt. 1976) insgesamt	7.500	80 %	35 % (durchschnittl. 2 J.)

Tabelle 5. Schmerzminderung (ausgewertet nach 6 Monaten oder später)

Diagnose	n	0	- 25%	- 50%	- 75%	- 100%
Post-Amp. Schmerz Phantomschmerz	108	24	11	17	22	34
periph. rad. spinale Läsionen	58	15	9	7	14	13
andere Schmerzsyndrome (Carcinom)	19	11	1	1	5	1
Herpes zoster	2	1	1			
Insgesamt	187	51	22	25	41	48
		41%		12%	22%	25%
					59%	

J. Siegfried:	27	incl. letzte Implantationen
W. Winkelmüller:	73	
J. Gybels:	7	
J. Miles:	18	
A. Kühner:	11	
Krainick/Thoden:	110	
	246	

Dezember 1976 von den Teilnehmern zusammengestellt (Tabelle 5). Die gesamte Schmerzminderung wird mit mäßig bis gut in 59 % mit schlechten Resultaten in 41 % angegeben. Die Auswertung erfolgte in allen Fällen nicht bei Klinikentlassung sondern frühestens 6 Monate nach der Operation.

Unter Beachtung der amerikanischen Berichte und der eigenen Ergebnisse können mit der Reizung des Rückenmarkes gute Resultate bei Postamputationsschmerzen (Phantom-, Stumpfschmerz) sowie bei Schmerzen nach peripheren Nervenläsionen erwartet werden. Mäßige Resultate zeigen Lumboischialgien nach Diskusoperationen und möglicherweise einige Formen von Schmerzsyndromen bei malignen Grundkrankheiten. Ungünstige Resultate finden sich bei intestinalen Schmerzzuständen und in Fällen nach vorangegangener Chordotomie sowie bei Läsionen spinaler Wurzeln.

Als Gründe für die schlechten Resultate unter den Frühergebnissen sind vor allen Dingen Fehler in der psychiatrischen Selektion (Suchtpatienten!), darüber hinaus eine mangelhafte Überdeckung des Schmerzgebietes durch induzierte Reizparästhesien und weiter natürlich technische Fehler bei Operation oder der verwendeten Elektrodensysteme zu nennen.
Was die Spätresultate betrifft, die erheblich schlechter sind als die Frühresultate, gibt es keine befriedigenden Erklärungen. Möglicherweise ändern sich Bereich der induzierten Parästhesien und Schmerzbereich. In diesen Fällen kann eine Reimplantation, evtl. eines anderen Systemes, erfolgreich sein. Es bleibt eine bestimmte Gruppe von Patienten, bei denen keine bemerkenswerte Änderung weder im Schmerzprofil noch in der Wirkung des implantierten Systemes bezüglich der Verteilung der Parästhesien zu beobachten ist.
Wie bei anderen neurochirurgischen Schmerzoperationen, von denen Rezidive nach 1 1/2 bis 2 Jahren bekannt sind, wie z.B. nach Chordotomie und stereotaktischer Thalatomie, gibt es offensichtlich auch nach der elektrischen Hinterstrangreizung eine Anpassung des Schmerzsystemes an die veränderten Verhältnisse.

Literatur

1. CAUTHEN, J.C. and RENNER, E.J.: Transcutaneous and Peripheral Nerve Stimulation for Chronic Pain States. Surg. Neurol. 4, 102-104 (1975)
2. DAVIS, R., LENTINI, R.: Transcutaneous Nerve Stimulation for Treatment of Pain in Patients with Spinal Cord Injury. Surg. Neurol. 4, 100-102 (1975)
3. EBERSOLD, M.J., LAWS, E.R.,Jr., STONNINGTON, H.H., STILLWELL, G.K.: Transcutaneous Electrical Stimulation for Treatment of Chronic Pain: A Preliminary Report. Surg. Neurol. 4, 96-199 (1975)
4. KRAINICK, J.-U., THODEN, U., RIECHERT, T.: Spinal Cord Stimulation in Post-Amputation Pain. Surg. Neurol. 4, 167-170 (1975)
5. KRAINICK, J.-U., THODEN, U., RIECHERT, T., TENSCHERT, G.: Elektrische Hinterstrangreizung bei chronischen Schmerzen. Klinische Erfahrung über zwei Jahre. Neurochirurgia 17, 162 (1974)
6. KRAINICK, J.-U., THODEN, U.: Electrical stimulation of the spinal cord for the relif of pain. Method - patient selection - clinical results. Advanc. Neurosurg. 4, 210-215 (1975)
7. LAITINEN, L.V.: Placements of electrodes in transcutaneous nerve stimulation. A theory of pain. Proc. of V World Symposium on Rehabilitation in Neurology, Prague 15-17 Sept. 1976

8. MELZACK, R., WALL, P.D.: Pain mechanisms: A new theory. Science 150, 971 (1965)

9. MÜLLER-SUUR, N.: Elektrostimulation beim Kreuzschmerz. 1. Jahrestagung der Gesellschaft zum Studium des Schmerzes, Günzburg, Oktober 1976

10. NASHOLD, B.S., FRIEDMANN, H.: Dorsal column stimulation for control of pain. Preliminary report on 30 patients. J. Neurosurg. 36, 597 (1972)

11. SCRIBONIUS LARGUS: Die compositione medicamentorum liber CLXII

12. SHEALY, C.N., MORTIMER, J.T., RESWICK, J.B.: Electrical inhibition of pain by stimulation of the dorsal columns: Preliminary Clinical Report. Anesth. and Analg. Vol. 46, No. 4, 489 (1967)

EEG, Echoencephalographie, EMG

Artefakte im EEG

H. Grass

Das Ziel jeder elektroencephalographischen Untersuchung ist eine möglichst den realen Verhältnissen entsprechende Aufzeichnung der sich als Funktion der Zeit wandelnden Potentialfelder, die im Gehirn entstehen und über der Kopfhaut abgegriffen werden können. Die Durchführung kann in der täglichen Routine durch verschiedene Störquellen beeinträchtigt werden, die mit einer Vielzahl von Graphoelementen die EEG-Aufzeichnung beeinflussen.

Als *Artefakte* sind Spannungsschwankungen zu definieren, die mit der EEG-Ableitung aufgezeichnet werden, jedoch ihren Ursprung nicht im Gehirn haben. Diese können bioelektrische Potentiale cerebralen Ursprungs verdecken, abwandeln oder täuschend ähnlich nachahmen. Die Kenntnis, wie Artefakte im EEG formal - optisch aussehen können, ist für die EEG-Assistentin wichtig zur Beseitigung von Störquellen während der Untersuchung und für den auswertenden Arzt zur Vermeidung von diagnostischen Irrtümern.

Das Ziel dieser Übersicht - (die keineswegs Anspruch auf Vollständigkeit und inhaltliche Originalität erhebt) - ist die Darstellung der Entstehung und Morphologie von Artefakten im EEG einschließlich von Möglichkeiten zur Vermeidung oder Beseitigung.

I. Elektrische Beeinflussung im Ableiteraum

Im ersten Abschnitt ist zusammenfassend von baulichen Bedingungen des EEG-Ableiteraumes die Rede, wo als Störquellen elektrostatische, elektromagnetische und Hochfrequenzfelder auftreten können. Diese induzieren im zu untersuchenden Patienten und in der Wegstrecke zum EEG-Gerät Wechselspannung. Wird diese zusammen mit dem EEG-Signal verstärkt und als "Brumm" registriert, kann die Auswertung erschwert oder unmöglich gemacht werden. Vorschläge zur Abhilfe werden nur angedeutet, da sie überwiegend in die Zuständigkeit des technischen Dienstes bei der Einrichtung des Untersuchungslabors fallen.

1. Elektrostatisches Feld

Jede Stromleitung besitzt ein sich periodisch gegenüber der Erde änderndes Potential. Dadurch entsteht zwischen der stromführenden Leitung - jedes Zimmer hat in der Regel mehrere - und allen geerdeten Gegenständen innerhalb des Raumes einschließlich der Wände ein elektrostatisches Feld. Die Verhältnisse können anhand eines einfachen gedanklichen Modells dargestellt werden. Wir können uns die stromführende Leitung als den einen Pol eines Kondensators vorstellen und den Patienten im Ableiteraum als den anderen Pol. Die Luft dazwischen stellt das Dielektrikum dar. Im leitfähigen Körper des zu untersuchenden Patienten wird eine Wechselspannung induziert. Da der Kondensator für Wechselstrom durchlässig ist, kommt es zu einem Stromdurchfluß über den Übergangswiderstand der Erdelektrode am Patienten. Der Stromdurchfluß ist umso größer, je größer die Kondensatorkapazität ist. Die daraus resultierende *kapazitive Wechselstromstörung* kann vermindert werden durch vergrößerten Abstand des Patienten zur stromführenden Leitung. Die Größe des Übergangswiderstandes der Elektroden und der Erdung spielen ebenfalls eine Rolle. Außerdem können diese kapazitiven Wechselstromstörungen durch fest eingebaute Kompensationsschaltungen des EEG-Gerätes (= Differenzverstärker) unterdrückt werden, wenn eine bestimmte absolute Größe nicht überschritten wird.

Gelingt die Unterdrückung dieser Störung - erkennbar durch *50 - Hertz - "Brumm"* - trotz eines EEG-Gerätes mit Kompensationsschaltung, bei passendem Aufstellungsort (Mitte des Raumes) und bei sorgfältiger Elektroden- und Erdungstechnik nicht, so ist die Installation eines Faraday-Käfigs erforderlich.

Es sei an dieser Stelle erwähnt, daß Wechselstromstörungen als 50 - Hertz - "Brumm" (Abb. 1) in ihrem Potential um einige Zehnerpotenzen höher sind als die bioelektrischen EEG-Potentiale, die im Mikrovoltbereich liegen. Die Kompensationsschaltung im EEG-Gerät reduziert zwar etwa um den Faktor 1000. Sie erfaßt jedoch nur Störspannungen, die in gleicher Phase und Amplitude an den Verstärkereingängen ankommen und eine bestimmte absolute Größe nicht überschreiten. Sind diese Bedingungen nicht erfüllt, kann die 50 - Hertz-Überlagerung die Aufzeichnung der EEG-Signale weitgehend oder völlig unmöglich machen.

2. *Elektromagnetisches Feld*

Ein weiteres Problem elektrophysikalischer Natur ergibt sich aus der Tatsache, daß um stromdurchflossene Leiter außenherum ein magnetisches Wechselfeld entsteht, das in einem anderen Leiter eine Wechselspannung induziert. Der andere, nicht selbst stromführende Leiter ist als Sekundärleiter zu bezeichnen. Im System Patient - EEG - Gerät sind die Elektrodenkabel von der Elektrode zur sog. "Brause" als Sekundärleiter wirksam, in denen durch das elektromagnetische Feld eine Wechselspannung induziert wird. Diese wird zusammen mit den EEG-Signalen über die Verstärkereingänge aufgenommen und verstärkt und dann wiederum als "Brumm" auf den Ableitungen (meist auf allen) aufgezeichnet. Da Stromstärke des Primärleiters, Entfernung des Sekundärleiters und dessen Lage innerhalb des elektromagnetischen Feldes die Intensität der im Sekundärleiter induzierten Wechselspannung bestimmen, müssen die im Ableiteraum verlegten Stromkabel durch Einbau in entsprechende Rohre abgeschirmt werden. Das gilt besonders für Starkstromleitungen, denn die Kompensationsschaltung im EEG-Gerät ist hier nicht wirksam.

3. *Hochfrequenzfelder*

Bezogen auf die Räumlichkeiten innerhalb von Klinik und Praxis sind noch die Hochfrequenzfelder zu erwähnen, die von Funksprechanlagen, Diathermien, Fernsehsendern, Fahrstuhlanlagen, Kurzwellengeräten etc. ausgehen. Sie werden ebenfalls in der Wegstrecke Patient - EEG-Gerät wirksam und sind formal- optisch an niedrigen hochfrequenten Artefakten zu erkennen, die wie um einen Strich verschmierte Tinte aussehen. Kann nicht ein Mindestabstand von 20 - 30 m zu den Störquellen eingehalten werden, muß ebenfalls ein Faraday-Käfig zur Abschirmung eingerichtet werden.

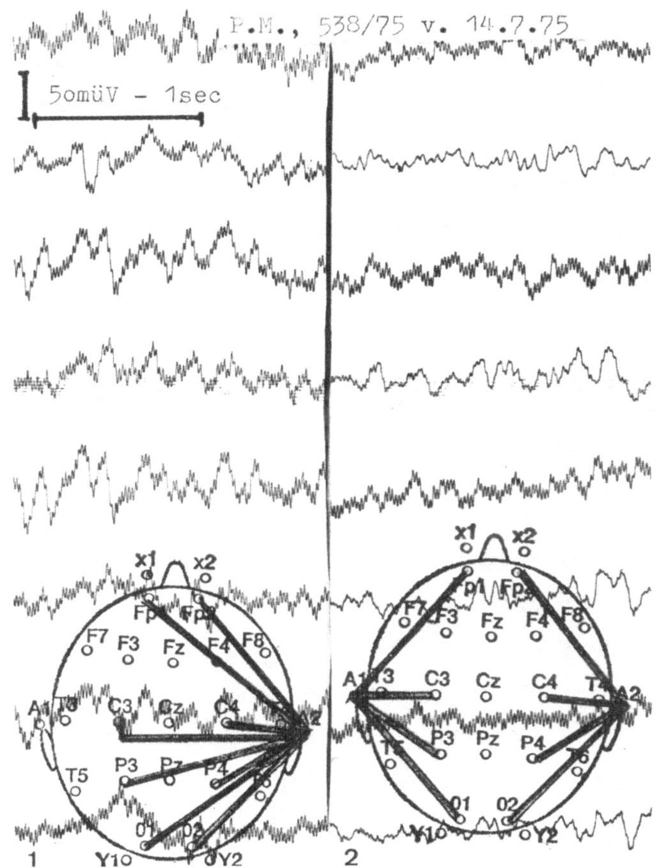

Abb. 1. *50 - Hertz - Brumm.* Wechselstrombeeinflussung auf allen Kanälen bei Ableitung ohne Erdung

Abb. 2. *Elektrodenartefakt.* Wechselstrom über einer schlecht sitzenden Ohrelektrode

4. Probleme der Intensivstation

Besondere Probleme können Ableitungen auf Intensiveinheiten stellen, wo über angeschlossene elektrische Geräte, Infusionssysteme und durch Manipulationen von nicht geerdetem Personal am Patienten Wechselstromdurchfluß entsteht, evtl. auch durch Berührung von Böden und Wänden etc. Auch hier resultiert wieder 50-Hertz-"Brumm" als Störeinstreuung. Diese kann beseitigt werden durch Entfernung der Störquellen oder Anschluß an eine gemeinsame Erdung.

II. Artefakte im System Patient - EEG - Gerät

Artefakte können durch mechanische Ursachen an allen Verbindungsflächen und Kontaktpunkten auf dem Weg von der Schädeloberfläche bis zum EEG-Gerät entstehen. Sorgfalt und Geschick bei der Arbeit lassen diese Störungen ausschalten.

Die Wegstrecke Patient zum EEG-Gerät beginnt mit der galvanischen Einheit Kopfhaut - Elektrolytlösung - Elektrode. Das bei der gelernten Assistentin flink vor sich gehende Haubensetzen erfordert einige unumgängliche Kunstgriffe zur Vermeidung von Störeinflüssen. Der erste Schritt ist die Herabsetzung des Übergangswiderstandes der Kopfhaut. Ein hoher Widerstand begünstigt die Aufnahme von Wechselstrom aus den elektrischen Feldern des Raumes. Damit der Übergangswiderstand der Haut vermindert wird, muß die Ableitestelle sorgfältig mit fettlösenden Mitteln abgerieben werden. Die reichliche Verwendung von Haarspray kann eine vorherige Kopfwäsche erforderlich machen. Hoher Übergangswiderstand zeigt sich durch "Brumm"-Einstreuung auf den Kanälen, auf denen die betreffende Elektrode zugeschaltet ist (Abb. 2,4,6).

Die in Kochsalzlösung angefeuchtete Elektrode mit Stoffüberzug enthält genügend Salzlösung, um einen Flüssigkeitsfilm zwischen Kopfhaut und Elektrode während der ganzen Ableitedauer unter normalen Temperaturbedingungen zu halten. Zu viel Kochsalzlösung kann durch Flüssigkeitsverbindung mit einer nahegelegenen Elektrode zu einer elektrisch leitenden Brücke führen, einer sog. "Kochsalzbrücke"

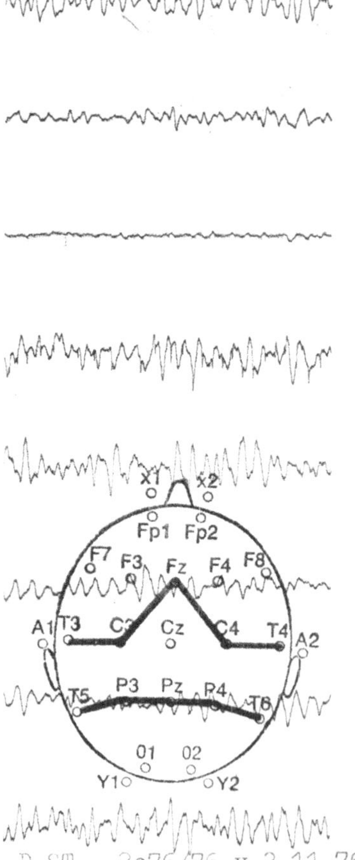

Abb. 3. *Elektrodenartefakt*
Kochsalzbrücke F_z - C_3

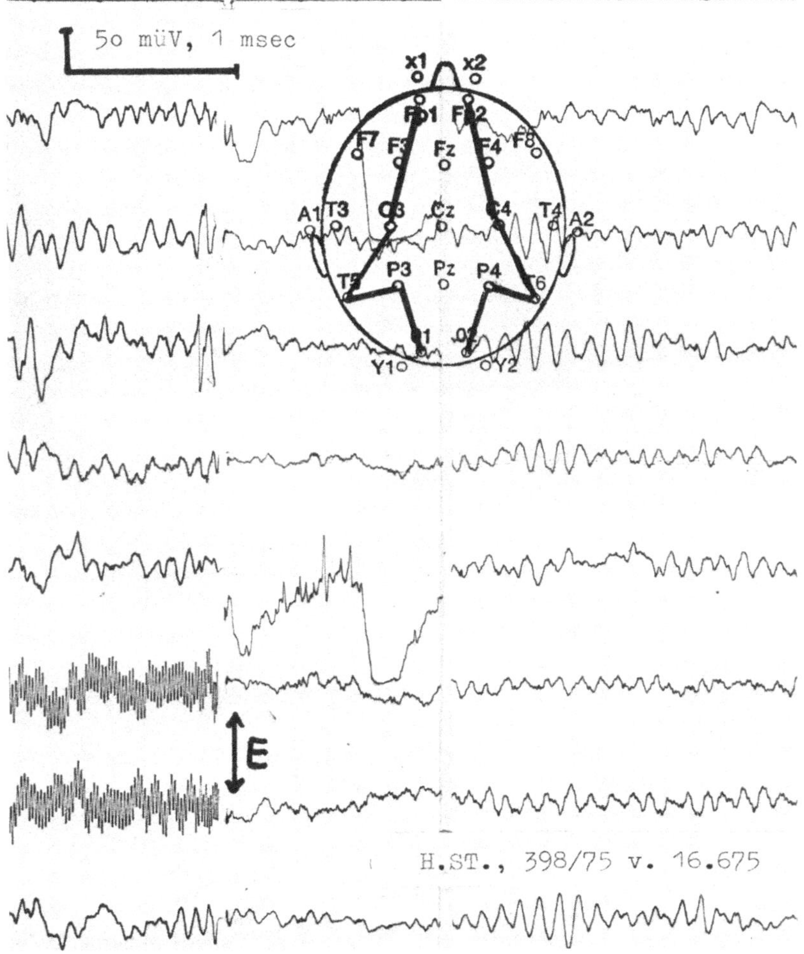

Abb. 4. *Elektrodenartefakt.* Hoher Übergangswiderstand an der Elektrode T 5 mit 50 - Hertz - Einstreuung vor der Korrektur und nach dem Neusetzen der Elektrode

(Abb. 3). Auf den bipolaren Kanälen, die jene betroffenen Elektroden einbeziehen, zeigt sich dann eine deutliche Amplitudenminderung, die unter Umständen bis zur isoelektrischen Linie gehen kann.

Das Eintrocknen der Salzlösung hingegen führt wie Schwitzen zu langsamen Änderungen des Polarisationspotentials im galvanischen Element, was sich in der Registrierung als langsame wellenförmige Grundlinienschwankungen zeigt. Die maximalen Auslenkungen des verwendeten Schreibsystems (Stift oder Tintendüse) und additive Überlagerungen verfälschen hier die Wiedergabe des EEG-Signals.

Der dritte Bestandteil im galvanischen Element neben Kopfhaut und Elektrolytlösung sind die Elektroden, die möglichst niedrigen Über-

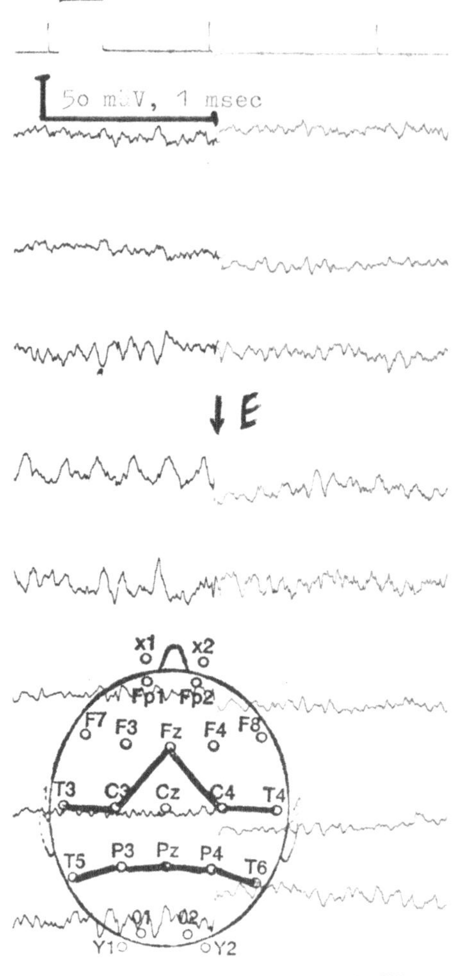

Abb. 5. *Elektrodenartefakte.* Wackelartefakt durch zu lockeren Sitz der T3-Elektrode. Bei -E- verbessert

gangswiderstand haben sollen. Auf technischen Einzelheiten von Herstellung, Verwendung und Wartung soll an dieser Stelle nicht eingegangen werden.

Weitere kritische Punkte sind die Verbindungsstellen von Elektrode und Elektrodenkabel im Stiftkontakt, die fest sitzen müssen. Die Elektrodenschnüre sollten wegen der Gefahr des Herausreißens nicht zu kurz und wegen störender Pendelbewegungen nicht zu lang sein. Eine lockere oder vollständig gelöste Verbindung führt ebenso wie Kabelbruch zu einem nicht durch Verbesserung des Elektrodensitzes behebbaren "Brumm". Zur Vermeidung von Elektrodenkabeldefekten sind regelmäßige Prüfungen angeraten. Die neuen EEG-Geräte bieten dafür Widerstandsmesser (Ohm-Meter), bei denen ein intaktes Kabel einen Widerstand von O Ohm zeigt. Ebenfalls Brummartefakte können von einer korrodierten Elektroden-Buchsenplatte (="Brause") ausgehen oder von einem beschädigten Hauptkabel zwischen "Brause" und EEG-Gerät.

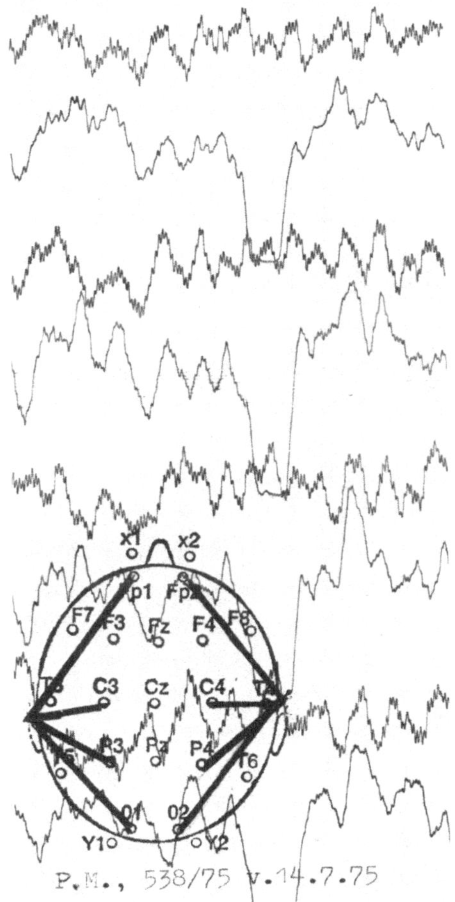

Abb. 6. *Wackelartefakt* der linken Ohrelektrode. Wechselstromeinstreuung über die rechte Ohrelektrode

Elektrodenartefakte können ebenfalls durch zu lockeren Sitz der Haube entstehen mit mechanisch bedingten Wackelbewegungen (mit und ohne "Brumm"), die durch Verbesserung des Sitzes beseitigt werden können (Abb. 5).

Das Problem von äußeren und inneren Funktionsstörungen bei Röhren in Geräten älterer Bauart als Wackel- oder Krakelartefakt soll wegen der technischen Weiterentwicklung nur erwähnt werden.

III. Bewegungsartefakte

Dem EEG - Auswerter stellen Bewegungsartefakte mit der Vielzahl von Formelementen gegenüber den vorerwähnten Artefakten öfters ein echtes diagnostisches Problem durch Imitation bioelektrischer Graphoelemente. Es ist erforderlich, daß die EEG-Assistentin bei laufender Kurve den Patienten beobachtet und Bewegungen markiert.

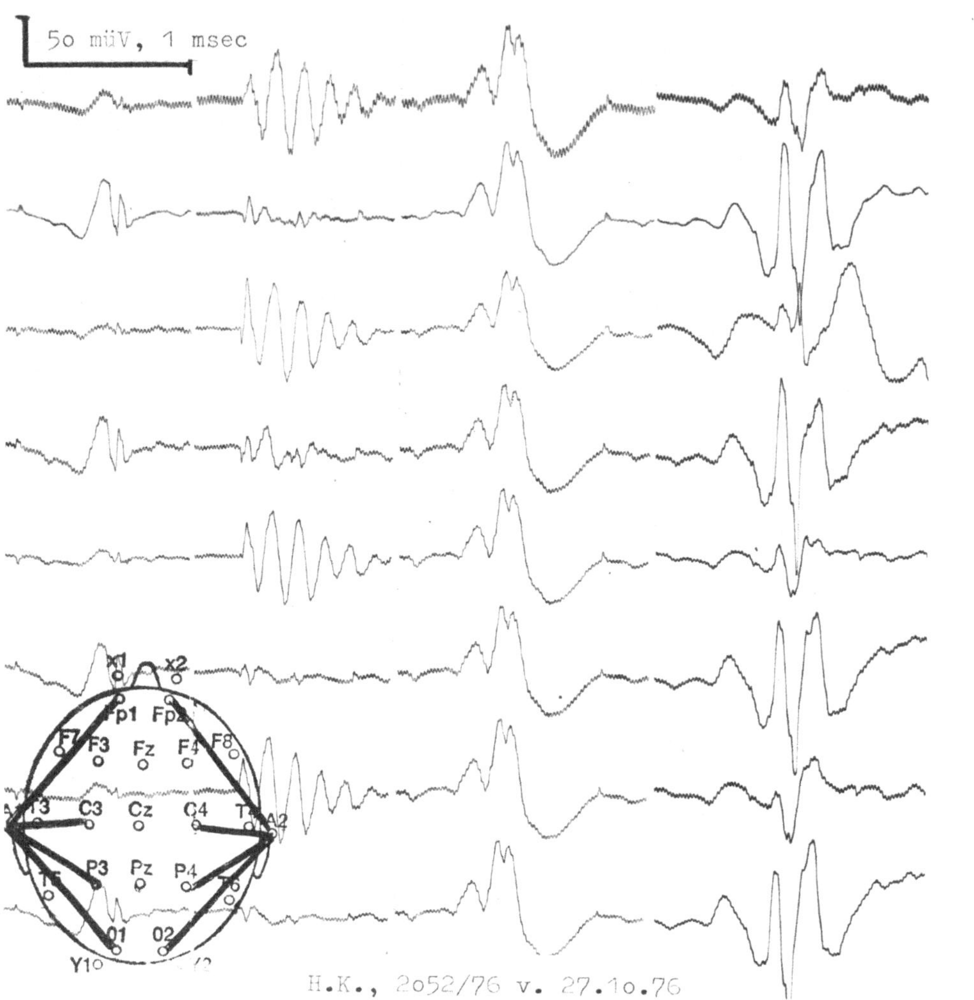

Abb. 7. *Bewegungsartefakte*. EEG-Ableitung eines Kleinkindes. Die ersten drei Graphoelemente entstanden durch Bewegungen des Kindes und das rechte Bild indirekt durch eine im Ableiteraum entlanggehende Person

Bewegungsartefakte sind meist unregelmäßig in den Kurvenverlauf eingestreute Abläufe, die paroxysmalen Dysrhythmien ähneln oder intermittierenden Rhythmisierungen und eventuell auch an Graphoelemente mit Krampfpotentialen denken lassen. Sie entstehen, wenn die zu untersuchende Person den Kopf oder einzelne Extremitäten bewegt (Husten, Schluchzen, Handbewegung, Beineverschränken, Kopfhaltung ändern etc.). Je nach Schaltung und Bewegungsdynamik können Störungen generalisiert oder umschrieben oder nur über eine Elektrode eingestreut werden (Abb. 7).

Regelmäßige Bewegungsartefakte können bei Kleinkindern durch Saugen am Schnuller oder Strampeln erzeugt werden, beim Erwachsenen durch rhytmische Tremorbewegungen, etwa beim M. Parkinson. Hier können rhythmische Zuckungen im Kopfbereich durch zusätzliche Muskelartefakte meist leichter differenziert werden (Abb. 8).

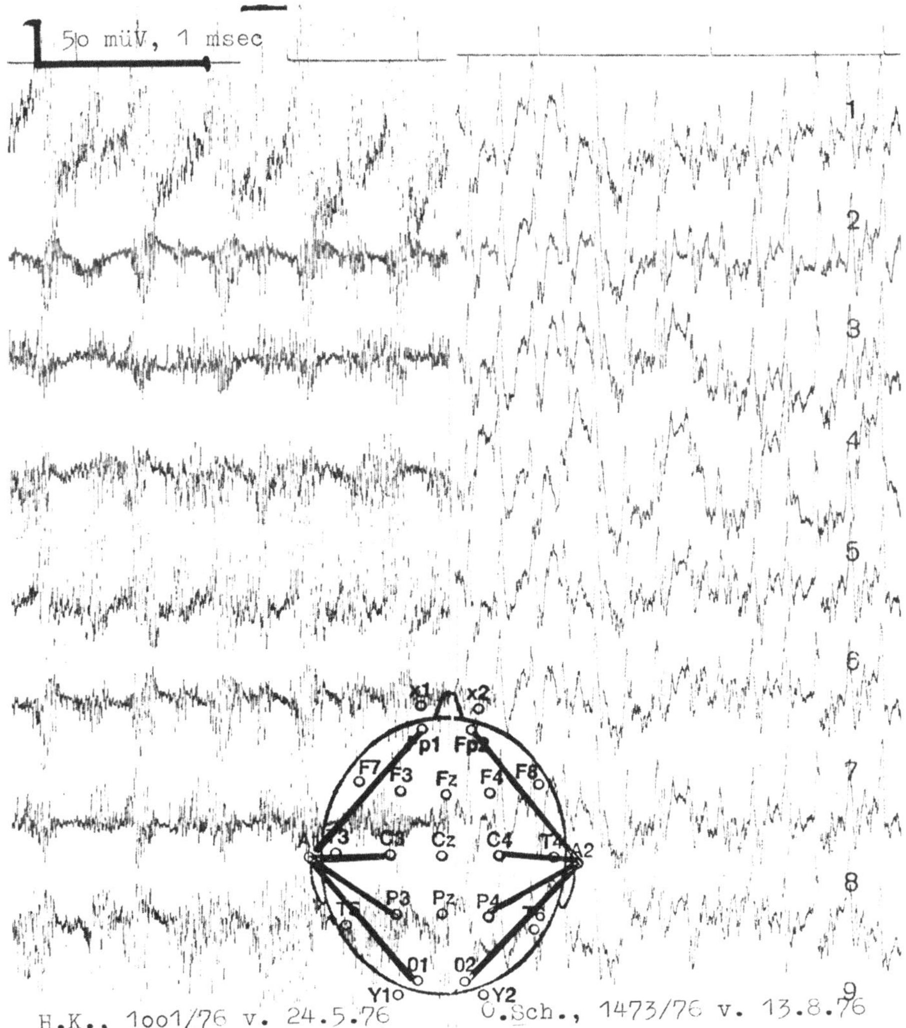

Abb. 8. *Tremorartefakte*. Artefakte mit rascher Periodik, die eine Bewegungs- und wechselnd ausgeprägte Myogrammkomponente zeigen

Die Entstehung von Bewegungsartefakten läßt sich so erklären, daß die Bewegung des Patienten zu einer minimalen Verschiebung der Elektroden auf der Kopfhaut oder zu einer Änderung des mechanischen Andruckes führt. Dadurch werden in dem bereits mehrfach erwähnten galvanischen Element Übergangswiderstand und Polarisationspotential geändert, was sich in der Aufzeichnung als vielgestaltige Kurvenauslenkung zeigt.

Auch Bewegungen von Personen im Ableiteraum können Artefakte erzeugen (herumlaufende Personen, Mutter mit Kind auf dem Schoß etc.). Besonders bei Bewegung mit Schuhsohlen aus isolierendem Material entsteht durch Aufladung um die Person ein elektrisches Feld, das zu einem Spannungsgefälle zwischen Person und Erde führt. Zusätzlich wird die Kapazität der Elektrodenschnüre gegen sich und die Erde verändert. Bei der EEG-Ableitung führt das häufig zu langsamen irregulären Abläufen über allen Kanälen. Dadurch können Ähnlichkeiten mit Parenrhythmien oder paroxysmalen Dysrhythmien entstehen.

IV. Biologische Artefakte

Biologische Artefakte sind aufgezeichnete Potentialschwankungen von Vorgängen im Organismus, die außerhalb des Gehirns entstehen und nicht durch aktive Massenbewegungen des Patienten hervorgerufen werden.

Darunter fallen die Muskelbewegungen. Im Ablauf der Innervation von quergestreifter Skelettmuskulatur lassen sich die bioelektrischen Aktionspotentiale der rekrutierten motorischen Einheiten als unterschiedlich dichtes spitzenähnliches Muster über angespannten Muskelabschnitten ableiten. Die serienartige Häufung der Muskelpotentiale macht ein artdiagnostisches Erkennen leicht, macht jedoch die Beurteilung der Kurve in diesem Streckenabschnitt unmöglich.

Artefakte über den Kaumuskeln kommen beispielsweise neben Sprechen durch zu festen Mundschluß zustande. Das lockere Öffnen des Mundes stellt eine wirksame Abhilfe dar. Ebenso kann die entspannte Lagerung des Kopfes auf einer Nackenrolle eine Anspannung der Nackenmuskeln vermeiden und damit EMG-Einstreuung vorwiegend im Occipitalbereich.

Nicht vermeiden lassen sich meist die typischen kurzdauernden Myogrammeinstreuungen im Temporalbereich bei Schluckbewegungen. Die Hyperventilation in trockenen Zentralheizungsräumen begünstigt dieses. Durch ausreichende Lüftung zwischen den Patientenuntersuchungen kann hier etwas vorgebeugt werden. Die Verwendung von Ventilatoren ist wegen möglicher Wechselstromeinstreuung über den Motor und durch mechanische Schwingungen der Elektrodenschnüre über den Luftzug nicht zu empfehlen.

Die Beispiele der Myogrammartefakte (Abb. 9) zeigen, daß das motorische Aktionspotential der Muskulatur sich meist ohne Schwierigkeit gegenüber Spitzenpotentialen als hypersynchronen Graphoelementen abgrenzen läßt. Wie jedoch das letzte Bild der Reihe zeigt, bleibt der Kurvenbeurteilung wenig Raum.

Ein weiterer Artefakt, der "BERGER-Effekt", ist mit der Registrierung der Lid- und Bulbusbewegungen hingegen zur Kennzeichnung bei der Vigilanzprüfung hilfreich und gibt zusätzlich redundante Hinweise auf die gerade verwendete Schaltung. Lidschlagartefakte geben spannungsaktive und steile Abläufe nach unten, das Augenöffnen langsame Abläufe nach oben und das Augenschließen nach unten. Über die Aufzeichnung von Potentialschwankungen zwischen Cornea und Retina können auch bei geschlossenen Augen Hinweise auf Bulbusbewegungen erhalten werden. Dieser biologische Artefakt kann dann etwa zur Aus-

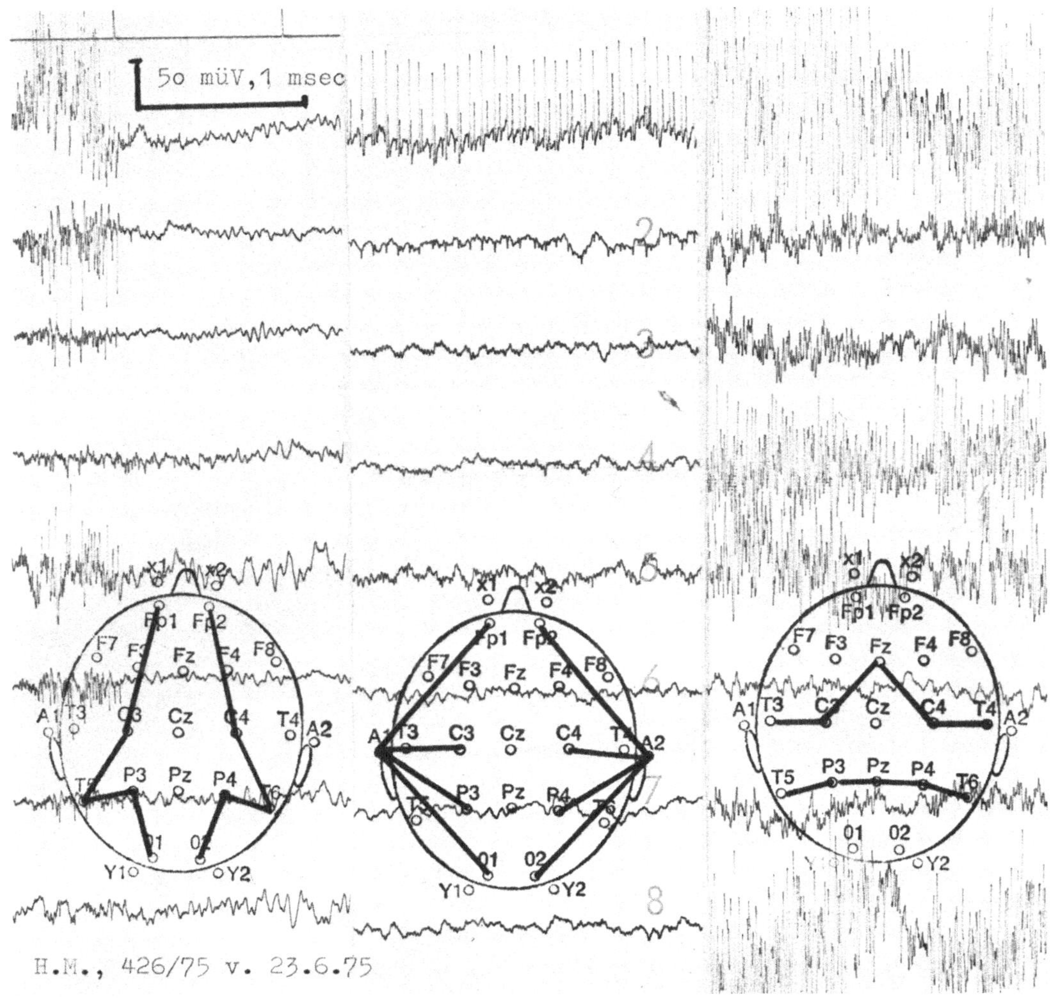

Abb. 9. *Myogrammartefakte*. Das Maximum der Myogrammaktivität liegt naturgemäß in den temporalen und frontalen Regionen

sage über Nystagmusformen oder zum Erkennen des REM-Schlafes bei Schlafableitungen verwendet werden.

Die vorerwähnten Muskel- (Abb. 9), Lid- (Abb. 11) und Bulbusartefakte (Abb. 10) treten aperiodisch auf, ebenso wie die Beeinflussung des Kurvenbildes durch Schwitzen (Abb. 12). Der Schweiß ändert den Hautwiderstand und durch die sich ändernde Elektrolytkonzentration auch den Elektrodenwiderstand. Dadurch treten Gleichspannungsänderungen auf, die zu langsamen Grundlinienschwankungen führen. Da sich Auslenkung durch EEG-Signal und Schwitzartefakt addieren, treten Verzerrungen der Kurve nach oben und unten auf, die durch Grenzwerte des Schreibsystems limitiert werden.

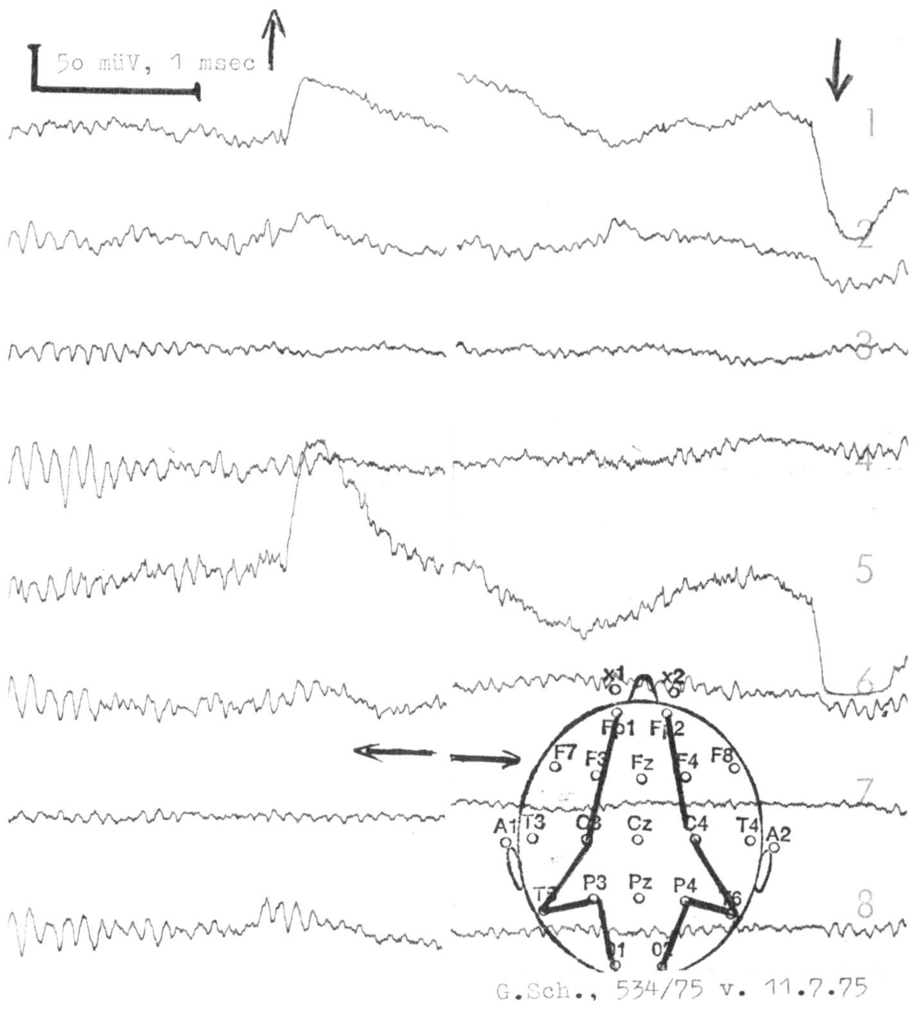

Abb. 10. *Bulbusartefakt*. Bulbusbewegungen beim Augenöffnen und -schließen zur Prüfung des Blockierungseffektes

Besonders starkes Schwitzen kann - wie zuviel Flüssigkeit beim Setzen der Elektroden - zu der früher erwähnten Kochsalzbrücke zwischen zwei Elektroden und zur Amplitudendepression führen. Das Auftreten von Schwitzartefakten kann durch gute Belüftung (ohne Ventilation) vermindert werden.

Den erwähnten (vorwiegend) aperiodisch auftretenden biologischen Artefakten stehen die (vorwiegend) periodisch auftretenden Puls- und EKG-Artefakte gegenüber.

Pulsartefakte können als Fortleitung der Druckwelle über allen pulsierenden Gefäßen, besonders den oberflächlichen Arterien abgeleitet

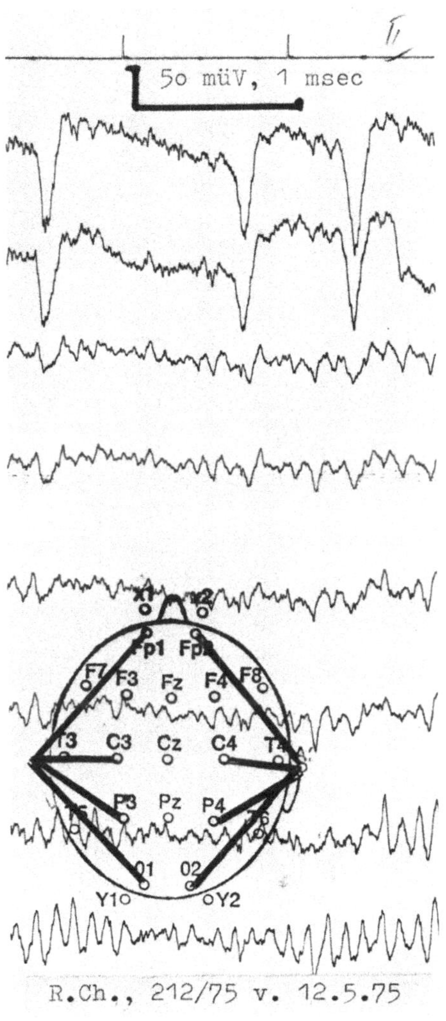

Abb. 11. *Lidartefakte*

werden (Abb. 13). Sie entstehen wiederum durch Änderung des Elektroden-Übergangswiderstandes und des Polarisationspotentials. Ursache dafür sind die pulssynchronen Änderungen des Elektrodenandruckes auf der Kopfhaut. Ähnliche Bedingungen gelten für die offene Fontanelle und Knochenlücken. Hier werden allerdings auch raschere Frequenzen weniger gefiltert, sodaß hier eine zusätzliche Veränderung des Kurvenbildes auftreten kann. Pulsartefakte sind meist EKG-Synchron und lassen sich durch Verschieben der Elektrodenposition beheben.

EKG-Artefakte als Registrierung von Formelementen des QRS-Komplexes treten vorwiegend über indifferenten Elektroden in unipolarer Ableitung auf. Sie lassen sich durch ihren regelmäßigen Charakter (gleiche Richtung bei Schaltung gegen ein Ohr, spiegelbildlich bei Schaltung

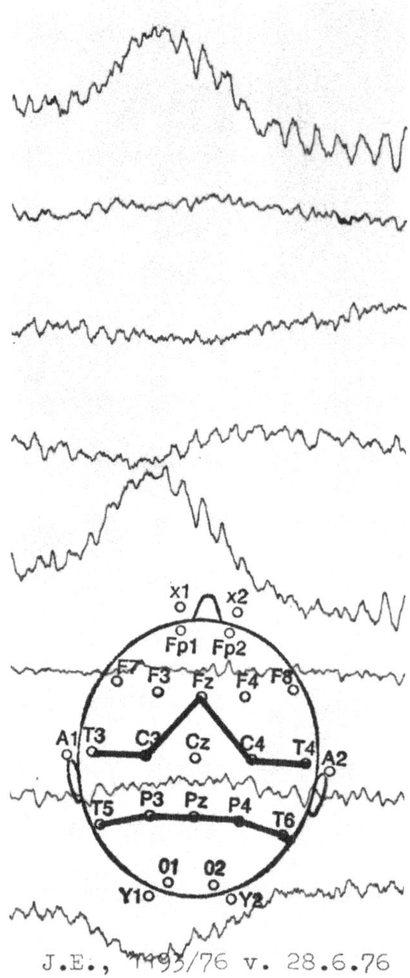

Abb. 12. *Schwitzartefakte*

gegen beide Ohren) formal leicht differenzieren (Abb. 14). Auch bei absoluter Arrhthmie stellt sich selten die Differentialdiagnose gegenüber einem EEG-Signal.

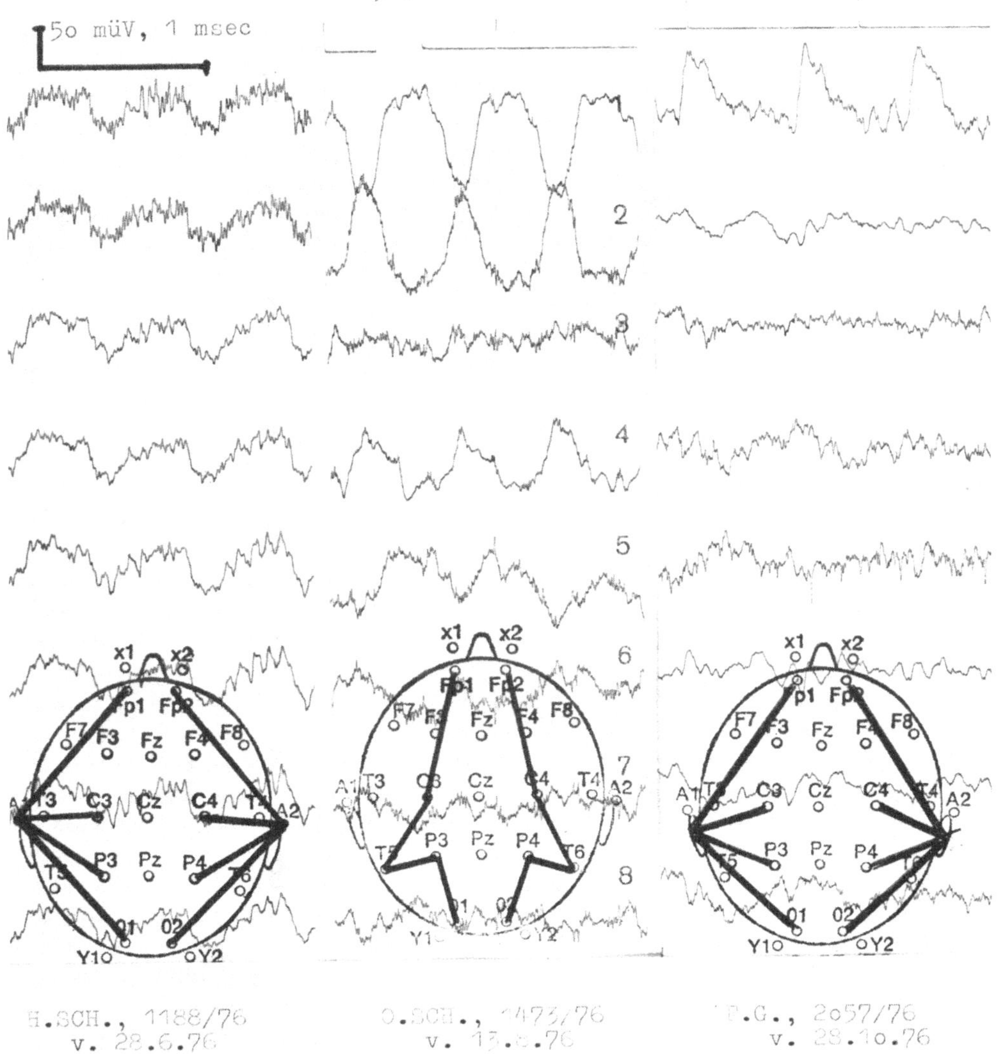

Abb. 13. *Pulsartefakte*. Drei Beispiele zur Formvariabilität des bei der Pulsfortleitung auftretenden Artefaktes in Abhängigkeit von Elektrodensitz und Schaltung

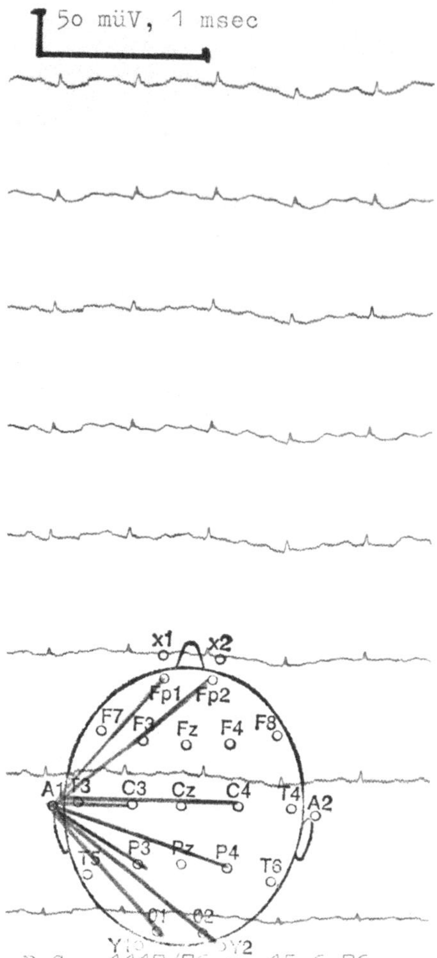

Abb. 14. *EKG-Artefakt*

V. Periodische nicht - biologische Artefakte

Apparative Beeinflussung kann am Patienten auch zur Entstehung regelmäßig auftretender Störimpulse führen, die nicht biologischen Ursprungs sind.

Die Artefakte von Herzschrittmachern sind durch Größe und Anstiegssteilheit des Potentials unabhängig von fest eingestellter oder variabler Frequenz leicht zu erkennen. Durch ihre Intensität kann mitunter bei spannungsniedrigem EEG die Überlagerung eine Kurvenauswertung erheblich erschweren. Abhilfe ist hier naturgemäß nicht möglich. Der Auswerteversuch muß sich dann auf bipolare Ableitungen beschränken (Abb. 15).

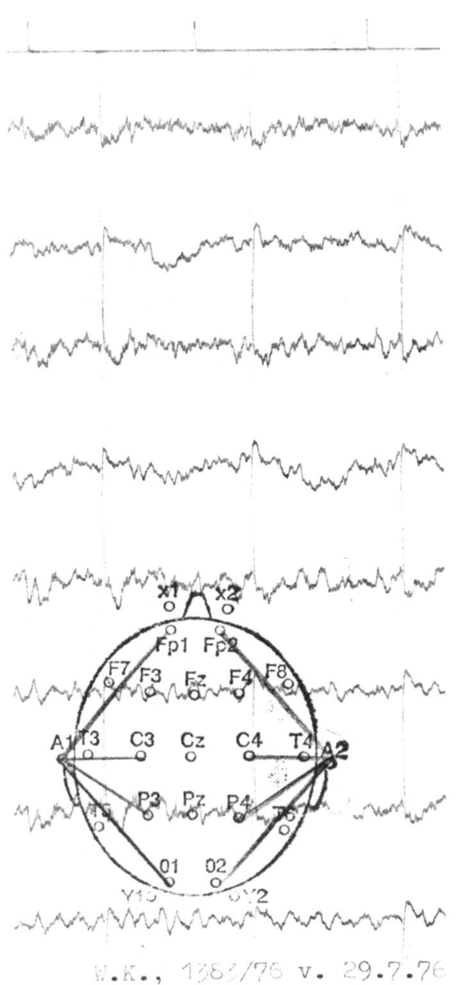

Abb. 15. *Herzschrittmacher*

Starr periodisch sind die beatmungs-synchronen Artefakte bei kontrolliert beatmeten Intensivpatienten. Besonders bei Amplitudendepression mit der Frage der Nullinie ist bei den erzeugten langsamen Grundlinienschwankungen oder burstähnlichen Abläufen eine Abgrenzung gegenüber EEG-Signalen erforderlich. Bei ausreichender Ableitedauer lassen periodischer Charakter und Monomorphie eine ausreichende Abgrenzung zu. Die Kurve ist meist sauberer als bei manueller Beutelbeatmung über eine Hilfsperson.

VI. Zusammenfassung

Es soll zusammenfassend nicht das vorher Gesagte in dieser Übersicht wiederholt werden, sondern nur erinnert werden, wieviele Bedingungen zu einer sauberen und artefaktfreien EEG-Ableitung erforderlich sind. Die technischen Probleme der elektrischen Beeinflussung im Ableiteraum werden bereits bei Planung und Einrichtung des EEG-Labors geklärt. Zur Vermeidung von Artefakten im System Patient - EEG-Gerät und zur Beobachtung und Kennzeichnung von Bewegungsartefakten ist gute Schulung der EEG-Assistentin und ausreichende praktische Erfahrung erforderlich. Das gilt ebenso für die wechselnden Fragestellungen der biologischen und nicht-biologischen Artefakte, die extracerebral entstehen, jedoch mit eigenen Graphoelementen in die EEG-Ableitung eingehen.

Anmerkung: Es handelt sich bei dem vorliegenden Text um die überarbeitete Fassung eines frei gehaltenen Vortrages, der mit Photomaterial aus eigenen Unterlagen illustriert in eine Textform gebracht wurde. Da keine inhaltliche Originalität beabsichtigt war, sondern ein didaktisch einfacher schulmäßiger Überblick gegeben werden sollte, ist der Text von Quellennachweisen bewußt frei gehalten worden. Diese können beim Verfasser erfragt werden.

Die Veränderungen des Elektroencephalogramms im Alter

M. Gottschaldt

Das Elektroencephalogramm, das in der Jugend einen Entwicklungsprozeß und im Alter, also ab dem 6. bis 7. Lebensjahrzehnt, eine involutive Entwicklung durchmacht, kann uns als Funktionsbild des menschlichen Gehirns wichtige Hinweise geben für die diagnostische Beurteilung dessen Funktionsweise. Da das Gehirn über weite Bereiche systemischer Blutdruckveränderungen seine Durchblutung nahezu konstant halten kann, ist es in der Lage, bis zu einem gewissen Grade von extrakraniell kommende Belastungen zu kompensieren. Wir wollen hier nicht noch einmal auf die komplizierten Autoregulationsmechanismen des Gehirns eingehen. Die Beeinflussung durch das autonome Nervensystem oder durch Pharmaka ist verhältnismäßig gering. Mit zunehmender Lipoid- und Kalkeinlagerung in die cerebralen Gefäße verlieren diese ihre Fähigkeit, über eine Änderung des Gefäßwiderstandes die Durchblutung konstant zu halten. Die Variationsbreite der Autoregulation wird eingeschränkt und kann auf die systemischen Blutdruckveränderungen nicht mehr genügend reagieren.

Die Veränderungen im Alter bestehen generell in einer Frequenzverschiebung zur langsamen Seite hin, Zwischen- und Deltawellen treten gelegentlich seitenasymmetrisch auf (KUGLER, 1966). Zu Beginn dieser Veränderungen finden sich außer den langsamen Einstreuungen auch diffuse Betawellen über allen Hirnregionen (Abb. 1). Nach verschiedenen Autoren (JUNG, 1953; KUGLER, 1966; CHRISTIAN, 1968) kann man diese EEG-Veränderungen in einem direkten Bezug zum Involutionsprozeß des Gehirns setzen. Mit fortschreitendem Alter werden die eingestreuten Betawellen, die das Bild eines "frequenzlabilen EEG" ergeben, seltener. KUGLER (1966) berichtete über eine Linksbetonung der eingestreuten langsamen Wellen über den Temporalregionen. Möglicherweise hat dies aber auch zur Ursache, daß vasculäre Läsionen der dominanten Hemisphäre öfter zu einer klinischen Untersuchung und damit auch zur Ableitung eines EEG's führen, als solche der nichtdominanten Hemisphäre. Die eingeschränkte Fähigkeit der Autoregulation kommt auch in der relativ geringen Hyperventilationsveränderung im Alter zum Ausdruck.

Gefäßprozesse

Bei einer diffusen Gefäßverkalkung finden sich keine für diese Erkrankung spezifischen EEG-Befunde. NEUNDÖRFER et al. (1966) fanden oft nur geringe EEG-Veränderungen bei Kranken, deren sonstige klinische Befunde auf eine erhebliche Sklerose schließen ließen. Gerade wegen der verminderten Autoregulation haben im Alter zusätzlich bestehende Krankheitsfaktoren, wie etwa Herzinsuffizienz, Hypertonie, pulmonale Erkrankungen oder ein Diabetes mellitus einen größeren Einfluß als bei jüngeren Menschen.

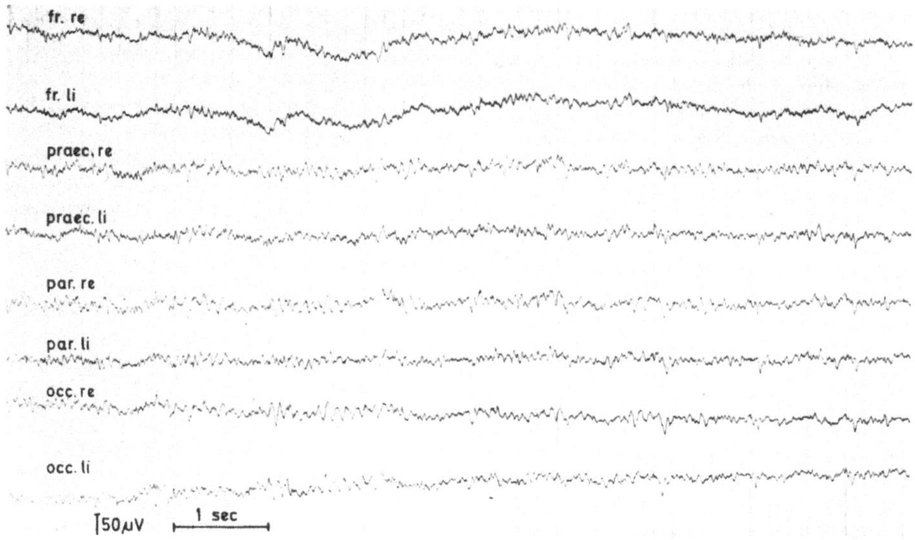

Abb. 1. 63-jähriger Patient. Klinisch unauffällig. Bekam nur Herzglykoside. Häufige Betawellen über allen Ableitungen, eingestreut in die Alphawellen. Unterlagerte Zwischen- und Deltawellen. Insgesamt Kurvenbild einer Frequenzlabilität bei beginnender Involution des Gehirns

Bei diffusen Arteriosklerosen finden sich langsamere, unregelmäßigere und in Thetawellen übergehende Alphawellen. Im fortschreitenden Stadium wird die langsame Frequenz auf Kosten der Alphawellen zunehmen, und zu diesem Zeitpunkt finden sich meist auch schon klinisch-psychopathologische Auffälligkeiten. Trotz der unspezifischen Veränderungen der allgemeinen Verlangsamung fanden GASTAUT et al. (1959) und CHRISTIAN (1968), daß die über den Temporalregionen gelegentlich zu beobachtenden 2-3/s Deltawellen dringend für eine vasculäre Insuffizienz im Bereich der Regiona sylvii sprechen. Auch spezifische Gefäßerkrankungen, wie etwa eine Thrombangitis obliterans, machen keine anderen Veränderungen als die unspezifischen, solange kein großes Gefäß verschlossen wird. KUGLER (1966) hat beim Typ Spatz-Lindenberg mit früh auftretenden psychischen Ausfällen oft beiderseits frontotemporal erscheinende Gruppen von Deltawellen, die beim weiteren Fortschreiten der Krankheit einer allgemeinen Abflachung Platz machen, beobachtet.

Vertebrobasiläre Insuffizienz

Bei einer vertebrobasilären Insuffizienz im Bereich des Hirnstammes sind nur in etwa 25% aller Fälle unspezifische EEG-Veränderungen zu erkennen. KENDEL und KOUFEN (1970) fanden bei vasculären Läsionen des Hirnstammes 27% leichte Herdbefunde, die in der Regel mit der klinischen Seite des Hirnstamminsultes übereinstimmten.

Bei knapp einem Viertel fand sich eine Verlangsamung des Grundrhythmus, bei etwa der Hälfte aller Patienten eine Hypersynchronisation des Alpharhythmus, der dann auch bis in die vorderen Hirnregionen reichte. Das Blockieren des Alpharhythmus durch Augenöffnen war bei etwa 20% des Krankengutes supprimiert. Insgesamt läßt sich jedoch sagen, daß diese unspezifischen Befunde auch bei anderen Erkrankungen und sicheren Läsionen des Hirnstammes vorkommen können.

Eien Verlängerung der Tiefschlafstadien und eine Veränderung des Ablaufes der Schlafstadienfolge fanden BECK und KENDEL (1971) in über 40% des Krankengutes. Mußte man nach den klinischen Befunden eine Läsion im Bereich der Pons und der Medulla oblongata annehmen, fand sich der Anteil der Wachphasen auf Kosten der Traumstadien vermehrt.

Insulte

Auch bei apoplektischen Insulten sind die EEG-Veränderungen entsprechend der regionalen Schädigung des Gehirns nicht viel anders als bei Tumoren. Wohl bedingt durch das den Insult begleitende perifocale Ödem findet sich eine allgemeine Verlangsamung im Sinne einer Allgemeinveränderung und über dem Gebiet des eigentlich betroffenen Hirnareals meist ein Deltafocus (Abb. 2). Gelegentlich kann im akuten Stadium auch eine focal erhöhte Anfallsbereitschaft mit Krampfpotentialen und gleichzeitig langsamen Nachschwankungen im Sinne einer focalen Dysrhythmie beobachtet werden (Abb. 3). Diese regionalbetonten Deltawallen sind gegenüber den Herdbefunden von Hirntumoren meist von flacherer Amplitude und zeigen gelegentlich auch eingestreute Zwischenwellen. Da die allgemeine Schädelinnendruckerhöhung nur durch das perifocale Ödem und nicht noch durch eine "eigenständige" Raumforderung wie beim Hirntumor verursacht wird, ist die Allgemeinveränderung über allen Ableitungspunkten in der Regel etwas geringer.

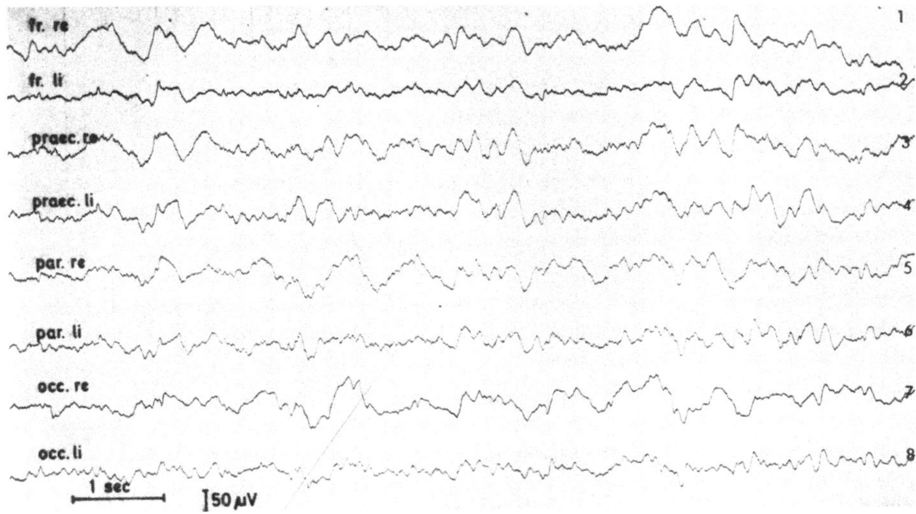

Abb. 2. 72-jähriger Patient; 2 Tage nach Insult der rechten Arteria cerebri media. Alpharhythmus fast aufgehoben, Theta- und Deltawellen beherrschen das ganze Kurvenbild, sind aber über der rechten Hemisphäre größer, besser ausgeprägt und langsamer

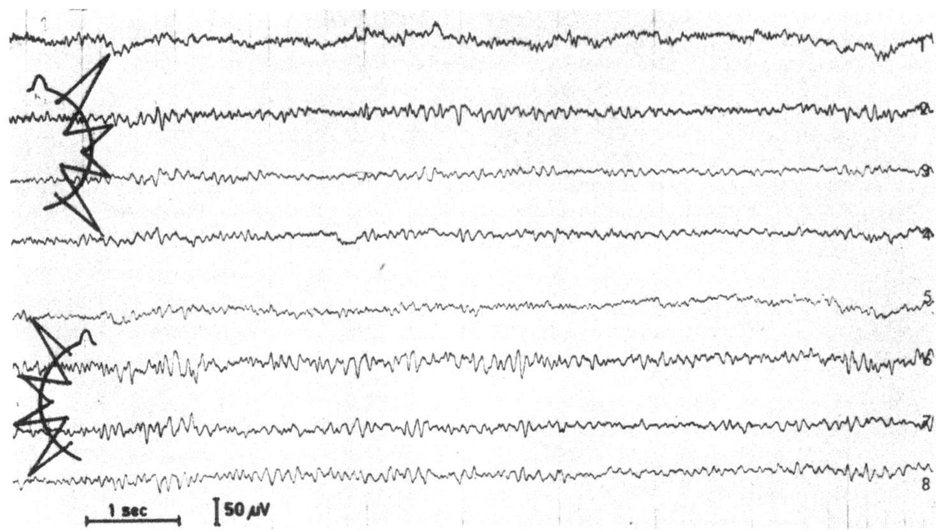

Abb. 3. 71-jähriger Patient mit dem klinischen Bild transitorischer ischämischer Attacken (paroxysmale leichte Parese des rechten Armes und aphasische Sprachstörungen, die sich jeweils zurückbilden). Ableitung während einer solchen Attacke. Temporal bis präzentral und parietal links finden sich gehäuft eingestreute Zwischenwellen, steilere Abläufe und unterlagerte Zwischen- sowie flache Deltawellen. Leichter Herdbefund in Form einer focalen Dysrhythmie

Außer der Anamnese ist für die Differentialdiagnose zwischen Deltaherden bei Hirntumoren und bei vasculären Affektionen die Verlaufsbeobachtung entscheidend. Bei Insulten kommt es nach einigen Wochen zu einer Normalisierung des Hirnstrombildes, lediglich der Herdbefund bleibt, weniger deutlich ausgeprägt, und in Abhängigkeit von der Ausdehnung der Läsion, bestehen. Relativ selten wird die "Narbe" nach einem Gefäßverschluß selbst elektrisch aktiv und es kann ein Krampffocus mit oder ohne klinisch zu beobachtenden Anfällen entstehen. Bei solcher vollständiger oder weitgehender Normalisierung kann das Schlaf-EEG zur Aufdeckung alter, weitgehend zurückgebildeter Herdbefunde beitragen. CRESS und GIBBS (1948) konnten schon zeigen, daß über einer von einem Insult betroffenen Hemisphäre in oberflächlichen Schlafstadien die sogenannten Schlafspindeln gegenüber der nicht betroffenen Seite reduziert sind.

Auf die Bedeutung der Verlaufsbeobachtung wurde schon hingewiesen. In diesem Zusammenhang sei noch einmal betont, daß der Verlauf klinisch-prognostische Schlüsse zuläßt. Solange nämlich noch im Wach-EEG ein Herdbefund diagnostiziert werden kann, besteht eine gewisse Chance für eine weitere Restitution auch des klinischen Bildes. Hat sich das EEG hingegen normalisiert und besteht trotzdem noch das klinische Bild einer Defektheilung, wird die Prognose weniger günstig. Umgekehrt kann aber auch gesagt werden, daß für den weiteren Verlauf eine klinische Besserung bei persistierendem Herdbefund weniger günstig beurteilt werden muß, da hier häufig mit Rezidiven der Insulte zu rechnen ist.

Für den Kliniker ist natürlich die Differentialdiagnose zwischen einer reinen Erweichung durch einen Gefäßverschluß und einer intracerebralen Blutung nach Ruptur eines Gefäßes von großer Bedeutung. Hier ist es sicherlich unerläßlich, außer dem Elektroencephalogramm Echoencephalogramm und neuroradiologische Diagnostik hinzuzuziehen. Aber schon aus dem EEG lassen sich Hinweise für die eine oder andere Differentialdiagnose ziehen.

Entsprechend der pathologisch-anatomischen Schädigung des Gehirns führen intracerebrale Hämatome meist zu stärkeren Allgemeinveränderungen und zu schwereren Herdbefunden als bei reinen Erweichungen. Letztere erzeugen bei etwa einem Drittel des Krankengutes nur einseitige Veränderungen.

Wie bei anderen Untersuchungsmethoden wird auch hier die Erfahrung des beurteilenden Arztes bedeutungsvoll für die differentialdiagnostischen Überlegungen. Durch die Unterscheidung (ein- oder doppelseitige Störungen) ist die Seitendiagnostik häufig möglich, bei ausgedehnteren Blutungen und daraus resultierender schwerer Allgemeinveränderungen oft nicht. Sowohl bei Hämorrhagien als auch bei Gefäßverschlüssen ist für den Verlauf der Erkrankung und damit auch des EEG's das Funktionieren der physiologischerweise vorhandenen Kollateralkreisläufe von großer Bedeutung. DICHGANS und VOIGT (1969) konnten angiographisch nachweisen, daß schon wenige Sekunden nach Verschluß eines Gefäßes Mikrokollateralkreisläufe, sonst im Angiogramm nicht zu erkennen, zu einer retrograden Drainage kleinerer Arterien und damit zu einer Minimalversorgung mit Sauerstoff führen. Dadurch wird die Regenerationsaussicht wesentlich verbessert. Daß der Verschluß größerer Hauptstämme ausgedehntere Veränderungen in klinischer und elektroencephalographischer Hinsicht verursacht, bedarf keiner besonderen Erwähnung. Kleine Astverschlüsse führen fast nie zu reinen Deltafoci und ausgedehnten Allgemeinveränderungen. Häufig sind lediglich eine Abflachung und Reduktion des Alpharhythmus sowie eingestreute Zwischenwellen zu beobachten. Temporal auftretende Gruppen von großen Delta- und Subdeltawellen, die von Strecken hochgradiger Abflachung unterbrochen sind, sprechen für den Verschluß eines größeren Gefäßstammes und machen die Prognose schlechter. Entsprechend der Ausdehnung von Insulten beginnt eine Normalisierung logischerweise beim Verschluß kleinerer Äste schon nach wenigen Tagen, während größere Verschlüsse noch über Monate einen Deltaherd erkennen lassen können.

Thrombosen

War bislang von den arteriellen Durchblutungsstörungen die Rede, so sollen jetzt kurz die Thrombosen des venösen Schenkels behandelt werden.

Eine Sinus sigmoideus-Thrombose kann, wenn der kontralaterale Sinus genügend groß angelegt ist, ohne wesentliche Zirkulationsstörungen des Gehirns und damit auch ohne wesentliche EEG-Veränderungen einhergehen. Klinisch bleiben solche Verschlüsse auch stumm. Abflußstauungen im Sinus petrosus superficialis können gelgentlich leichte Zwischenwellen und Deltaherde im temporalen und temporobasalen Gebiet der homolateralen Seite erzeugen. Verschlüsse der unpaar angelegten Sinus rectus und Sinus sagittalis superior führen stets zu schweren EEG-Veränderungen und erzeugen auch klinisch ein Krankheitsbild mit häufig letalem Ausgang.

Extrakranielle Erkrankungen

Auch vasculäre Affektionen extrakranieller Gefäße wirken sich naturgemäß auf die Hirndurchblutung und damit auf das EEG aus. Ein Verschluß oder eine Stenose der zum Kopf führenden Vena jugularis interna führt zu diffusen, je nach dem Grad und Ort der Zirkulationsstörung verschieden ausgeprägten EEG-Veränderungen. Im Vordergrund stehen wiederum die Allgemeinveränderungen, Herdbefunde sind bei solchen Erkrankungen seltener und entstehen meist an Orten, die schon vorher eine gerade noch kompensierte Mangeldurchblutung hatten. Tritt zu dieser eine diffuse Zirkulationsstörung hinzu, reicht die Kompensation nicht mehr aus und es kommt neben der Allgemeinveränderung zu lokalisierten Funktionsstörungen.

Involutive Atrophien

Bei involutiv-atrophischen Prozessen des Zentralnervensystems entsprechen die EEG-Befunden etwa denen bei der allgemeinen Arteriosklerose. Feste Beziehungen zwischen Ausmaß der Involution und der EEG-Veränderung bestehen auch hier nicht. Immerhin konnten schon GIBBS und GIBBS (1950) über erste Beobachtungen bei solchen Patienten berichten. Bei der Pick'schen und Alzheimer'schen Krankheit kommt es zu mehr als "normalen" Hirnrindenatrophien, die primär mit psychischen, seltener auch mit neurologischen Symptomen einhergehen.

Die Alzheimer'sche Krankheit gehört zusammen mit der senilen Demenz zu den diffusen Hirnatrophien und beruht auf einem Zelluntergang in der Hirnrinde, meist auch in tiefer gelegenen Kerngebieten. Noch mehr als bei den physiologischen Involutionsatrophien entsteht im EEG eine allgemeine Verlangsamung, beim Augenöffnen kann eine mangelhafte Blockierung beobachtet werden. MUNDY-CASTLE et al. (1954) haben EEG-Veränderungen bei den senilen Atrophien näher untersucht. Sie fanden, daß bei den diffusen Hirnatrophien deutlichere EEG-Veränderungen als bei den Systematrophien (z.B. Morbus Pick) zu beobachten sind. Bei den Systematrophien korreliert der Grad der EEG-Veränderungen mehr mit dem Ausmaß der Progredienz als bei den diffusen Atrophien. Beim Morbus Pick ist die Atrophie vorwiegend an die Pole des Hirns gebunden, greift aber auch auf Temporallappen und das Inselgebiet über.

DE CARO und RUDAS (1957) fanden deutliche Diskrepanzen zwischen örtlich besonders ausgeprägten EEG-Veränderungen und dem später erhobenen pathologisch-anatomischen Ort der maximalen Veränderung. Systematrophien des Corpus striatum und der Morbus Parkinson werden in der Literatur verschieden beurteilt. In der Regel finden sich nur geringe EEG-Veränderungen, beim Morbus Parkinson kann die Interpretation der Ableitung durch den Tremor erschwert sein.

Schädelhirnverletzungen

Bei Schädelhirnverletzungen wird bekanntlich die Prognose mit zunehmendem Alter ernster. Durch die mangelnde Kompensationsfähigkeit im höheren Alter wird die Vulnerabilität größer. Leichter entsteht ein Hirnödem, das leider nicht, wie allgemein angenommen, durch die vorangegangene Atrophie besser, d.h. mit weniger Hirndruck, kompensiert werden kann. Eine Contusio oder Commotio des Stammhirnes ist dabei, wie in jedem Lebensalter, schwerwiegender als eine umschriebene Contusio im Bereich der Großhirnrinde.

Generelle Verlangsamungen im EEG und, je nach Ort der Läsion, umschriebene Deltaherde können beobachtet werden. Die Korrelation zwischen dem Grad der tiefergreifenden Bewußtseinsstörung und der EEG-Veränderung ist nach unseren Untersuchungen nur lose. Können die Vigilanzstadien beim gesunden Patienten sehr wohl aus dem EEG abgelesen werden, so gilt dies nicht für den Grad der klinisch diagnostizierten Bewußtlosigkeit. Prognostisch jedoch kann das Ausmaß und die Geschwindigkeit einer eventuellen Rückbildung einer Allgemeinveränderung von Bedeutung sein. Es leuchtet ein, daß die Prognose günstiger wird, je schneller wieder Frequenzen aus dem Alpha- oder Betabereich auftreten.

Hirntumoren

Hirntumoren haben einen Häufigkeitsgipfel des Auftretens zwischen dem 30. und 50. Lebensjahr, von einigen Erkrankungen, die das Kindes- und Jugendalter bevorzugen, abgesehen. Glioblastome und Metastasen zeigen eine deutliche Bevorzugung im 6. und 7. Lebensjahrzehnt (Abb. 4 u. 5). Hier sind die EEG-Veränderungen abhängig von der Lokalisation des Tumors, zumindest im Anfangsstadium. Später greift eine Allgemeinveränderung durch steigenden Hirndruck um sich. Sitzen die Hirntumoren rindennahe, so ist das veränderte EEG das früheste objektiv zu erhebende Zeichen. CHRISTIAN (1968) stellte fest, daß gelegentlich außer einem Herdbefund im EEG keinerlei pathologische Abweichungen erkennbar waren. Hier sind ebenso wie bei der sogenannten Spätepilepsie Kontrollen erforderlich. Die erste sollte bereits 4 Wochen nach dem erstmals erhobenen Befund erfolgen. Hat der Herdbefund zugenommen, sind Kontrollen in kürzeren Intervallen und weitere Diagnostik (Echoencephalogramm, Hirnszintigramm, ggf. neuroradiologische Untersuchungen) angezeigt. Die kurzen Intervalle der EEG-Kontrollen im höheren Lebensjahrzehnt rechtfertigen sich, weil gerade hier die sich schnell entwickelnden Glioblastome und Metastasen am häufigsten sind. In jedem Falle ist zur schnellen und richtigen Diagnose das Zusammenwirken der verschiedenen klinischen und klinisch-apparativen Untersuchungsmethoden erforderlich.

Der Herdbefund im EEG kommt in der Regel nicht vom elektrisch selbst inaktivem Tumor, sondern aus den Zonen des perifocalen Ödems, das sich bei schnellem und größerem Wachstum zu einem generalisierten Ödem ausweiten kann. Infratentoriell lokalisierte Tumoren erzeugen am ehesten Allgemeinveränderungen über eine Liquorabflußstauung und damit ansteigenden Hirndruck. Hier finden sich auf intermittierend auftretende, monomorphe Gruppen von meist bilateral und frontal lokalisierten Deltawellen. Dies leitet zum Problem der "fortgeleiteten" Deltawellen über. Occipital lokalisierte Tumoren können solche fortgeleiteten Deltawellen über den temporalen Hirnabschnitten beiderseits erzeugen (DÜNSING, 1950).

Bei den multiplen Tumoren, die meistens Metastasen sind, ist eine genaue Diagnostik besonders wichtig, da eine singuläre Metastase einem neurochirurgischen Vorgehen zugängig ist, multiple Metastasen jedoch nicht. Gerade Metastasen sind aber durch hirnszintigraphische Untersuchungen besser als durch das Elektroencephalogramm faßbar. Häufig unterscheiden sich die hirnelektrischen Befunde bei multiplen Tumoren nicht, insbesondere dann, wenn die multiplen Neoplasmen dicht nebeneinander sitzen. Im übrigen wird man im EEG mono- oder multifocale Veränderungen, je nach Lokalisation der Metastasen, finden können. Oftmals werden leichtere Herdbefunde allerdings von inzwischen generalisierten Allgemeinveränderungen überdeckt.

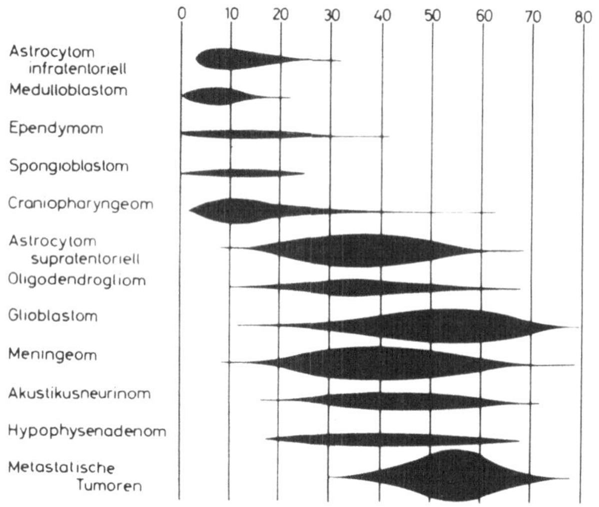

Abb. 4. Häufigkeitsverteilungen von Hirntumoren in den verschiedenen Lebensaltern (nach BUSHE). Es wird deutlich, daß jenseits des 6. Lebensjahrzehntes hauptsächlich Glioblastome und Metastasen als Hirntumoren vorkommen

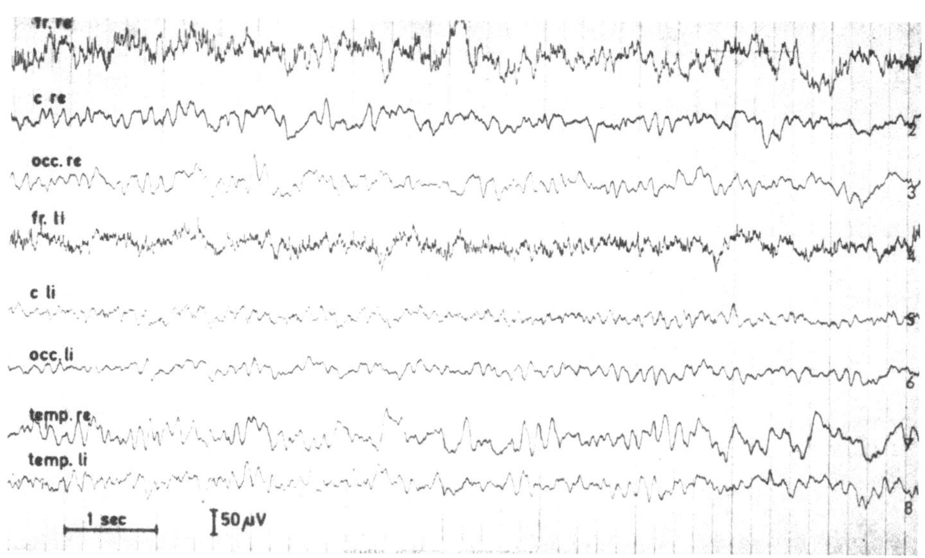

Abb. 5. 67-jähriger Patient. Klinisch und angiographisch gesichertes Glioblastom parieto-temporal bis occipital rechts. Auch auf der linken Seite langsamer Alpharhythmus, in Thetawellen übergehend. Muskelartefakte über den frontalen Ableitungen

Um den Rahmen nicht zu sprengen, konnte nur eine kurze Übersicht über EEG-Veränderungen im Alter bei vasculären Affektionen, systematischen und unsystematischen Atrophien, involutiven Vorgängen, Traumen und Tumoren gegeben werden. Eine genauere Kenntnis der Besonderheiten des EEG's im Alter, eine kritisch durchgeführte Auswertung, eine Korrelation des EEG-Befundes mit anamnestischen, klinischen und sonstigen apparativ erhobenen Befunden ist erforderlich. Werden diese Gesichtspunkte beachtet, kann das EEG aber im Alter bei der neurologisch-neuropsychiatrischen Diagnostik wertvolle Hilfe sein.

Literatur

BECK, U., KENDEL, K.: Arch. psychiat. Nervenkr. 214, 331-346 (1971)

CRESS, C.H., GIBBS, E.L.: Dis. nerv. syst. 9, 327 (1948)

CHRISTIAN, W.: Stuttgart: Thieme 1968

DE CARO, D., RUDAS, N.: Zbl., Ges. Neurol. Psychiat. 141, 14 (1957)

DICHGANS, J., VOIGT, K.: Fortschr. Röntgenstr. 110, 651-655 (1969)

DÜNSING, F.: Arch. psychiat. 185, 339-370 (1950)

GASTAUT, J., BRUENS, J.H., ROGER, J., GEOVE, C.: Rev. neurol. 100, 59-71 (1959)

GIBBS, E.L., GIBBS, F.A.: Proc. Ass. Res. Nerv. Ment. Dis. (Baltimore) 26, 366-376 (1947)

GIBBS, F.A., GIBBS, E.L.: Bd. III: Cambridge: Addison-Wesley-Press 1950

JUNG, R.: In: Handb. d. Inn. Med., Bd. V/1, S. 1206-1420. Berlin, Göttingen, Heidelberg: Springer 1953

JUNG, R.: Verh. Dtsch. Ges. Kreislaufforschung 19, 170-196 (1953)

KENDEL, K., KOUFEN, H.: Dtsch. Z. Nervenheilk. 197, 42-55 (1970)

KUGLER, J.: Stuttgart: Thieme 1966

KUGLER, J., KREUZBAUER, F.: Nervenarzt 27, 388-396 (1956)

MUNDY-CASTLE, A.C., HURST, L.A., BEERSTECKER, D.M., PRINSLOO, T.: Elektroenzeph. klin. Neurophysiol. 6, 245-283 (1954)

NEUNDÖRFER, G., HOYER, E., ÖSTERREICH, K.: Arch. psychiat. Nervenkr. 212, 321-328 (1969)

Echoencephalographie in der nervenärztlichen Praxis

S. Kunze

Die eindimensionale Echo-Encephalographie hat heute, rund 20 Jahre nach der Einführung des Verfahrens durch LEKSELL, ein Stadium erreicht, in dem sie als Routinemethode nicht mehr aus der neurologischen Diagnostik wegzudenken ist. Es soll aber gleich anfangs betont werden, daß die Person des Untersuchers fast ebenso wichtig ist, wie die Methode selbst, denn er kann leicht durch unkritische Interpretation der Ultraschallreflexionen irregeführt werden.

Die zweidimensionale Echo-Encephalographie stößt dagegen ganz im Gegensatz zu den vielfältigen Anwendungsmöglichkeiten der B-Bild-Methode in anderen Fachgebieten infolge der starken Ultraschallabsorption durch den Schädelknochen auf nicht unerhebliche Schwierigkeiten. Ich möchte im folgenden auf die Möglichkeit, aber auch auf die Grenzen dieser beiden Formen der Ultraschalluntersuchung des Gehirns im einzelnen eingehen.

Bei der eindimensionalen Echo-Encephalographie handelt es sich um ein amplitudenmoduliertes Verfahren. Das Meß-Ergebnis wird auf dem Schirm einer Kathodenstrahlröhre in Form einer Kurve abgebildet, deren Abszisse der Laufzeit und deren Ordinate der Schallamplitude der vom Prüfkopf aufgefangenen Echos entspricht. Bei der üblichen bitemporalen Beschallung des Schädels entstehen die bekannten charakteristischen Reflexionen. Die dem Prüfkopf anliegende Kopfhaut und der Schädelknochen rufen zusammen mit dem Sendeimpuls das sogenannte Initialecho hervor. Am rechten Rand des Bildschirms taucht ein Komplex mehrerer Reflexionen auf, der als Endecho bezeichnet wird. Er entsteht durch Ultraschallreflexion an der dem Prüfkopf gegenüberliegenden Schädelseite und setzt sich aus Echos von Dura, Knochen, Muskulatur und Haut zusammen.

Das entscheidende Kriterium für die Beurteilung eines Echo-Encephalogramms stellt aber das Mittelecho dar. Diese Reflexion taucht mit großer Regelmäßigkeit im mittleren Bereich des Echogramms auf und erscheint normalerweise bei Beschallung von links und von rechts an der gleichen Stelle auf dem Bildschirm. Je nach Ansatzstelle des Prüfkopfes kann man diese Reflexion von der verkalkten Zirbeldrüse, dem hinteren Teil des 3. Ventrikels, dem Septum pellucidum oder dem Interhemisphärenspalt auffangen.

Neben dem Initial-, Mittel- und Endecho tritt im Echo-Encephalogramm noch eine Reihe weiterer Reflexionen auf, die zusammenfassend als laterale Echos bezeichnet werden. Sie entstehen vorwiegend an den Wänden der Seitenventrikel im Cella media- oder Temporalhornbereich und sind für die Erkennung eines möglicherweise vorliegenden Hydrocephalus von Bedeutung.

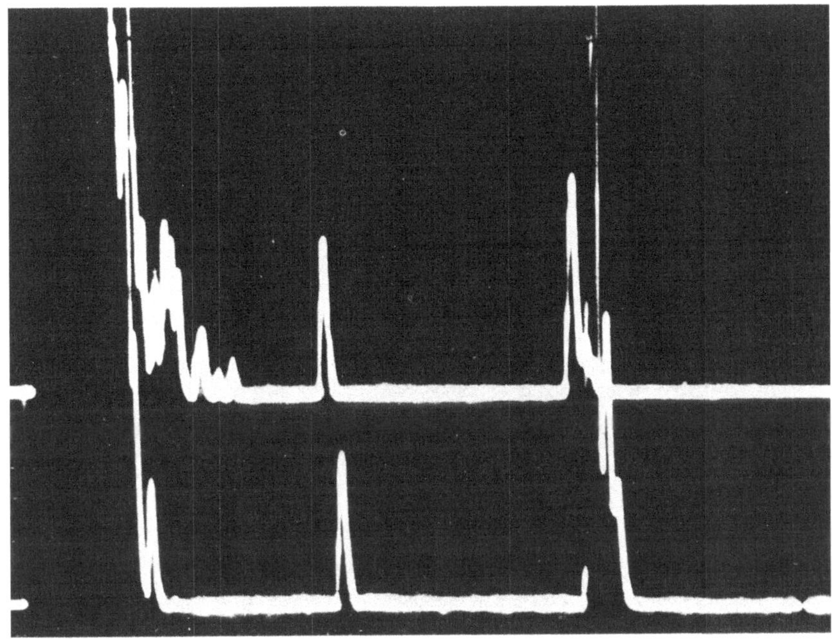

Abb. 1. Normales Echo-Encephalogramm. Das Mittelecho erscheint bei Untersuchung von rechts (oben) und links (unten) an gleicher Stelle auf dem Bildschirm

Wenden wir uns nun eingehender den diagnostischen Möglichkeiten der eindimensionalen Echo-Encephalographie zu. Ihre größte Bedeutung liegt in der raschen Erkennung raumfordernder intrakranieller Prozesse. Deren Nachweis gelingt in den meisten Fällen nur indirekt durch die Registrierung einer Verlagerung des Mittelechos oder abnormer Ventrikelwandechos als Zeichen einer bestehenden Hirnkammererweiterung. Seltener ist ein direkter Nachweis des pathologischen Prozesses durch sogenannte Tumorechos oder Hämatomechos möglich.

Beim Vorliegen eines raumfordernden Prozesses in einer Großhirnhemisphäre kommt es fast immer zu einer Verlagerung der Mittelstrukturen des Gehirns und damit auch zu einer Verschiebung des sogenannten Mittelechos. Das Ausmaß dieser Mittelechoverlagerung ist von der Größe und in gewissem Maße auch von der Lokalisation des raumfordernden Prozesses abhängig. Entsprechend den Gesetzen der Massenverschiebungen im Schädel zeigen frontale, parasagittale und medio-basale Geschwülste oder Hämatome die geringste Seitenverschiebung. Die stärksten Verlagerungen verursachen temporale Tumoren, da hier der Druck der Geschwulst direkt auf die das Mittelecho hervorrufenden Strukturen einwirkt.

Es soll an dieser Stelle ausdrücklich darauf hingewiesen werden, daß durch eine fehlende Verlagerung des Mittelechos eine Geschwulst im Bereich des supratentoriellen Raumes nicht mit Sicherheit ausgeschlossen werden kann. Kleinere Tumoren im Frontopolar- und Mantelkantenbereich können ebenso wie verschiedene Geschwülste der Schädelbasis dem echo-encephalographischen Nachweis entgehen, wenn sie keinen Einfluß auf die vom Ultraschall erfaßbaren Strukturen nehmen.

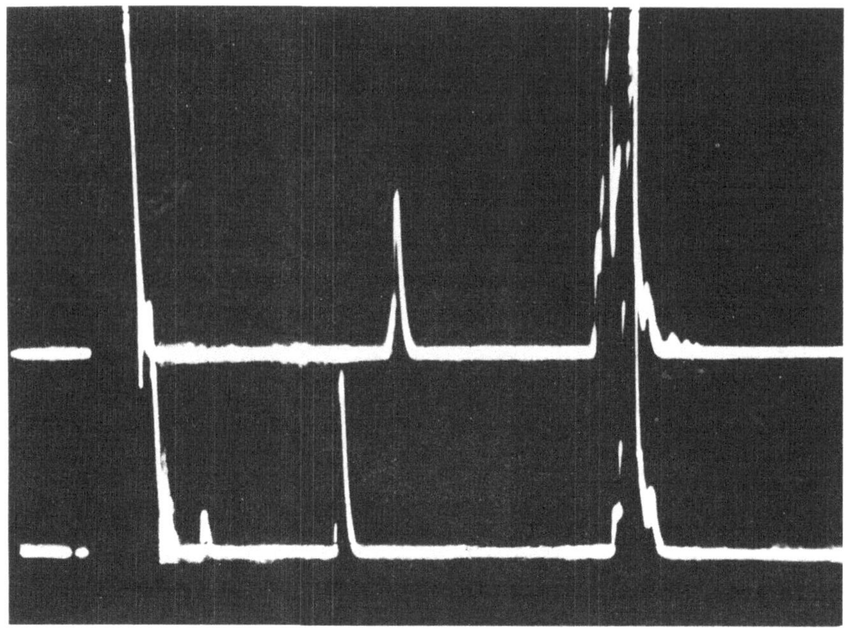

Abb. 2. Mittelecho-Verlagerung von rechts (oben) nach links bei einem Hirntumor (Sarkom) rechts temporal

Überprüft man die Zuverlässigkeit der Mittelechobestimmung, so lassen größere Untersuchungsserien verschiedener Autoren erkennen, daß eine vorhandene Verlagerung der Mittelstrukturen des Gehirns echoencephalographisch in 92 bis 98% erfaßt werden kann.

Würden sich die Aussagemöglichkeiten der Echo-Encephalographie auf die Feststellung von Mittelechoverschiebungen beschränken, so könnten lediglich Prozesse der Großhirnhemisphären erfaßt werden. Die Möglichkeit, den Querdurchmesser der 3. Hirnkammer echographisch zu bestimmen oder aus den Reflexionen von den Seitenventrikeln Rückschlüsse auf die Weite des Hirnkammersystems zu ziehen, erhöht den klinischen Wert der Methode erheblich. Ventrikelerweiterungen durch Kleinhirntumoren, Aquäduktverschlüsse und hirnatrophische Prozesse können so erkannt werden. Beim Gesunden nimmt die Weite der 3. Hirnkammer im Laufe des Lebens langsam zu und erreicht nach echoencephalographischen Untersuchungen im höheren Lebensalter etwa 7 - 8 mm.

Zur Registrierung des Doppelechos von den Wänden des 3. Ventrikels richtet man den Prüfkopf von einem direkt über dem Ohransatz gelegenen Punkt aus leicht nach oben. Im Falle einer Erweiterung der 3. Hirnkammer erhält man zwei deutlich getrennte Reflexionen im Mittelbereich des Echo-Encephalogramms. Der Abstand der beiden Echos voneinander entspricht dem Querdurchmesser des 3. Ventrikels. Sehr häufig sieht man eine gegenläufige Pulsation der beiden Echos, die durch Formänderungen der seitlichen Wände des 3. Ventrikels während der ankommenden Pulswelle hervorgerufen wird. Die Bestimmung der Weite des 3. Ventrikels im Ultraschallbild erfordert aber größere Übung als die Mittelechomessung. Bei einem mittelständigen, nicht

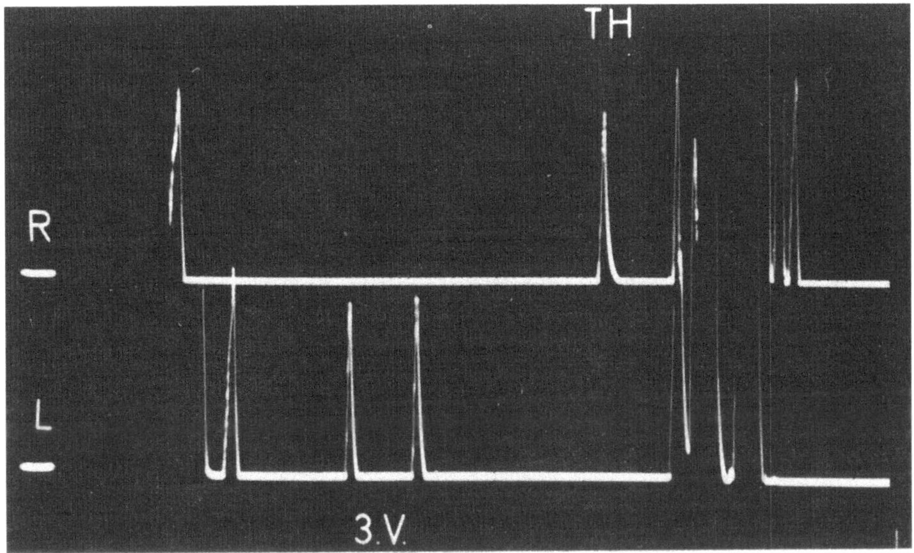

Abb. 3. Erweiterung des Ventrikelsystems durch einen Kleinhirntumor (Ependymom). Die zwei Reflexionen von den seitlichen Wänden des dritten Ventrikels haben einen Abstand von 15 mm (unten). Das Temporalhornaußenwandecho ist zum Endecho hin verlagert (oben). Der Hirnmantelindex beträgt 3,1

erweiterten Ventrikelsystem gelingt die Darstellung des Doppelechos vom 3. Ventrikel in fast 90% der Fälle, bei Vorliegen eines Hydrocephalus jedoch praktisch immer. In manchen Fällen, z.B. bei Vorliegen eines Tumors im Mittelhirnbereich, kann trotz bestehender Ventrikelerweiterung eine Messung der 3. Hirnkammer unmöglich sein. Auch dann gibt aber die Registrierung der Echos von den Seitenventrikeln noch Aufschluß über das Ausmaß des Hydrocephalus.

Reflexionen aus dem Bereich der Cella media liegen normalerweise 1,7 - 2 cm links und rechts vom Mittelecho. Zu ihrer Aufzeichnung ist ein höherer Ansatzpunkt des Prüfkopfes erforderlich. Im Kindesalter gelingt bei bestehender Ventrikelerweiterung die Messung der Seitenventrikelbreite fast immer. Beim Erwachsenen sind durch die Dicke des Schädelknochens die Verhältnisse wesentlich ungünstiger und es ist nur noch in einem Teil der Fälle möglich, Echos aus dem Cella media-Bereich zu registrieren.

Aus der Lage der Seitenventrikelechos läßt sich ein dem Schiersmann'schen Index bei der Pneum-Encephalographie vergleichbarer Ventrikelindex berechnen. Er zeigte eine gute Übereinstimmung mit den neuroradiologischen Befunden.

Reflexionen aus dem Temporalhornabschnitt der Seitenventrikel tauchen auf dem Bildschirm auf, wenn der Prüfkopf etwa 1 Querfinger oberhalb des Ohransatzes mit einer Beschallungsrichtung leicht nach hinten unten angelegt wird. Die entscheidende Reflexion ist die von der lateralen Wand des prüfkopffernen Unterhorns. Normalerweise liegt dieses Temporalhornaußenwandecho auf halbem Wege zwischen Mittel- und Endecho. Zusammen mit SCHIEFER und KAZNER haben wir 1965 einen echo-encephalographischen Hirnmantelindex angegeben, der sich aus der Beziehung zwischen Mittelecho-Endecho und Temporalhornecho-Endecho ergibt. Beim Gesunden liegt dieser Index bei 2,0 - 2,2. Werte über 2,3 weisen auf eine beginnende Ventrikelerweiterung hin.

Neben dem indirekten Nachweis eines raumfordernden intrakraniellen Prozesses durch eine Mittelechoverschiebung oder abnorme Ventrikelwandechos gelingt es in manchen Fällen den Prozeß direkt durch sogenannte Tumor- bzw. Hämatomechos zu erfassen. Voraussetzung für das Zustandekommen eines Echos an der Grenzfläche Tumor/Hirngewebe oder im Tumor selbst, und es gilt natürlich auch für Hämatome, sind Unterschiede in der akustischen Impedanz der beschallten Strukturen. Daneben spielt für die Entstehung von Tumorechos der unregelmäßige Aufbau mancher Geschwülste durch Kalkeinlagerungen oder Nekrose-Zonen bzw. Blutungsherde eine entscheidende Rolle. Hier erkennt man im Mittelbereich des Echogramms einen Tumorechokomplex, der von einem inoperablen, in den Balken eingewachsenen Gliom stammte.

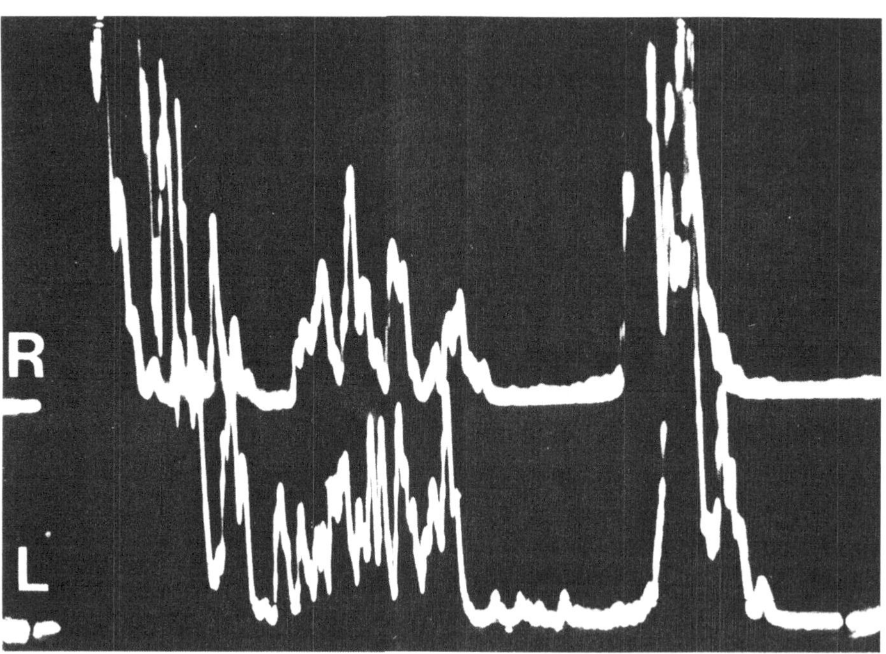

Abb. 4. Tumorechokomplex im Mittelbereich bei Untersuchung von beiden Seiten bei einem Balkentumor (Glioblastom)

Die Angaben über die Häufigkeit solcher Tumorechos schwanken erheblich. TANAKA (1966) will Großhirnhemisphärengeschwülste in 97% der Fälle direkt erfaßt haben. Er führte die Untersuchungen allerdings von verschiedenen Ansatzpunkten am Schädel aus durch. Wir selbst konnten Tumorechos bei ausschließlich temporaler Beschallung in etwa 1/4 aller Fälle mit Großhirnhemisphärentumoren aufzeichnen.

Der erste Bericht über den direkten Nachweis extracerebraler Blutungen durch ein sog. Hämatomecho stammt von De VLIEGER u. Mitarb. aus dem Jahr 1959. Am häufigsten lassen sich epidurale Hämatome durch ein Hämatomecho direkt erfassen, da hier die vom Knochen abgedrängte Dura sehr günstige Reflexionsbedingungen bietet. Ein wichtiger Faktor dabei ist allerdings der Winkel, unter dem das Ultraschallwellenbündel auf die Hämatomoberfläche trifft. Nur bei annähernd senkrechtem Auftreffen können vom Prüfkopf genügend reflektierte Ultraschallwellen aufgefangen werden. Nach Angaben in der Literatur und eigenen Erfahrungen gelingt es in etwa 70% der extraduralen Hämatome, eine zusätzliche Reflexion vor dem Endecho zu registrieren. Am häufigsten entgehen dem direkten Nachweis frontal, parasagittal, occipital oder temporo-basal lokalisierte Blutungen, die nicht mehr im Beschallungsbereich liegen oder nicht senkrecht vom Ultraschall getroffen werden.

Am folgenden Fall mit einer atypischen Verlaufsform möchte ich Ihnen die Möglichkeiten der Echo-Encephalographie bei der Erkennung epiduraler Blutungen schildern. Bei dem 4-jährigen Knaben kam es wenige Stunden nach einem Treppensturz zu einer zunehmenden Bewußtseinsstörung. Später entwickelte sich eine Pupillenerweiterung. Mit dem Verdacht auf eine intrakranielle Blutung erfolgte die Einweisung in unsere Klinik. Bei der Aufnahme war das Kind bewußtlos, es bestand eine Mydriasis mit rechts maximal weiter Pupille. Im Echo-Encephalogramm zeigte sich eine Verlagerung der Mittelstrukturen um 6 - 7 mm von rechts nach links. Zusätzlich erkannte man 18 mm vor dem Endecho ein typisches Hämatom rechts temporo-parietal. Nach der Trepanation besserte sich der Zustand des Kindes zunächst. Jedoch schon einige Stunden nach Entleerung der Blutung verschlechterte sich die Bewußtseinslage erneut. Im Echo-Encephalogramm, das angefertigt wurde um eine Nachblutung auszuschließen, war das Mittelecho nicht mehr verlagert. Nach einigen Stunden kam es zu einer weiteren Verschlechterung des Zustandes. Im Echo-Encephalogramm bestand jetzt eine Verlagerung von links nach rechts um 4 bis 5 mm. Bei Beschallung von rechts zeigte sich ein Hämatomecho 18 bis 20 mm vor dem Endecho. Zur endgültigen Sicherung der Diagnose wurde eine Carotisangiographie links vorgenommen. Es zeigte sich tatsächlich ein extracerebrales Hämatom links temporo-parietal. Bei der anschließenden osteoplastischen Freilegung fand sich auch links eine ausgedehnte epidurale Blutung. Das Kind hatte sich in der Folgezeit gut erholt.

Relativ wenig bekannt ist es, daß auch in der hinteren Schädelgrube epidurale Hämatome lokalisiert sein können. Die Röntgenaufnahmen zeigen meist eine Fraktur am Hinterhaupt. Im Echo-Encephalogramm ist die durch eine Liquorabflußstörung bedingte Erweiterung der Ventrikel am vergrößerten Abstand der beiden Reflexionen von den seitlichen Wänden des 3. Ventrikels zu erkennen. Das Echo-Encephalogramm eines 9-jährigen Mädchens mit epiduraler Blutung in der hinteren Schädelgrube ergab eine Weite des 3. Ventrikels von 9 bis 10 mm. Die Brachialisangiographie bestätigte die Verdachtsdiagnose. Nach osteoklastischer Trepanation konnte die epidurale Blutung über dem Kleinhirn entleert werden.

Um auch beim chronischen Subduralhämatom ein Echo von der Oberfläche der Blutung zu erhalten, ist es wegen der üblichen Lokalisation in der Parietalregion notwendig, den Prüfkopf schräg aufwärts zu richten, wie es in diesem Schema angegeben ist. Allerdings ist auch dann das Hämatomecho meist nicht so hoch wie bei den epiduralen Blutungen.

Auch in der Beurteilung von Folgezuständen nach schweren Schädel-Hirn-Verletzungen kann die Ultraschalluntersuchung eine wichtige Hilfe sein. Die nach schweren Contusionen sich meist entwickelnde Ventrikelerweiterung läßt sich anhand des zunehmenden Abstands der beiden Reflexionen von den Wänden des 3. Ventrikels erkennen.

Die Ultraschalldiagnostik ist zwar vor allem von der Neurologie bzw. Neurochirurgie ausgegangen. Infolge der großen methodischen Schwierigkeiten war hier die Entwicklung aber langsamer als in anderen Fachgebieten, wo es gerade in den letzten Jahren zu einem raschen Ausbau vor allem zweidimensionaler Verfahren kam. Die größte Schwierigkeit bei der Anwendung der B-Bild-Darstellung am Schädel stellt der Knochen dar. Bei der üblichen Prüffrequenz von 2 MHz sind bei einer Knochendicke von mehr als 6 bis 7 mm kaum noch Echos von den Ventrikelwänden aufzuzeichnen. Trotzdem sind in den letzten Jahren verschiedene zweidimensionale Untersuchungsmethoden entwickelt worden, die sich auf einige Grundformen der Abtastbewegung zurückführen lassen. Die besten Ergebnisse erhielt man dabei mit der zusammengesetzten Abtastmethode oder Compound-Scanning-Technik. Im allgemeinen kann man jedoch zweidimensionale Echo-Encephalogramme nur bei besonders günstigen Voraussetzungen erhalten, z.B. bei Kindern mit relativ dünnem Schädelknochen. Bessere Ergebnisse bei der Anfertigung axialer Schnittbilder des Gehirns erzielt man mit dem Ihnen sicher auch schon bekannten modernen Röntgenschichtverfahren in Form der Computer-Tomographie. Mit Hilfe dieses apparativ sehr aufwendigen Verfahrens können feinste Dichteunterschiede innerhalb des Schädels registriert werden, z.B. bei einer intracerebralen Massenblutung mit Ventrikeleinbruch. Auch andere pathologische Prozesse, wie Cystenbildungen und Ventrikelerweiterungen lassen sich mit diesem Verfahren nachweisen. Insgesamt läßt sich feststellen, daß durch dieses neue Verfahren die zweidimensionale Echo-Encephalographie in Zukunft zunächst keine größere Bedeutung gewinnen wird. Dagegen stellt die eindimensionale Echo-Encephalographie wegen des geringen apparativen Aufwandes und der raschen Anwendbarkeit der Methode eine wertvolle Zusatzuntersuchung dar, die besonders bei der Frühdiagnose von Hirntumoren, zur rechtzeitigen Erkennung posttraumatischer Blutungen und in der Verlaufsbeobachtung heute nicht mehr wegzudenken ist.

Man darf aber von einer Ultraschalluntersuchung in keinem Falle mehr erwarten als nach den physikalischen Voraussetzungen möglich ist. Das heißt: wenn die vom Ultraschallstrahl erfaßbaren Strukturen - etwa bei doppelseitigen Prozessen - nicht verlagert sind, können auch keine Veränderungen im Ultraschallbild erwartet werden. Ein normales Echogramm schließt demnach einen pathologischen Prozeß im Einzelfalle nicht aus. Daraus ergibt sich: bei allen diagnostischen Überlegungen bleibt entscheidend der klinische Befund. Steht dieser mit dem Echogramm nicht in Übereinstimmung, so muß eben mit anderen Untersuchungsverfahren weitergesucht werden.

Literatur

A. Monographien

KAZNER, E., SCHIEFER, W., ZÜLCH, K.J.: Proceedings in Echo-Encephalography. International Symposium on Echo-Encephalography, Erlangen 14/15.4.1967. Berlin, Heidelberg, New York: Springer 1968

KRÜGER, H.: Echoventrikulographie. Die Echoencephalographie der inneren Liquorräume. Berlin, Heidelberg, New York: Springer 1972

MOSTAFAWY, A.: Pediatric sonoencephalography. Berlin, Heidelberg, New York: Springer 1971

MÜLLER, R., BLAUENSTEIN, U.W.: Ultraschalltomographie. Basel-Stuttgart: Schwabe & Co. 1969

PIA, H.W., GELETNEKY, C.L.: Echoencephalographie. Stuttgart: Thieme 1968

SCHIEFER, W., KAZNER, E.: Klinische Echo-Encephalographie. Berlin, Heidelberg, New York: Springer 1967

SCHIEFER, W., KAZNER, E., KUNZE, St.: Clinical Echoencephalography. Berlin, Heidelberg, New York: Springer 1968

WHITE, D.N.: Ultrasonic encephalography. Basel-Stuttgart: Schwabe & Co. 1970

B. Originalarbeiten

CHADDUCK, W.M., CRUTCHFIELD, W.G.: J. Neurosurg. 21, 699-703 (1964)

DILLING, H., FEUERLEIN, W.: Arch. Psychiat. Nervenkr. 209, 404-414 (1967)

DREESE, M.J., KEMPE, L.G.: Neurology (Minneap.) 15, 276 (1965)

FEUERLEIN, W., HEYSE, H.: Arch. Psychiat. Nervenkr. 213, 78-85 (1970)

FISCHGOLD, H., STRAUSS, M.F., HAZEMANN, P.: A-scan echoencephalography in acute and chronic head injuries. In: Proceedings in Echo-Encephalography, Kazner, E., Schiefer, W., Zülch, K.J. (eds.), pp. 80-87. Berlin, Heidelberg, New York: Springer 1968

FREUND, H.-J.: Ultraschallpulsationskurvenschreibung an Karotiden und Vertebralarterien. In: Der Hirnkreislauf, Gänshirt, H. (Hrsg.) Stuttgart: Thieme 1972

GELETNEKY, C.L.: Acta neurochir. (Wien) 13, 579-581 (1965)

GÜTTNER, W., FIEDLER, G., PÄTZOLD, J.: Acustica 2, 148-156 (1952)

JEPPSON, St.: Acta neurol. scand. 41, Suppl. 13, 7-12 (1965)

KAZNER, E.: Echo-Encephalographie am geschlossenen Schädel mit gleichzeitiger A- und B-Bild-Darstellung. Habil. schr. München (1970)

KAZNER, E., KUBICKI, St., KUNZE, St., SCHIEFER, W., WENDE, S.: Fortschr. Neurol. Psychiat. 37, 225-250 (1969)

KUNZE, St., SCHIEFER, W.: Die Echo-Encephalographie bei supratentoriellen Geschwülsten. In: Ultrasonographia Medica. Böck, J., Ossoinig, K. (eds.) Wiener Med. Akademie 1969

LEKSELL, L.: Acta chir. scand. 110, 310-315 (1955/56)

ROTT, H.D.: Zur Wirkung von Ultraschall auf menschliche Chromosomen in vitro. Habilitationsschrift Erlangen (1973)

SCHIEFER, W., KAZNER, E., KUNZE, St.: Zbl. Neurochir. 26, 281-295 (1965)

SOMER, J.C.: Brit. J. Radiol. 43, 228 (1970)

TANAKA, K., ITO, K.: Diagnosis of brain tumor using ultrasound. Acta radiol. 5, diagnosis, 7th Symposium neuroradiol. New York 1964, 915-927 (1966)

TANAKA, K., ITO, K., WAGAI, T.: J. Neurosurg. 23, 135-147 (1965)

VLIEGER, M. de: Echo-encephalography and extracerebral haemetomas. In: Ultrasound as a diagnostic and surgical tool. D. Gordon (ed.), p. 145-160. Edinburgh-London: Livingstone 1964

VLIEGER, M. de, RIDDER, H.J.: Use of echoencephalography. Neurology (Minneap.) 9, 216-223 (1959)

Praktische Elektromyographie und Elektroneurographie

F. Manz

Die Ableitung von Muskelaktionsströmen (Elektromyographie, EMG) und die Messung motorischer und sensibler Nervenleitgeschwindigkeiten (Elektroneurographie, ENG) sind vor allem für die Diagnostik der Erkrankungen des peripheren Nervensystems und der Muskulatur von großer Bedeutung. Es wird hier in Kürze versucht, einige Begriffe der Elektroneuromyographie zu erläutern. Besonders wird auf die Indikationsstellung und die diagnostischen Möglichkeiten dieser neurophysiologischen Hilfsmethoden eingegangen. Der technologisch Interessierte findet weitere Informationen in der Literatur.

Elektromyographie

Es werden in der Regel autoklavierbare konzentrische Nadelelektroden mit einem Außendurchmesser bis zu 0,65 mm in die Muskulatur eingestochen (zum Beispiel DISA - Elektroden). Die Summenaktionspotentiale motorischer Einheiten[1] können damit extrazellulär abgeleitet und mit Hilfe industriell angebotener EMG-Geräte (zum Beispiel DISA, TÖNNIES, MEDELEC u.a.) auf einem Oszillographen dargestellt, eventuell gespeichert, mit Polaroid abfotografiert und/oder fortlaufend registriert werden. Gleichzeitig wird die Aktivität mit einem Lautsprecher hörbar gemacht (Abb. 1). Die Biosignale der klinischen Elektromyographie liegen zwischen wenigen Mikrovolt und Millivolt. Zu ihrer Darstellung sind Differentialverstärker mit einem Frequenzbereich zwischen 2 und 10.000 Hz, hoher Eingangsimpedanz und sehr niedrigem noise level erforderlich (GOODGOLD).

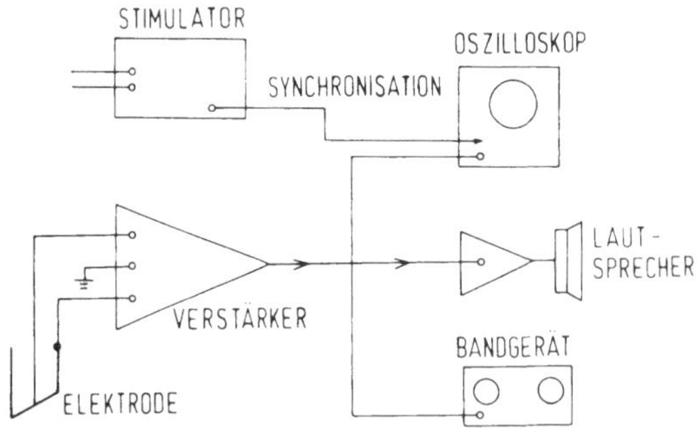

Abb. 1. Blockschaltbild eines Elektromyographiegerätes (nach GOODGOLD und EBERSTEIN)

[1] motorische Einheit = Vorderhornzelle, Neurit und davon versorgte Muskelfasern

Der normale Untersuchungsgang umfaßt (1) die beim Einstich der Nadel auftretende sog. Einstich- oder Insertionsaktivität, (2) das elektrische Verhalten des entspannten Muskels bei unveränderter Nadellage (sog. Ruhe- oder Spontanaktivität), (3) die Willküraktivität bei leichter Muskelanspannung zur Erkennung der Aktionspotentialparameter und schließlich bei maximaler Willkürkontraktion zur Erkennung des Aktivitätsmusters.

Einstich- oder Insertationsaktivität wird normalerweise nur für wenige Zehntelsekunden beobachtet. Verlängerte Einstichaktivität kommt bei neurogenen und auch bei myogenen Schädigungen vor.

Spontanaktivität tritt nur unter pathologischen Bedingungen auf, während im gesunden ruhenden Muskel außerhalb der Endplattenregion elektrische Stille herrscht. Fibrillationen (Fibrillieren) und positive scharfe Wellen nennt man "Denervierungsaktivität". Sie tritt bei Denervationsvorgängen auf und ist daher in erster Linie bei neurogenen Schädigungen anzutreffen, jedoch auch bei floriden Muskelerkrankungen. Fibrillationspotentiale sind bi- oder triphasisch, beginnen immer mit einer positiven Deflexion, haben eine Dauer von 1 - 5 msec und eine durchschnittliche Amplitude von etwa 100 μV. Positive sharp waves dauern länger, um 10 msec. Diese Entladungen können mit dem Auge bei Betrachtung des Muskels nicht gesehen werden. Fasziculationen (Fasziculieren) kann man an der Muskulatur häufig bereits klinisch erkennen. Sie treten vor allem bei Vorderhornaffektionen auf. Seltener findet man sie bei Wurzelläsionen und peripheren Neuropathien. Unsicher ist die Unterscheidung zwischen sogenanntem benignem und malignem Fasziculieren. Die Fasziculationen können die Kriterien normaler Aktionspotentiale erfüllen, sind aber oft von überhöhter Amplitude (6 - 20 mV) und verlängerter Dauer (15 - 25 msec).
Andere Formen spontaner Entladungen sind myotone bursts, auch "myotone Schauer" genannt, akustisch als "Stuka-Geräusch" zu erkennen bei Myotonie und myotonischer Dystrophie. Unspezifisch und für den Erfahrenen davon zu unterscheiden sind pseudomyotone Entladungen, sog. high frequency discharges. Eine besondere Form der Spontanaktivität wird mei manifester Tetanie und Tetaniebereitschaft beobachtet, nämlich repetitive Spontanpotentiale, sog. Doubletten, Tripletten und Multipletten.

Willküraktivität bei leichter Muskelanspannung und schneller Kippablenkung des Oszillographen erlaubt, die Aktionspotentiale einzelner motorischer Einheiten (AP) zu registrieren. Sie werden nach ihrer Form und Phasigkeit, ihrer Amplitude (Spitze zu Spitze gemessen) und Dauer beschrieben. Für den normalen Muskel sind, von Muskel zu Muskel verschieden, die Parameter der durchschnittlichen AP-Dauer und -Größe bekannt. Es herrschen im gesunden Muskel bi- und triphasische AP vor. Polyphasische Aktionspotentiale sind in weniger als 5% anzutreffen. Die Amplituden reichen bis ca. 4 mV. Bei myogenen Schädigungen kommt es infolge eines disseminierten Muskelfaserausfalls zu einer Verkürzung der durchschnittlichen AP-Dauer und zu einer vermehrten Polyphasie, Aufsplitterung und Amplitudenerniedrigung der Aktionspotentiale. Bei länger bestehenden neurogenen Schädigungen hat man eine Verbreiterung und Vergrößerung der AP mit vermehrter Polyphasie infolge kollateraler Aussprossung der Nervenfasern zu erwarten. Bei beginnenden Reinnervationsvorgängen findet man anfangs sehr schmale niedrige und allmählich anwachsende "Sprossungseinheiten". Bei lange bestehenden neurogenen Schädigungen mit nucleärem oder radiculärem Sitz können sehr große und breite sog. Riesenpotentiale registriert werden. Es genügt nicht, nur ein einzelnes AP zu beurteilen, vielmehr muß man eine Population von mindestens 20 Aktionspotentialen auswerten.
Bei maximaler Willküranspannung läßt sich die Zahl verfügbarer (akti-

ver, rekrutierbarer) motorischer Einheiten beurteilen. Normalerweise findet sich ein "dichtes Interferenzmuster", in dem bei langsamer Kippablenkung Einzel-AP nicht mehr zu unterscheiden sind. Bei neurogenen Läsionen sieht man auch bei maximaler Willkür-Kontraktion ein mehr oder weniger "gelichtetes" Interferenzmuster infolge Ausfalls motorischer Einheiten. Sind nur noch wenige oder einzelne AP aktivierbar, so ergibt sich ein "Übergangsmuster" oder "Einzelaktivität", d.h. ein Muster aus Einzelpotentialen. Bei myogenen Paresen entsteht selbst bei leichter Kraftentfaltung bereits ein "vorzeitig dichtes Interferenzmuster" mit erniedrigter Amplitude.

Elektroneurographie

Unter Neurographie versteht man die elektrische Stimulation peripherer (motorischer oder sensibler) Nerven und die Ableitung von Reizantwortpotentialen des Muskels oder des Nerven selbst. Die Reizung erfolgt meist percutan mit supramaximalen Reizen, die Ableitung mit Oberflächenelektroden (zum Beispiel Silberplättchen) oder mit Nadelelektroden bipolar oder unipolar.

Die motorische Nervenleitgeschwindigkeit (NLG) wird bestimmt, indem man sich des evozierten Summen-Muskelaktionspotentials (MAP) als Signal bedient. Reizt man einen Nerven in verschiedener Höhe, wie in Abbildung 2 am Beispiel des N. medianus dargestellt, so läßt sich die

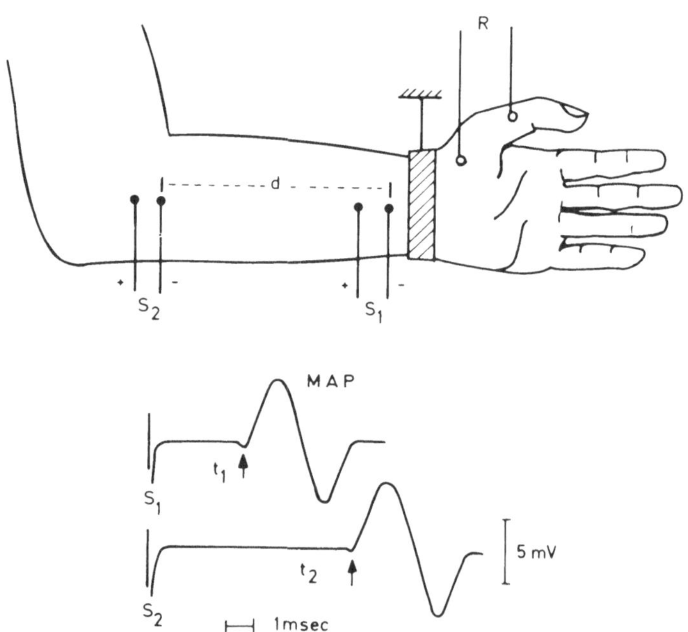

Abb. 2. Bestimmung der motorischen Nervenleitgeschwindigkeit am Beispiel des Nervus medianus. R = Ableitelektroden, S_1 und S_2 = Reizelektroden in distaler und proximaler Position bzw. unten Reizartefakt, d = Distanz, MAP = evoziertes Muskelaktionspotential

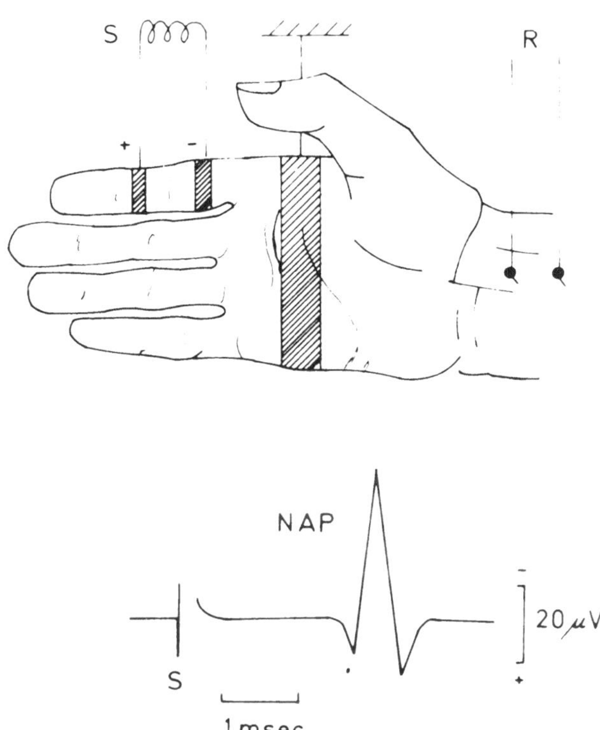

Abb. 3. Messung des sensiblen Nervenaktionspotentials und der distalen sensiblen Latenz am Beispiel des Nervus medianus. S = Reiz (Oben) bzw. Reizartefakt (unten), R = Ableitelektroden

NLG der schnellsten motorischen Fasern als Quotient

d (Distanz) : $t_2 - t_1$ (Latenzdifferenz) in m/sec

errechnen. Besteht an einem motorischen Nerven nur eine einzige Reizmöglichkeit, so begnügt man sich mit der Bestimmung der Latenz, bezogen auf die Distanz, so zum Beispiel an den proximalen Armnerven oder am Facialis. Man kann auch die NLG schätzen, indem man für die Überleitung an der Synapse und die Erregungsausbreitung im Muskel 1,5 msec abzieht. Normalwerte für die einzelnen Nerven sind bekannt (KAESER). Vor dem 4. Lebensjahr, im Senium und bei erniedrigter Temperatur sind die Nervenleitgeschwindigkeiten erniedrigt. Mit einer Methode nach HOPF kann auch die Leitgeschwindigkeit der langsamsten motorischen Fasern bestimmt werden. Bei lokalisierten Nervenschäden (Verletzungen, Kompressionssyndrome) wird häufig eine umschriebene NLG-Erniedrigung infolge segentaler Markscheidendegeneration des Nerven gefunden, bei demyelinisierenden Polyneuropathien eine allgemeine NLG-Verlangsamung.

Die sensible Nervenleitgeschwindigkeit der schnellsten markhaltigen Nervenfasern kann orthodrom (Reizung distal, Ableitung proximal) wie in Abbildung 3 oder antidrom (Reizung unphysiologisch proximal, Ableitung distal) bestimmt werden. NLG = Distanz : Latenz. Besonders bei pathologischen Verhältnissen sind Averager zur exakten Erfassung des Nervenaktionspotentials (NAP) erforderlich.

Aus der Amplitude und Form sowie aus der Fläche (dem Integral) des evozierten MAP oder NAP können Schlüsse auf das Ausmaß und die Art der motorischen bzw. sensiblen Nervenschädigung gezogen werden. Die neuromuskuläre Synapse wird zum Nachweis einer *myasthenischen Störung* mit 3/sec-Reizserien getestet.

Reflexmessungen sind diagnostisch von Bedeutung zum Beispiel am N. ischiadicus (sog. H-Reflex) und in der Facialismuskulatur (sog. Orbicularis-Oculi-Reflex).

Indikationen zur Elektroneuromyographie

a) Bei Paresen: Ist die Lähmung neurogen, myogen, myasthenisch, funktionell? Bei Atrophien: Neurogen, myogen, inaktivitätsbedingt?
b) Bei neurogenen Läsionen: Ist der Sitz nucleär bzw. radiculär oder peripher? Bei nucleären Läsionen bleibt die NLG weitgehend normal, dagegen tritt bei peripherer Neuropathie in der Regel eine NLG-Verlangsamung auf.
c) Unterscheidung frischer (florider) von alten und chronischen Denervierungssyndromen.
d) Exakte Lokalisation und Quantifizierung peripherer Nervenläsionen: total, subtotal, partiell? Neurapraxie, Axonotmesis/Neurotmesis?
e) Reinnervationsvorgänge können 6 Wochen vor klinischer Beurteilung erfaßt werden. Es bietet sich also die Möglichkeit einer frühzeitigen Indikationsstellung zu einer eventuell notwendigen Nervenrevision.
f) Bei myogenen Schädigungen: Herdförmige Läsion oder diffuses myogenes Pattern? Dagegen ist eine Unterscheidung von Muskeldystrophie und Myositis nicht möglich!
g) Myotones Syndrom.
h) Myasthenisches Syndrom wird erfaßt durch standardisierte Belastung des neuromuskulären Überganges mit Serienreizen.
i) Segmentdiagnostik durch Untersuchung der Kennmuskeln an den Extremitäten und paraspinal mit Nadelmyographie.
j) Nachweis von neuromuskulärer Übererregbarkeit, d.h. Tetaniebereitschaft: Repetitive Aktivität unter standardisierten Bedingungen.
k) Auch bei zentral motorischen Störungen (Tremor, Spastik, Rigor usw.) ist das EMG von Bedeutung.

Zusammenfassung

In der Regel kann mit der Elektromyographie und Elektroneurographie keine Diagnose gestellt werden. Vielmehr läßt sich die anhand der Vorgeschichte und aufgrund des klinisch-neurologischen Befundes erwartete Diagnose erhärten, ergänzen oder widerlegen. Der sinnvolle Einsatz der neurophysiologischen Hilfsmethoden EMG und ENG erfordert vorher eine detaillierte neurologische Untersuchung mit gezielter Fragestellung. Die elektroneuromyographischen Parameter wie z.B. Fibrillieren und Fasziculieren und Syndrome wie z.B. ein myopathisches pattern sind relativ unspezifisch. EMG und ENG bedürfen einer längeren Ausbildung und Einarbeitungszeit. In der Hand des erfahrenen, entsprechend ausgebildeten, klinisch oder in der Praxis tätigen Neurologen ist die Elektromyographie und Elektroneurographie bei der Diagnostik neuromuskulärer Erkrankungen heute unentbehrlich.

Literatur

BUCHTHAL, F.: Einführung in die Elektromyographie. München: Urban & Schwarzenberg 1957 (vergriffen)

COHEN, H.L., BRUMLIK, J.: A Manual of Elektromyography. New York, Evanston, London: Harper & Row 1969

DESMEDT, J.E. (ed,): New Developments in Electromyography and Clinical Neurophysiology, Vol. 1-3. Basel, München, Paris, London, New York, Sydney: Karger 1973

DRECHSLER, B.: Elektromyographie. Berlin: VEB Volk und Gesundheit 1964

GOODGOLD, J., EBERSTEIN, A.: Electrodiagnosis of Neuromuscular Diseases. Baltimore: Williams & Wilkins 1972

HOPF, H.C., STRUPPLER, A. (Hrsg.): Elektromyographie. Stuttgart: Thieme 1974

ISCH, F.: Elektromyographie. Paris: Editions Doin 1963

KAESER, H.E.: Nerve Conduction Velocity Measurements. In: Hdb. of Clinical Neurology, Vinken, P.J., BRUYN, G.W. (eds.) Vol. VII. Amsterdam: North Holl. Publ. Co. 1970

LAHODA, R., ROSS, A., ISSEL, W.: EMG-Fibel. Frankfurt: Barth 1973

LENMAN, J.A.R., RITCHIE, A.E.: Clinical Electromyography. London: Pitman Medical & Scientific Publ. Co. 1970

LICHT, S. (ed.): Electrodiagnosis and Electromyography. New Haven: Licht Publ. 1968

LUDIN, H.P.: Pathophysiologische Grundlagen elektromyographischer Befunde bei Neuropathien und Myopathien. Stuttgart: Thieme 1973

LUDIN, H.P.: Praktische Elektromyographie. Stuttgart: Enke 1976

MARINACCI, A.A.: Applied Electromyography. Philadelphia: Lea and Febinger 1968

MAYER, K.: Klinik und Elektromyographie der Spontanaktivität des menschlichen Skelettmuskels. Berlin, Heidelberg, New York: Springer 1965

NORRIS, F.N., SHY, G.M.: The EMG. New York, London: Grude and Stratton 1963

PUFF, K.H.: Die klinische Elektromyographie in der Differentialdiagnose von Neuro- und Myopathien. Berlin, Heidelberg, New York: Springer 1971

SMORTO, M.P., BASMAJIN, J.V.: Clinical Electroneurography. Baltimore: Williams and Wilkins Co 1972

STEINBRECHER, W.: Elektromyographie in Klinik und Praxis. Stuttgart: Thieme 1965 (vergriffen)

STRUPPLER, A.: Elektromyographie und Elektroneuromyographie in Differentialdiagnose von Bewegungsstörungen. In: Differentialdiagnose neurologischer Krankheitsbilder. Stuttgart: Thieme 1974

STRUPPLER, A., RUPRECHT, E.D.: Elektromyographie (EMG) und Elektroneurographie (ENG). EEG-ENG 2, 2-16 (1971)

Aspekte der Sucht

Psychologische Aspekte der Sucht

H.-A. Oldenbürger

Eingrenzung des Themas

Bei der Betrachtung der Suchtprobleme[2] soll sich die Darstellung auf die Drogenabhängigkeit bei Jugendlichen beschränken.

Im wesentlichen wird sich der Vortrag mit zwei Fragen beschäftigen:

(1) den Entstehungsbedingungen, bzw. der Genese des süchtigen Verhaltens, und
(2) mit therapeutischen und präventiven Maßnahmen.

Dabei soll nicht auf klassisch-psychiatrische Konzepte zurückgegriffen werden, die Suchtverhalten als eine in der pathologischen Persönlichkeitsstruktur und ihren unbewußten Dynamiken verankerte "Eigenschaft"[3] ansehen, sondern es soll von neueren psychologischen Sichtweisen berichtet werden. Diese gehen davon aus, daß deviantes Verhalten durch die gleichen Variablen bedingt und erklärbar ist wie "Normal"-Verhalten (siehe u.a. LANGE 1974; LENNERTZ 1974).

Bewertung des Drogengenusses und seine Verarbeitung

Vorweg sei auf einige soziologische und sozialpsychologische Zusammenhänge hingewiesen, die eine Einordnung der von ADAM vorgetragenen Statistiken über das Ausmaß des Drogenkonsums ermöglichen. Bekanntlich wurde die Jugend Westeuropas in den letzten 10 Jahren von einer epidemischen Drogenentwicklung ergriffen. Diese hatte ihren subkulturellen Ursprung in einer nordamerikanischen Akademikergruppe um den Psychologen LEARY, der eine sog. psychedelische Drogenphilosophie zusammen mit einem gesellschaftspolitischen Utopismus vertrat. Der Kern dieser Auffassung läßt sich durch zwei Thesen markieren:

---

[1] Frau Dipl.-Psych. Maria von Hammerstein danke ich für hilfreiche Diskussionen und Unterstützung

[2] Auf den Versuch einer Definition des Begriffs der Sucht zu Beginn der Ausführungen wird bewußt verzichtet. Die Diskussion der Drogenkarriere (s.u.) wird auf dieses Problem differenziert eingehen

[3] Zum Problem der "Beeigenschaftung" bzw. der Unterstellung von Persönlichkeitsdispositionen aus Beobachtung und sprachlicher Charakterisierung von Verhalten siehe GRAUMANN (1960), zu ihren essentialistischen Deutungen siehe HERRMANN (1973); Wissenschaftstheoretische und allgemein methodologische Grundfragen der Psychiatrie wurden in der BRD erst 1976 umfassend von MÖLLER behandelt

1. Der Genuß der Droge versetzt das Individuum bzw. die Gruppe in die Lage, gesellschaftliche Zwangsmechanismen zu erkennen. Damit trägt die Droge zur Befreiung von vorgegebenen Normen bei (politische Motivierung).
2. Die Droge bewirkt eine Erweiterung der Wahrnehmung und des Bewußtseins, und eröffnet damit einen Weg zur Selbsterkenntnis und Selbstanalyse (individuelle Motivierung).[4] (LEARY 1968, bzw. 1970).

Diese Ausrichtung der Drogenphilosophie bewertet den Drogengenuß positiv und kann daher psychologisch als positive Attribuierung interpretiert werden. Darunter versteht man eine Einstellung nicht im Sinne einer Meinung, sondern im Sinne einer Verhaltensbereitschaft. Dies bedeutet in unserem Zusammenhang, daß die Bereitschaft, überhaupt zu einer Droge zu greifen (sie zu probieren), erhöht wird. Die Popularität des psychedelischen Konzepts von LEARY ist ein Baustein für die Erklärung der Ausweitung des Drogenkonsums. Angaben aus einer Übersicht von fünfzehn statistischen Untersuchungen zur Epidemiologie (LOHSE, 1975)[5] besagen, daß 1970/71 ein Drittel der 15-20jährigen Erfahrungen mit Drogen hatten. Dabei sind 23% der Jugendlichen als Konsumenten (das sind Personen mit regelmäßigem Drogenge- bzw. -mißbrauch) zu bezeichnen. Seit 1972 hat sich eine Entwicklung vollzogen, während der die positive Einstellung gegenüber dem Drogengenuß und seiner politischen Legitimierung nachgelassen hat. Die Droge ist nicht mehr "in". Inzwischen wurden die Kernthesen des psychedelischen Konzepts verworfen, der Drogenhandel von linken Gruppierungen als Erscheinungsform kapitalistischer Ausbeutung angesehen. Somit hat sich ein Wandel von der positiven zu einer negativen Attribuierung des Genusses von Drogen vollzogen, der zu einem Stillstand bzw. zu einer Verringerung der Zahl der potentiellen "Probierer" führte (Dokumentation der Bundesregierung, Oktober 1972).
Damit hat sich das Problem des Drogenkonsums jedoch nicht verringert, da bei den Gewohnheitskonsumenten folgende Entwicklungen festzustellen sind:

- Ein zunehmender Trend zu harten Drogen;
- ein zunehmender Trend zum Gebrauch von mehreren verschiedenen Drogen und ihren Mischungen;
- ein zunehmender Trend zum "drop out", d.i. das "Aussteigen" des Jugendlichen aus dem sozialen Kontext (Schule, Beruf, Arbeitsstelle);
- die Verminderung des Einstiegalters der Konsumenten;
- eine stärkere Beteiligung von Jugendlichen aus der Landbevölkerung. (Diese Tendenzen ergeben sich aus einer Übersicht der Literatur bei LOHSE, 1975).

Solch eine epidemiologische Darstellung, wie sie oben angegeben wurde, kann selbstverständlich nur das gesellschaftliche bzw. politische Umfeld skizzieren, gibt jedoch kaum Aufschluß über die Entwicklung des Drogenmißbrauchs beim Einzelnen.
Ein erster Zugang zu dieser Problematik mag in der Untersuchung der Motive liegen, die Jugendliche hatten, zur Droge zu greifen. Befragt man die Betroffenen selbst, so ist zu trennen zwischen Motiven für

---

[4] Eine kritische Diskussion und weitere Literatur zu empirischen Untersuchungen der psychedelischen These der Entkonditionierung findet sich bei LENNERTZ, 1974, S. 149ff

[5] Zur Verbreitung in Europa und Nordamerika siehe in STEINBRECHER & SOLMS (1975)

die Ersteinnahme und solchen für den Dauerkonsum. Als hauptsächliche Motive für das Probieren werden bis 1971 Neugier und Nachahmung genannt, danach treten die bewußtseinserweiternde Funktion des Drogengenusses, seine Protestfunktion und das Bedürfnis, Probleme zu vergessen, stärker in den Vordergrund (KEELER, 1968; WANKE, 1970; JASINSKY, 1971; KOTZERKE, 1971; STAHL, 1974). Die Motive für den Dauerkonsum richten sich einerseits auf den Rauschzustand selbst, mit Lustgewinn, Bewußtseinserweiterung und den sog. kreativen Aspekten, andererseits auf das gemeinsame Erleben in der Gruppe: für den User ist es befreiend und befriedigend, unter Drogeneinfluß mit anderen zu kommunizieren (WANKE, 1970; BSCHOR, 1970; KOTZERKE, 1971; STAHL, 1974; EHRHARDT, 1972). - Diese benannten Motive reichen selbstverständlich für die Erklärung des Suchtverhaltens nicht aus. Es ist nach spezifisch psychologischen Gründen zu suchen.

Auf der Suche nach der suchtspezifischen Persönlichkeitsstruktur

Zunächst bietet sich die Betrachtung der Frage an, ob es bestimmte Persönlichkeitseigenschaften sind, die Gruppen von Drogenkonsumenten und Nicht-Konsumenten unterscheiden. Leider finden sich zu dieser umstrittenen Thematik allzu viele Untersuchungen, die es schon von ihrem Aufbau her nicht gestatten (CAMPBELL und STANLEY, 1966; BREDENKAMP, 1969; GADENNE, 1976), eine "ursächliche" Beteiligung der Persönlichkeits-"Struktur" an der Abhängigkeit von Drogen nachzuweisen. Wenn z.B. Patienten einer Klinik oder Klienten einer Beratungsstelle beobachtet und untersucht werden, ohne eine Vergleichsgruppe heranzuziehen (z.B. KIELHOLZ, 1971; KOTZERKE, 1971; WANKE et al., 1972), so läßt sich das Vorhandensein von "Charakterzügen", die die Drogenkonsumenten besonders zu kennzeichnen scheinen (erhöhte Nervosität und Stimmungslabilität, Mangel an psychischer Belastbarkeit) auch mit Hilfe der (konkurrierenden) Hypothese erklären, daß die Probandengruppe durch eine gerichtete, negative Auslese zustande gekommen ist. Auch Untersuchungen, an denen mehrere Gruppen von Drogenabhängigen und Nicht-Abhängigen teilnehmen (Querschnittsuntersuchung), können nicht als Beleg für die These herangezogen werden, daß spezifische Persönlichkeitszüge zur Ausbildung der Sucht führen, da ex post facto (nämlich der Ausbildung der Sucht) der prinzipielle Einwand nicht entkräftet werden kann, daß es umgekehrt die Wirkung der Droge oder der Situation des Drogenkonsumenten ist, die zur Ausbildung der Persönlichkeitseigenschaften beiträgt (REDLICH und FREEDMAN, 1976). Zur Klärung der Frage, was hier "Ursache" und was "Wirkung"[6] ist, müssen Längsschnittuntersuchungen durchgeführt werden, die m.W. noch nicht vorliegen.

Die verfügbaren Analysen mit Gruppenvergleichen zeigen recht uneinheitliche Ergebnisse. Dies kann sowohl auf die mangelnde Vergleichbarkeit der Probandengruppen zwischen den Untersuchungen als auch auf die Inhomogenität der Probanden innerhalb der Gruppen einer Untersuchung zurückgeführt werden. So können nach HOBI (1973) stationär behandelte jugendliche Abhängige als ängstlicher, unsicherer, innerlich gespannter und stimmungslabiler als die Personen der Vergleichsgruppe beschrieben werden. Sie zeigen auch Erscheinungen sozialer Fehlanpassung mit Tendenzen zu Verwahrlosung und Delinquenz. Die

---

[6] Von einer voreiligen Konstruktion von kausalen Zusammenhängen ist Abstand zu nehmen. Es könnten auch Wechselwirkungen zwischen Dispositionen und Drogen für bestimmte Zustandsbilder der Abhängigkeit verantwortlich gemacht werden

Personen einer weiteren Untersuchungsgruppe von Drogenkonsumenten ohne Klinikaufenthalt zeigten ein hohes Kontaktbedürfnis, waren offen und unbekümmert. Sie vermieden rationale Auseinandersetzungen und bevorzugten eine phantastisch-passiv-pathische Einstellung mit einer gewissen Sturheit gegenüber Alltagsproblemen. Schließlich unterschieden sie sich von der Vergleichsgruppe durch eine Neigung zu diffusen somatischen Beschwerden (HOBI 1973). Die Auffassung, daß die Charakteristika der Untersuchungsgruppen in erster Linie auf die Wirkung der Drogen und der (überdauernden) Abhängigkeit, sowie der sozialen Situation des Konsumenten zurückzuführen ist, und nicht auf das "Vorhandensein" einer pathologischen Persönlichkeitsstruktur, kann wie folgt gestützt werden: Gäbe es eine solche spezifische Suchtstruktur schon vor Beginn der "Karriere", so müßte sie sich zumindest bei regelmäßigen Haschischkonsumenten im Vergleich mit einer adäquaten Kontrollgruppe aufweisen lassen. Dem widersprechen die Untersuchungen von LENNERTZ (1970) und WORMSER (1973)[7] in eindrücklicher Weise. Der erste Autor konnte die verbreitete Ansicht, THC-Konsumenten seien psychisch labil, neigten zu neurotischen Störungen und würden sich antisozial verhalten, nicht bestätigen. Demgegenüber konnte gesichert werden, daß sie ein höherer Grad an Toleranz, undogmatischer, vorurteilsfreier Einstellung und selbstkritischer Einsicht auszeichnet. Damit übereinstimmend fand auch WORMSER[7] nicht, daß Haschischkonsumenten ängstlicher, entfremdeter, neurotischer und innerlich zwiespältiger sind als andere Schüler. Dieser Ergebnisse dürfen natürlich nicht zu dem unhaltbaren Schluß verleiten, es gäbe gar keine Unterschiede zwischen Drogenkonsumenten und Nicht-Konsumenten hinsichtlich ihrer Persönlichkeitseigenschaften[8], vorerst aber kann man sich dem Resümee von STEINBRECHER und SOLMS (1975 S. 1/13) anschließen: "Es ist aber trotz ausgedehnter Testuntersuchungen und tiefenpsychologischer Einzelfallstudien nicht gelungen, eine spezifische Ausgangspersönlichkeit mit süchtiger Grundstruktur aufzufinden, die man haben müßte oder nicht hat, und die dann gewissermaßen schicksalhafte Bindungen an besondere Suchtstoffaffinitäten aufwiese. ... süchtige Fehlhaltungen können aus den verschiedensten Persönlichkeitsstrukturen hervorgehen. Alles scheint dafür zu sprechen, daß sich eine süchtige Fehlhaltung prinzipiell in jedem Menschen ausbilden, daß jede menschliche Tätigkeit auch süchtig entarten kann. Süchtigkeit ist demnach ein allgemein-menschliches Problem."

Entwicklungs- und erziehungspsychologische Momente der Gefährdung

Nachdem also die Suche nach der besonderen pathologischen Persönlichkeitsstruktur des Drogenkonsumenten zunächst als ergebnislos eingestellt wurde, möchte ich mich nun einem anderen psychologischen Aspekt des Themas zuwenden, nämlich der sich unmittelbar aufdrängenden

---

7 Zit. nach LOHSE (1975), S. 119ff

8 Man kann z.B. einwenden, die benutzten standardisierten Erhebungsverfahren seien nicht in der Lage, solche Unterschiede aufzuweisen. Außerdem ist es mit der klassischen Theorie des statistischen Hypothesentestens nach PEARSON und NEYMANN nicht möglich. Nullhypothesen zu "sichern"; man kann sich höchstens dafür entscheiden, sie beizubehalten. Allerdings liegt z.Zt. die "Beweislast" verstärkt auf den Schultern jener Theoretiker, die die These von der "pathologischen Suchtstruktur der Person" vertreten; diese müßten im Gegenzug Instrumente entwickeln und Untersuchungen vorlegen, die der neueren methodologischen Kritik auch standhalten

Frage, warum es im wesentlichen Jugendliche sind (Personen zwischen 15 und 25 Jahren), die von der Problematik des Drogenkonsums so stark betroffen sind (EHRHARDT, 1972; JASINSKY, 1971, 1973; REMSCHMIDT und EHRHARDT, 1975). Dies ist die entwicklungspsychologische Frage nach der besonderen psychischen Situation der Personen dieses Lebensalters (AUSUBEL, 1968; ROGERS, 1972; CONGER, 1973). Unter der gegebenen Fragestellung scheinen dabei zwei Hauptgesichtspunkte von Wichtigkeit zu sein:

- Der Jugendliche sieht sich in verstärktem Maße Erwartungen und Forderungen an sein Verhalten, insbesondere an seine Leistungsbereitschaft und Leistungsfähigkeit ausgesetzt, die in erster Linie von Eltern und Lehrern (in Schule und Beruf) an ihn gestellt werden. Diese Erwartungen sind in Abhängigkeit vom Alter des Jugendlichen schnellen und starken Änderungen unterworfen (KOSSAKOWSKI, 1974).
- Nach Erlangen der biologischen Geschlechtsreife versucht der Jugendliche durch verstärkte Reflektion (KOSSAKOWSKI, 1974) ein Selbstbild aufzubauen und zu stabilisieren (ROGERS, 1972) und ein eigenes Überzeugungssystem zu sozialen und gesellschaftlichen Normen und Werten zu entwickeln (CONGER, 1973). Davon sind insbesondere die kognitiven Komponenten von Haltungen bzw. Verhaltensbereitschaften betroffen (OERTER, 1971).

Diese psychische Lage, die durch verstärkte, sich rasch ändernde Ansprüche von außen und durch eine vergrößerte Unsicherheit gegenüber der eigenen Person und deren Stellung zu anderen gekennzeichnet ist, scheint einen Hauptbeitrag zur allgemeinen Gefährdung gerade der Jugendlichen durch Drogen zu leisten (STAHL, 1973; TÄSCHNER, 1973; TÄSCHNER und WANKE, 1973).

Zwar ist damit noch nicht die Frage geklärt, warum manche Jugendlichen zur Droge greifen und andere nicht; es liegt aber nun folgende Hypothese nahe: Die Drogengefährdung eines Jugendlichen ist umso größer, je schlechter er durch seine bisherige Entwicklung auf diese kritische Lebenssituation vorbereitet ist. Dabei werden insbesondere die Erziehungshaltungen bzw. -stile der Eltern und ihre Auswirkungen auf die Genese von Leistungsmotivation und Leistungsverhalten, sowie auf das Ausmaß von Unsicherheit und Konflikten bei der Ausbildung sozialer Einstellungen von großer Wichtigkeit sein. Diese Auffassung wird durch die vorliegenden empirischen Untersuchungen in beeindrukkender Weise unterstützt. WORMSER (zitiert nach LOHSE, 1975) stellt in seiner (schon zitierten) Untersuchung von 1973, in der er geeignete Gruppen von Haschischrauchern und Nicht-Rauchern vergleicht, daß die Konsumenten sich durch ein hohes Ausmaß von Leistungs- (und Schul-)Verdrossenheit auszeichnen. Weitere deutliche Unterschiede zeigen sich hinsichtlich der familiären Disharmonie zusammen mit einer verstärkten Orientierung an Gleichaltrigen. Diese Befunde werden ergänzt und gestützt durch die Untersuchungen von HOBI 1973 und BURCHARD et al. 1972, die einen massiven Zusammenhang zwischen den sog. "broken-home"-Faktoren und dem Ausmaß des Drogenkonsums feststellen: HOBI findet bei den Jugendlichen ohne oder mit nur geringem Drogenkontakt 8% "broken-home", bei klinisch erfaßten Jugendlichen 62%. Dabei ist unter dem (uneinheitlich gebrauchten) Begriff des "broken-home" weniger das Fehlen von Familienmitgliedern zu verstehen, sondern eher das Vorliegen von Konflikten über soziale Normen und Werte bzw. von Störungen der Kommunikation im familiären Nahbereich (STAHL, 1973). Diese Interpretation des "broken-home"-Konstrukts wird gestützt durch die Untersuchung von SCHWARZ et al. (in EHRHARDT, 1972, S. 202ff), in der ein deutlicher Zusammenhang zwischen der "unerfreulichen" Familiensituation und dem Vorliegen früh-

kindlicher Störungen aufgewiesen werden konnte. (Beide Variablen korrelierten mit dem Ausmaß des Drogenkonsums).
Da es sich bei den vorliegenden Untersuchungen um Quer- und nicht um Längsschnittanalysen handelt, kann das prinzipiell berechtigte Argument, daß erst der Drogengenuß zur Leistungsverdrossenheit und zu Konflikten im Elternhaus geführt habe, nicht entkräftet werden. Dies soll auch nicht versucht werden, da die Wechselwirkung zwischen dem Verhalten des Jugendlichen und der Reaktion seiner direkten sozialen Umwelt (SCHENK, 1975) sicherlich eine große Bedeutung für die Entwicklung der Drogenkarriere - auf die später eingegangen werden soll - hat. Im hier betrachteten Zusammenhang geht es vielmehr darum, die Bedingungen aufzuzeigen, unter denen der Jugendliche eine erhöhte Bereitschaft zum Probieren und Konsumieren von Drogen hat. Daß dabei die besonderen familiären Sozialisationsbedingungen vor der Ersteinnahme eine massive Rolle spielen, kann einerseits durch den Hinweis auf Variable gestützt werden, die sich zeitlich früher ausprägen als der Drogengenuß (SCHWARZ et al., 1972); andererseits fehlt es nicht an Befunden, die die Auswirkungen elterlicher Erziehungsstile (s.a. HERRMANN, 1966 und LUKESCH, 1975) gerade auf die für den Jugendlichen kritischen Bereiche (der Leistungsmotivation und der Unsicherheit bzw. des Konflikts bei der Stabilisierung sozialer Normen), ausweisen. Ich möchte deshalb auf die erziehungspsychologischen Aspekte des Einflusses elterlicher Fehlhaltungen hier kurz eingehen. - Zunächst zur Genese des Leistungsmotivs. Mit HECKHAUSEN (1972, 955ff) läßt sich das Leistungsmotiv hypothetisch aus der Verknüpfung dreier Sachverhalte konstruieren: (1) eines kognitiven Systems zur Beurteilung eigener Leistungen, (2) der Existenz von Normwerten, die die Schwierigkeitsgrade von Handlungen betreffen, die das Individuum sich abverlangt, und (3) einem Selbstbekräftigungssystem, nach dessen Maßgabe das Individuum sich für eine vorliegende Übereinstimmung von Leistung und Norm "belohnt" bzw. bei fehlender Übereinstimmung "bestraft". Die Geschichte der Auseinandersetzung mit Gütemaßstäben hat seine kritische Phase im 4. und 5. Lebensjahr (HECKHAUSEN, 1966), in der eine nachhaltige Prägung der Leistungsmotivation und des Leistungsverhaltens des Kindes stattfindet. Dabei ist es entscheidend, ob die Eltern dem Kinde einen weiten Spielraum zu eigenständiger Betätigung freistellen, denn es sind in erster Linie die Kinder selbst, "die auf Schaffung dosierter Diskrepanzerlebnisse aus sind, auch wenn die Erziehung dem nicht eigens entgegenkommt" (HECKHAUSEN, 1966; TRUDEWIND, 1975)[9].
Dabei lernt das Kind den Effekt (Erfolg oder Mißerfolg) der eigenen Handlung auf sich selbst als den Urheber zurückzubeziehen (HECKHAUSEN, 1972). In einer Reihe von Untersuchungen (HECKHAUSEN, 1966) finden sich nun gute Belege für die Auffassung, daß Eltern mit bestimmten Erziehungshaltungen in diesem Lernprozess störend oder gar hindernd eingreifen. Dies sind insbesondere Eltern mit einem strengen, strafenden und autoritären Erziehungsstil, die mit den Mitteln des Ge- und Verbots das Verhalten des Kindes allzusehr zu lenken versuchen, oder solche Eltern (insbesondere Mütter), die ihre Kinder vor den möglichen Konsequenzen ihres Verhaltens (heftig) "Überbeschützen" und so insbesondere Mißerfolgsängstlichkeit fördern, indem sie eben nicht auf eine frühe Entfaltung der Selbständigkeit ihrer Kinder drängen. Positiv für die Entwicklung der Leistungsmotivation und des Leistungsverhaltens scheint ein demokratisch, sozial integrativer Erziehungsstil mit emotional warmer Zuwendung und lobender Anerkennung in Leistungssituationen zu sein (HECKHAUSEN, 1966). Unter diesen Bedingungen kann sich insbesondere in der kritischen Phase das

---

[9] Eine systematische Darstellung des Einflusses der häuslichen Umwelt auf die Motiventwicklung gibt TRUDEWIND (1975)

leistungsbezogene Selbstbekräftigungssystem des Kindes relativ rasch stabilisieren (HECKHAUSEN, 1972), so das es späteren erhöhten Anforderungen und Leistungserwartungen besser gewachsen ist und selbständig mit ihnen umgehen kann. Auf die geschlechtsspezifischen Wechselwirkungen zwischen Erziehungsverhalten und Genese des Leistungsmotivs bei Jungen und Mädchen kann aus Raumgründen hier nicht eingegangen werden (s. HECKHAUSEN).
Neben den Auswirkungen verschiedener Erziehungsstile auf das Leistungsverhalten ist auch ihr Einfluß auf die emotionale und soziale Entwicklung der Kinder und Jugendlichen in zahlreichen Untersuchungen, wie sie etwa bei TAUSCH und TAUSCH (1971) referiert werden, immer wieder aufgezeigt worden. Danach zeigen Kinder gegenüber einem demokratischen, sozial-integrativen Erzieherverhalten eine freundliche, persönliche Zuwendung, sie zeigen sich psychisch entspannt und sind zufrieden mit der zwischenmenschlichen Atmosphäre, die durch eine ausgeprägte gegenseitige Anerkennung charakterisiert ist (TAUSCH und TAUSCH, 1971). Bei laissez-faire, aber insbesondere bei autokratischen Verhaltensformen der Erzieher ändert sich das Bild grundsätzlich: Spontaneität und soziale Aktivität sind eingeschränkt, es herrscht eine größere Unzufriedenheit, Reizbarkeit und Spannung; schließlich kommt der Wunsch auf, die gemeinsamen Tätigkeiten und Zusammenkünfte zu beenden. Von besonderem Interesse ist in diesem Zusammenhang eine Untersuchung von SCHWIERCZ (1971, zit. nach KOSSAKOWSKI, 1974), die sehr klar aufweist, daß bei laissez-faire und autoritärem Erziehungsstil der direkten erwachsenen Beziehungspersonen, deren Werthaltungen und soziale Normen von Kindern bzw. Jugendlichen abgelehnt werden (in der Untersuchung waren es 13-jährige Schüler).

Erzieherische Fehlhaltungen können also sehr gut ins Feld geführt werden, wenn es um die Erklärung der Leistungsverdrossenheit und des Erlebens starker familiärer Disharmonie bei drogengefährdeten Jugendlichen geht. Tatsächlich zeigt sich in einigen Untersuchungen (FROSCH, 1970; KEUP, 1972; KIELHOLZ, 1970; MADER, 1969/70; WANKE, 1971; zitiert nach JANTSCHEK, 1973), auch in der von WORMSER (1973), daß in den Familien drogenkonsumierender Jugendlicher autoritäre und überbehütende Eltern (insbesondere Mütter) häufiger anzutreffen sind, als in den Familien vergleichbarer Jugendlicher ohne regelmäßigen Drogengenuß. (Zusammengefaßt erscheint mir das Konstrukt "Fehlhaltung im Erziehungsverhalten" einer der zentralen Begriffe innerhalb des weiter gefaßten "broken-home"-Konstrukts zu sein. Das Konstrukt "Erziehungsstil" ist jedenfalls präziser gefaßt und empirisch weit besser verankert als der inzwischen reichlich ubiquitäre Begriff von der "gestörten Kommunikation".)

Die "Drogenkarriere"

Im weiteren soll davon ausgegangen werden, daß der Jugendliche sich allgemein in einer kritischen Phase der Suche nach Orientierung im komplexen System sozialer Wertungen und Normen befindet. Ferner soll (unter der Annahme der Gültigkeit der oben dargestellten Auffassung), die Betrachtung auf jene Jugendliche eingeschränkt werden, deren Konflikt mit den "Repräsentanten der Erwachsenenwelt" durch als inakzeptabel erlebte Leistungs- und Verhaltenserwartungen vorgeformt ist. Damit sind nun jene Rahmenbedingungen benannt, die für das Entstehen des sog. Gruppenphänomens mitverantwortlich sind. Dieses markiert den Beginn der sog. Drogenkarriere, deren Betrachtung ich mich nun zuwenden möchte. Dabei soll in der Darstellung einer Längsschnittanalyse von WALDMANN (1973) und einer Arbeit von LENNERTZ (1974) gefolgt werden, die unabhängig voneinander zwei nahezu identische Schemata eines vier-phasigen, psychodynamischen Prozesses entwickelt haben. Sie folgten damit der Auffassung, daß die von der WHO vorgeschlagene Einteilung der Drogenabhängigkeit in sieben Wirkungstypen für diagnostische und auch therapeutische Zwecke unzureichend ist, da sie die physische Abhängigkeit in den Vordergrund stellt. (Siehe dazu auch SCHENK, 1975). Dieser Lernprozess läuft allerdings nicht deterministisch vom Stadium I bis zum Stadium IV ab, sondern er kann in Abhängigkeit von der individuellen Lerngeschichte (z.B. auch bei therapeutischen Interventionen) in jedem Stadium abgebrochen werden. (Überhaupt kann das Verständnis der persönlichen Drogenkarriere eines Individuums nur durch eine umfassende verhaltenstheoretische Analyse erhellt werden, an der mehrere Paradigmata der Lerntheorie beteiligt sind, und die die Grundlage liefert für eine individuell zugeschnittene Therapie. So gesehen ist das 4-Phasen bzw. Stadien-Modell lediglich eine grobe Systematisierung, in der sozusagen, der größte gemeinsame Nenner vieler Drogenkarrieren (bei WALDMANN, 1973 sind es 1200) benannt wird.)

Stadium 1: Positive Einstellung zur Droge

In der Bezeichnung der Stadien und ihrer Charakterisierung folge ich im wesentlichen der lerntheoretischen Darstellung von LENNERTZ. Ihre Systematisierung und der Aufweis der Übereinstimmung mit WALDMANN ist der Arbeit von LOHSE zu danken. Eine Darstellung der Entwicklung der Drogenabhängigkeit aus lerntheoretischer Sicht gibt auch LANGE (1974). Aus dem Konflikt mit dem Elternhaus und dem Bedürfnis, eigene Formen sozialen Verhaltens zu entwickeln und durch Überzeugungssysteme zu untermauern, wendet sich der Jugendliche verstärkt Gruppen Gleichaltriger (CONGER, 1973) zu, bei denen er sich in der Ablehnung traditioneller Normen verstanden sieht. Dies kann als positive Bekräftigung interpretiert werden, welche die Bindung an die Gruppe stärkt. Erhält die Familie von den Kontakten Kenntnis, so kommt es nicht eben selten zu heftigen Auseinandersetzungen, die als negative Verstärker wirken und zu einer weiteren Zuwendung zur Gruppe führen können. Der Jugendliche wird sich stärker nach den Verhaltensnormen der Gruppe richten (BERELSON und STEINER, 1972). Diese grenzt sich nach außen, insbesondere auch gegenüber anderen Gruppen ab: man vertritt gemeinsame Auffassungen, trifft sich zu bestimmten Zeiten und an bestimmten Orten, hört in einer bestimmten Atmosphäre bestimmte Musik und demonstriert nach außen seine Zugehörigkeit zu einer Gruppe durch das Tragen einer bestimmten Kleidung und bestimmter Zeichen. Innerhalb der Gruppe(n) ist gewöhnlich eine Struktur ausgebildet: es besteht eine Rangordnung und es gibt einen Führer, der als positives Modell fungiert. Insbesondere für neue Mitglieder besteht zunächst die Tendenz, sich gegenüber etablierten Mitgliedern unterlegen zu fühlen und das Verhalten attraktiver Personen nachzuahmen. Wenn in einer solchen Gruppe eine positive Affinität gegenüber Drogen besteht, so sind damit nahezu optimale Bedingungen für soziales Lernen gegeben: Der Jugendliche wird zum Probierer (zumeist zunächst von Haschisch).

Stadium 2: Erlebnis der Drogenwirkung

Die drogenspezifischen Effekte auf die Wahrnehmung, insbesondere die Vergrößerung von Täuschungsbeträgen, zusammen mit der Aktivierung und Akzentuierung von Gefühlen, haben zunächst für den Jugendlichen den Charakter des Neuartigen und Erstmaligen. Die "faszinierende psychedelische Erfahrung" scheint dabei eine verhaltens- und einstellungsprägende Funktion zu haben. Es ist hier also zunächst das Erleben der Drogenwirkung als positiver Verstärker zu nennen, der die Bereitschaft zur weiteren Einnahme von Drogen erhöht. Aber selbst, wenn zunächst die Drogenwirkung schwach ist (ganz ausbleibt oder gar ein negatives Erlebnis infolge der direkten Wirkung der Droge eintritt), wird zumeist die Gesamtsituation als positiv erlebt. Die angenehme Atmosphäre in der Gruppe, das Erlebnis des Sich-gegenseitig-Akzeptierens und das gemeinsame Ziel verstärken die Tendenz, ähnliche Situationen wieder herzustellen. Dieses Stadium ist im weiteren Verlauf dadurch gekennzeichnet (WALDMANN, 1973), daß vornehmlich der Gebrauch von Phantastika als Basis des eigenen (subkulturellen) Verständnisses in einer Gruppe ritualisiert ist. Inzwischen ist der Konflikt zwischen traditionellen Normen (Familie, Schule, Beruf) und Gruppennormen so groß[10], daß die resultierenden emotionalen Spannungen nur noch durch Abwendung von der einen oder anderen lösbar sein dürften. Dabei ist die Chance der Zuwendung zur Gruppe und damit des "drop outs" dadurch erhöht, daß der Jugendliche in ihr Bekräftigungen erlebt (z.B. Zuwendungen erfährt), während er den Kontakt zu den "Repräsentanten gesellschaftlicher Normen" wohl eher zu meiden gelernt hat.

Stadium 3: Generalisierte Verhaltensreaktion der psychischen Abhängigkeit, Drogenbindung

Unter Drogenbindung soll die allgemeine Gewohnheit der Drogeneinnahme als fester Bestandteil des Verhaltensrepertoires verstanden werden. Dabei tragen zur Stabilisierung zunächst alle Lernprozesse bei, die in den beiden ersten Stadien beteiligt waren. Eine Änderung ergibt sich insofern, als der Jugendliche auch die Erfahrung gemacht hat, daß die Einnahme der Droge dazu dienen kann, psychische Konflikte, insbesondere das Gefühl, abgelehnt zu werden, die er als eine Person "außerhalb" der sozialen Normen der Gesellschaft ständig erlebt, zu "ersetzen" durch das Erlebnis der Drogenwirkung. Dies kann als negative Bekräftigung für die Drogeneinnahme angesehen werden. Damit erhält die Drogenwirkung die Bedeutung eines manifesten Verstärkers mit entlastender Funktion. Hinzu kommen die bekannten medizinischen Effekte der widerholten Drogeneinnahme, z.B. der Toleranzerhöhung mit der Notwendigkeit größere Dosen, härtere Drogen oder Mischungen zu nehmen. Es kommt verstärkt zu körperlichen Symptomen wie Schweißausbrüchen, allgemeiner Unruhe, Schlafstörungen. Entscheidender aber könnten am Ende dieses Stadiums die Wirkungen des gesteigerten Drogenkonsums auf das soziale Verhalten des Jugendlichen sein, ganz abgesehen von den zahlreichen Wirkungen auf perzeptive und kognitive Funktionen. Er zeigt sich verstimmter, reizbarer und aggressiver, ist stärker auf sich bezogen und verliert zunehmend Interesse und Bezug zur Gruppe: Angenehme Situationen erlebt er im wesentlichen durch die Drogeneinnahme.

Stadium 4: Konditionierte Angst vor dem drogenfreien Intervall, physische Abhängigkeit

Mit der psychischen Gewöhnung oder Abhängigkeit stellt sich häufig pharmakologische Toleranz ein, die bei Unterbrechung der Drogenzufuhr zu einer abnormen Stoffwechselsituation führt und sich als Entzugssyndrom manifestiert, hauptsächlich bei Opiaten, Morphium und

---

[10] Sicherlich gibt es in dieser Zeit zahlreiche Auseinandersetzungen mit den direkten "Erziehungspersonen", wobei z.B. die Drohung der Kriminalisierung des Verhaltens des Jugendlichen schärfere Konturen gewinnen dürfte

Heroin. Dieses ist relativ komplex und für verschiedene Drogen unterschiedlich (HOFFMEISTER, 1975). Zumeist kommt es zu starken physischen, oft mit Schmerzen verbundenen Erscheinungen, die vom Abhängigen als außerordentlich beängstigend und bedrohlich erlebt werden. Der einzige Ausweg besteht hier in der Drogeneinnahme. Danach befindet sich der Abhängige in einer Lage, die WIKLER und PESCOR (1967) mit dem Schema (WALDMANN, 1973):
"Entzugsangst ⟶ Suchverhalten ⟶ Belohnung" beschrieben haben. Im Lichte der Lerntheorie ist es zu einer "Kopplung zwischen der Gewohnheit der Drogeneinnahme und der zusätzlich konditionierten Angst vor dem Entzugssyndrom" (LENNERTZ, 1970) gekommen. Darin besteht eine doppelte Abhängigkeit: der Jugendliche nimmt die Droge nicht nur, um sich positive Erlebnisse zu verschaffen, stärker im Vordergrund seines Denkens steht vielmehr die Vermeidung der Entzugssituation. Dies zwingt ihn, seine Versorgung mit der Droge mit allen Mitteln sicherzustellen. Dabei kommt es zu Geld- und Nahrungsmangel, der Benutzung unhygienischer Wohn- und Schlafmöglichkeiten, mangelnder Körperpflege, zum Verschleppen von Krankheiten. Lebensumstände, die allgemein mit dem Begriff "Verwahrlosung" beschrieben werden. Zwischenmenschliche Beziehungen hat der Abhängige nun zumeist nicht mehr, da er in seiner persönlichen Situation daran auch kaum noch Interesse hat, es sei denn, er verfolgt mit anderen das gemeinsame Ziel der Drogenbeschaffung, wobei "delinquentes" Verhalten nicht ausgeschlossen ist.

Diese Darstellung der Drogenkarriere ist vielleicht überpointiert. Deshalb sei erneut darauf hingewiesen, daß der Verlauf durchaus nicht zwangsläufig ist, außerdem wurde keine Differenzierung nach Drogenarten vorgenommen (WALDMANN 1973). Vor allem in den frühen Stadien hat der drogengefährdete Jugendliche Aussichten - in Abhängigkeit von den Möglichkeiten, die ihm seine soziale Umgebung dazu gibt - die Karriere abzubrechen.
Diese Art der Darstellung versucht das Verhalten des Jugendlichen von seiner psychischen Situation her zu begreifen, um einen erneuten Zugang nach einer gewissen Resignation im therapeutischen Bereich zu erleichtern.

Gegenmaßnahmen - Rehabilitation und Therapie

Die außerordentlich hohen Rückfallquoten in die Drogenabhängigkeit nach der Ausgliederung der Jugendlichen in den Justizvollzug (ADAM, s.o.) oder nach der einfachen Entgiftung durch erzwungene Abstinenz (oder auch durch Methadon-Behandlung) in geschlossenen Anstalten, können auf dem Hintergrund der oben dargestellten Auffassung leicht erklärt werden. Diese Maßnahmen treffen lediglich den physischen Aspekt der Abhängigkeit (Abgesehen von den psychischen und weiteren sozialen Folgen des Aufenthalts in diesen Institutionen.). Die psychische Abhängigkeit von der Droge bleibt erhalten, ebenso wie die vielfältigen emotionalen Schwierigkeiten des Jugendlichen mit sich und seine Konflikte mit der sozialen Umgebung nach wie vor bestehen bleiben.

Der Versuch einiger amerikanischer Gruppierungen, wie "Black Muslims", "Jesus People" oder "Teen Challenge", die den Jugendlichen ein vorgefertigtes politisches, religiöses oder philosophisches Weltbild zu vermitteln suchen, mag vereinzelt "Erfolg" haben. Dieser Zugang bietet aber wohl keine allgemein akzeptable Lösung, da hier die Gefahr besteht, daß versucht wird, neue Abhängigkeiten für die Betroffenen zu schaffen.

Der Erfolg von Selbsthilfeorganisationen, wie "Synanon", "Daytop Lodge" oder "Phoenix-House", die in einer liebevollen familiären Atmosphäre die Befolgung strenger Verhaltensrichtlinien verlangen und bei deren Verletzung konsequent ahnden (z.B. Hinauswurf), ist kaum beurteilbar, da eine Bewährungskontrolle dieser Institutionen zu fehlen scheint. Ebenso bleiben die Grundlagen der therapeutischen Interventionen im Unklaren (BRENGELMANN, 1973).

Der Aufbau eines therapeutischen Gesamtplans zur Rehabilitation des drogenabhängigen Jugendlichen, sollte nach meiner Auffassung von einer Charakterisierung seiner Problematik ausgehen, die sein Verhalten und seine (reaktiven) Verhaltensbereitschaften, seine emotionale Befindlichkeit und seine sozialen Einstellungen berücksichtigt. Damit soll die Notwendigkeit der Entwicklung eines integrativen Konzepts aus Verhaltens-, Gesprächs- und Gruppen-Therapie betont werden. (Selbstverständlich kann für mich nur der Einsatz solcher Psychotherapiearten verantwortet werden, die hinsichtlich ihrer konstruktiven Effekte empirisch genügend gestützt sind.) Diese Forderung scheint berechtigt, da mit Beginn der Drogenkarriere beim Jugendlichen wohl eine Fehlentwicklung eingesetzt hat, die sehr weite Bereiche seines Verhaltens und Erlebens erfaßt hat, so daß die therapeutischen Bemühungen nicht eingleisig ansetzen dürfen. Andererseits muß der Gefahr entgegengewirkt werden, daß therapeutische Konzepte wie mit einer Gießkanne in den Gesamtplan gestreut und ihre vornehmlichen Funktionen undurchschaubar werden. Diese werden deshalb hier kurz schwerpunktartig benannt:
Die Verhaltenstherapie fördert einerseits den Abbau unerwünschter Verhaltens- und Reaktionsweisen durch Maßnahmen, die die mit der Drogenszene verknüpften Assoziationen möglichst schwächen; sie fördert andererseits den Wiederaufbau normaler Lebensgewohnheiten (BRENGELMANN, 1973).
Die klientenzentrierte Gesprächspsychotherapie unterstützt den Klienten bei der Verminderung allgemeiner Unsicherheit, von Minderwertigkeitsgefühlen und Niedergeschlagenheit, bei der Zunahme von Selbstvertrauen und Selbstakzeptierung (TAUSCH, in: TACK, 1975).
Die Gruppenpsychotherapie unterstützt die Einordnung des Abhängigen in eine neue Gruppe, sie fördert in Gesprächen die Verminderung der Angst in der Beziehung zu anderen Personen, sie sensibilisiert die Wahrnehmung seelischer Vorgänge bei anderen Mitgliedern, stützt die Bereitschaft zum Verständnis und zur positiven Wertschätzung des anderen, sowie die Vermeidung gegenseitiger Blamierung und seelischer Beeinträchtigung. In Kommunikationstrainings und Rollenspielen simulieren die Teilnehmer für sie relevante Situationen, sprechen über ihre Gefühle und Stellungnahmen und entwickeln Verhaltensalternativen.

Der psychischen Situation des drogenabhängigen Jugendlichen entsprechend, muß der äußere Rahmen, in dem die therapeutischen Bemühungen stattfinden, ihn daran hindern, irgendwelche Kontakte mit der Drogenszene herzustellen. Es sind demnach sozialtherapeutische Einrichtungen zu schaffen, in denen ein interdisziplinäres Team von Ärzten, Psychologen, Sozialarbeitern, Bewährungshelfern etc. mit den Klienten umgeht, wobei alle Mitglieder möglichst gleichberechtigt sind.

Die therapeutische Gesamtplanung solcher Einrichtungen befindet sich wohl noch im Anfangsstadium (LANGE, 1974). Es ist aber sehr erfreulich, feststellen zu können, daß erste Versuche unter wissenschaftlicher Kontrolle ihrer Bewährung durchgeführt werden.

Als Reaktion auf die bereits manifeste Abhängigkeit des harten Kerns ist die Einrichtung sozialtherapeutischer Gemeinschaften ein zwar notwendiges, nicht aber hinreichendes Mittel, im Spektrum der Maßnahmen zur Bekämpfung der Drogengefahr.

Gegenmaßnahmen - Beratung und Prävention

Die Bedeutung der in Drogenberatungsstellen geleisteten Arbeit liegt nach meiner Auffassung im Vorfeld, nämlich in der Aufklärung und der Unterstützung der Jugendlichen, ihre sozialen Konflikte adäquat zu lösen und nicht in die Abhängigkeit zu geraten. Die in diesem Bereich in den letzten Jahren erreichten Erfolge sind sicherlich zu einem erheblichen Teil auf den engagierten Einsatz gerade der Personen zurückzuführen, die in Beratungsstellen tätig sind. Diese Sozialarbeit darf nicht durch Diskriminierung und Kriminalisierung in ihrer Wirksamkeit eingeschränkt werden. Andererseits ist wohl die von vielen Seiten geäußerte Kritik nicht ganz von der Hand zu weisen, daß manche Beratungsstellen sich zeitweise sehr in die Szene integriert haben und in die Gefahr geraten sind, selbst ein Teil der Subkultur zu sein. Daraus sollte nach meiner Auffassung die positive Konsequenz gezogen werden, die Beratungsstellen in ihren Bemühungen zu unterstützen, deutlich abgegrenzte soziale Alternativen zu den Kontaktmöglichkeiten des Jugendlichen im Drogenmilieu zu bieten (BRENGELMANN, 1973; LANGE, 1974). Es liegt nicht in der Verantwortung der Beratungsstellen, daß in ihrem Umfeld zu wenig Behandlungsmöglichkeiten für solche Jugendliche vorhanden sind, die in ihrer Entwicklung zur Abhängigkeit schon weiter fortgeschritten sind. Daraus ergibt sich häufig die Notwendigkeit dieses Klientel in die Beratung und therapeutische Unterstützung einzubeziehen.
Ein wesentlicher Bestandteil der Prävention ist die Aufklärung und Information in Jugendgruppen, Schulen und Medien. Diese sollte nicht nur medizinische Zusammenhänge betreffen, also lediglich auf Fragen nach Drogen und ihren Wirkungen Auskunft geben. Vielmehr ist es zur Stützung ihrer Effektivität notwendig, vor allem die psychischen und sozialen Rahmenbedingungen und Hintergründe aufzuzeigen (s.o.), die zur psychischen Abhängigkeit führen. Dabei ist es wichtig, die Eltern nicht nur in die Informationsarbeit einzubeziehen, sondern sie auch darin zu unterstützen, ein für ihre Kinder zur Entwicklung der Selbständigkeit hilfreiches Erziehungsverhalten zu realisieren (MINSEL, in: LUKESCH, 1975).

In diesem Bereich ist wohl auch noch viel für den Informationsstand der "Multiplikatoren" (Lehrer, Psychologen, Ärzte) zu tun. Betrachtet man z.B. das ansonsten sehr umfassende Handbuch von STEINBRECHER und SOLMS, so findet man ca. 15 Seiten zur Genese der Abhängigkeit, während über 170 Seiten von der Ausbreitung des Drogenmißbrauchs im Ausland und den dort versuchten therapeutischen Ansätzen berichtet wird.

Sieht man die Breite des Spektrums der zur Bekämpfung der Drogengefahren notwendigen Maßnahmen in Therapie und Prävention und berücksichtigt man, daß die Drogen nur eine unter vielen Gefahrenquellen für psychische und soziale Beeinträchtigungen sind, so wird deutlich, daß sehr viele Personenkreise und sozial tätige Berufsgruppen an den Gegenmaßnahmen zu beteiligen sind.
(Es stellt sich die Frage, inwieweit man es verantworten kann, die Realisierung hilfreichen, insbesondere therapeutischen Verhaltens, bestimmten Berufsgruppen vorzubehalten. So stellt sich z.B. O. JEANNERET (in STEINBRECHER und SOLMS 1975, Seite V36) auf den "Standpunkt", daß für die Aufklärung von Jugendlichen über Tabak, Alkohol und Drogen die Mitarbeit von Psychologen, Soziologen oder der Vertreter ähnlicher Fächer nicht zu empfehlen sei, da ihnen die "ärztliche Dimension" abgehe. Stattdessen habe er gute Erfahrungen damit gemacht, verheiratete Ärztinnen (sic!) heranzuziehen, da diese leichter abkömmlich seien.)

Literatur

ADAM, H.: Suchtprobleme aus der Sicht des Jugendstaatsanwaltes. In: Gottschaldt, Grass, Brock (Hrsg.). Aktuelle Probleme der Neuropsychiatrie, Berlin, Heidelberg, New York: Springer 1978

AUSUBEL, D.P.: Das Jugendalter, München: Juventa 1968

BERELSON, B., STEINER, G.A.: Menschliches Verhalten. Bd. II: Soziale Aspekte. Weinheim: Beltz 1972

BREDENKAMP, J.: Experiment und Feldexperiment. In: GRAUMANN 1969, S. 332-374

BRENGELMANN, J.C.: Die Therapie der Rauschmittelabhängigkeit. In: BRENGELMANN, J.C., TUNNER, W. S. 75-85, 1973

BRENGELMANN, J.C., TUNNER, W. (Hrsg.): Behavior Therapy - Verhaltenstherapie. München: Urban & Schwarzenberg 1973

BSCHOR, F.: Junge Rauschmittelkonsumenten in Berlin (West). Berlin 1970

BURCHARD, J.M. et al.: Fragebogenuntersuchungen in der Hamburger Drogenszene. In: EHRHARDT, H.E. (Hrsg.), S. 186-190, 1972

CAMPBELL, D.T., STANLEY, J.C.: Experimental and Quasi-Experimental Designs for Research. Chicago: Rand McNally & Co. 1966

CONGER, J.J.: Adolescence and Youth. New York: Harper & Row 1973

EHRHARDT, H.E.: Perspektiven der heutigen Psychiatrie. Frankfurt/M.: Gerahrds 1972

FINK, E.H.: Erziehung zur Leistungsmotivation. In: LUKESCH (Hrsg.), S. 40-49, 1975

FROSCH, W.A.: Psychoanalytic evaluation of addiction and habituation. J. Amer. Psychoanal. Assoc., 18, 209 (1970)

GADENNE, V.: Die Gültigkeit psychologischer Untersuchungen. Stuttgart: Kohlhammer 1976

GRAUMANN, C.F.: Eigenschaften als Problem der Persönlichkeitsforschung. In: LERSCH, Ph., THOMAE, H. (Hrsg.), S. 87-154, 1960

GRAUMANN, C.F. (Hrsg.): Sozialpsychologie. In: Handbuch der Psychologie Bd. VII., 1. Halbbd.: Theorien und Methoden. Göttingen: Hogrefe 1969

GRAUMANN, C.F. (Hrsg.): Sozialpsychologie. In: Handbuch der Psychologie Bd. VII, 2. Halbbd.: Forschungsbereiche. Göttingen: Hogrefe 1972

HECKHAUSEN, H.: Einflüsse der Erziehung auf die Motivationsgenese. In: HERRMANN, S. 131-169, 1966

HECKHAUSEN, H.: Die Interaktion der Sozialisationsvariablen in der Genese des Leistungsmotivs. In: GRAUMANN (Hrsg.), S. 955-1019, 1972

HERRMANN, Th. (Hrsg.): Psychologie der Erziehungsstile. Göttingen: Hogrefe 1966, 1972[3]

HERRMANN, Th.: Persönlichkeitsmerkmale. Stuttgart: Kohlhammer 1973

HOBI, V.: Das Drogenproblem bei Jugendlichen. Psychologische und sozialpsychologische Aspekte. Bern, Stuttgart, Wien; 1973

HOFFMEISTER, F.: Pharmakologische Grundlagen des Mißbrauchpotentials von Abhängigkeit erzeugenden chemischen Substanzen. In: STEINBRECHER, W., SOLMS, H. (Hrsg.), S. 113-1150, 1975

JANTSCHEK, G.: Zur Problematik der Psychotherapie bei jugendlichen Drogenabhängigen. Inaugural-Dissertation 1973

JASINSKY, M.: Drogenkonsum Hamburger Schüler. Staatl. Pressestelle Hamburg (Hrsg.): Berichte und Dokumente aus der Freien Hansestadt Hamburg, 1971

JASINSKY, M.: Rauschmittelkonsum Hamburger Schüler. 2. Repr. Erhebung an Hamburger Schulen. In: Berichte und Dokumente aus der Freien und Hansestadt Hamburg, Nr. 387 vom 29.11.1973

JEANNERET, O.: Aufklärung der Öffentlichkeit, insbesondere der Jugend im Rahmen moderner Gesundheitserziehung. In: STEINBRECHER, W., SOLMS, H. (Hrsg.), S. V30-V39, 1976

KEELER, M.H.: Motivation for Marihuana Use: A Correlate of Adverse Reaction. Amer. J. Psychiat. 125, 3, 386-390 (1968)

KEUP, W.: Die Psychopathologie jugendlicher Drogenabhängiger - Ansätze zur Therapie. In: Drogen- und Rauschmittelmißbrauch. Schriftenreihe des DHS Hamm 1972

KIELHOLZ, P., LADEWIG, D.: Über Drogenabhängigkeit bei Jugendlichen. Dtsch. Med. Wschr. 3, 101-105 (1970)

KIELHOLZ, P.: Epidemiologie und Ätiologie der Drogenabhängigkeit. Dt. Med. J. 22. 501-506 (1971)

KOSSAKOWSKI, A.: Social Norms as Determinants of Adolescent Behavior. In: THOMAE, H., ENDO, T. (Hrasg.), S. 81-90, 1974

KOTZERKE, M.: Soziopsychologische Untersuchung zum Rauschmittelmißbrauch in Göttingen. Inaugural Dissertation, Göttingen 1971

LANGE, K.-J.: Süchtiges Verhalten. Freiburg: Lambertus 1974

LEARY, R.: The politics of extasy. The League of Spiritual Discovery Inc., 1968 Politik der Ekstase. Hamburg: Wegner 1970

LENNERTZ, E.: Zur Frage der anti-sozialen Persönlichkeit jugendlicher Haschischraucher. Z. f. Sozialpsychologie 1, 48-56 (1970)

LENNERTZ, E.: Verhaltensgewohnheit und Drogenbindung. München: Alber 1974

LERSCH, Ph., THOMAE, H.: Handbuch der Psychologie. Bd. IV: Persönlichkeitsforschung und Persönlichkeitstheorie. Göttingen: Hogrefe 1960

LOHSE, H.: Drogenkonsum und Drogenabhängigkeit Jugendlicher. Unveröffentlichte Literaturarbeit zum Vordiplom. Institut für Psychologie der Universität Göttingen 1975

LUKESCH, H. (Hrsg.): Auswirkungen elterlicher Erziehungsstile. Göttingen: Hogrefe 1975

MADER, R., SLUGA, W.: Gruppenbeziehungen rauschgift- und drogenabhängiger Jugendlicher. Jahrbuch Psychol. Psychother. 17, 351 (1969)

MÖLLER, H.-J.: Methodische Grundprobleme der Psychiatrie. Stuttgart: Kohlhammer 1976

OERTER, R.: Moderne Entwicklungspsychologie. Donauwörth: Auer 1971

REDLICH, F.C., FREEDMAN, D.X.: Theorie und Praxis der Psychiatrie (2 Bände). Frankfurt: Suhrkamp 1970, 1976[2]

REMSCHMIDT, H., EHRHARDT, H.E.: Verbreitung nicht-alkoholischer Drogen in der Bundesrepublik Deutschland. In: STEINBRECHER, SOLMS (Hrsg.), S. VII 3 - VII 14, 1975

ROGERS, D.: The Psychology of Adolescence. New York: Appleton Century Crofts 1972

SCHENK, J.: Droge und Gesellschaft. Berlin, Heidelberg, New York: Springer 1975

SCHWARZ, J. et al.: Ergebnisse einer repräsentativen Umfrage über den Gebrauch von Rauschmitteln bei Schülern in Schleswig-Holstein. In: EHRHARDT, H.E. (Hrsg.), S. 197-205, 1972

STAHL, C.D., PANZER, W.: Soziales Umfeld und Familiensituation bei drogengefährdeten Jugendlichen. In: Praxis der Kinderpsychol. u. Kinderpsychiatr. 22, 6, 230-235 (1973)

STAHL, C.D.: Motivation und Daseinsthematik bei drogenabhängigen Jugendlichen. In: Praxis der Kinderpsychol. u. Kinderpsychiatr. 8, 299 (1974)

STEINBRECHER, W., SOLMS, H. (Hrsg.): Sucht und Mißbrauch. Stuttgart: Thieme 1975

TACK, W.: Bericht über den 29. Kongreß der Deutschen Gesellschaft für Psychologie in Salzburg 1974 (2 Bände). Göttingen: Hogrefe 1975

TÄSCHNER, K.L., WANKE, K.: Soziale Ursachen des Drogenkonsums Jugendlicher. Psychiat. Neurol. med. Psychol. 25, 4, 208-215 (1973)

TÄSCHNER, K.L.: Zur Epidemiologie und Ätiologie des Drogenkonsums Jugendlicher in der BRD. Münch. Med. Wochenschr. 115, 50, 2275-2279 (1973)

TAUSCH, R.: Ergebnisse und Prozesse der klienten-zentrierten Gesprächspsychotherapie bei 550 Klienten und 115 Psychotherapeuten: eine Zusammenfassung des Hamburger Forschungsprojektes. In: TACK, W. (Hrsg.), Bd. 2, S. 78ff, 1975

TAUSCH, R., TAUSCH, A.: Erziehungspsychologie. Göttingen: Hogrefe 1963, 1971[6]

THOMAE, H., ENDO, T. (ed.): The Adolescent and his Environment. Contributions to an Ecology of Teen-Age Behavior. Basel: Karger 1974

TRUDEWIND, C.: Häusliche Umwelt und Motiventwicklung. Göttingen: Hogrefe 1975

WALDMANN, H. et al.: Vier Stadien in der Entwicklung der Drogenabhängigkeit bei Jugendlichen. In: Dtsch. Med. Wochenschr. 98, 7, 327-331 (1973)

WANKE, K. et al.: Empirische Untersuchungen zum Rauschmittelmißbrauch in Frankfurt. Kgr. Dtsch. Ges. Psychiatr. Nervenheilkunde, Okt. 1970 in Bad Nauheim

WANKE, K. et al.: Empirische Untersuchungen zum Rauschmittelmißbrauch in Frankfurt. In: Perspektiven der heutigen Psychiatrie, Frankfurt 1972

WORMSER, R.G.: Drogenkonsum und soziales Verhalten bei Schülern. Eine empirische Untersuchung der Zusammenhänge von Drogengebrauch, Leistung, Persönlichkeit und Sexualität, 1973

Suchtprobleme aus der Sicht des Jugendstaatsanwaltes

H. Adam

1. Dieses Thema beinhaltet einiges, was der terminologischen Abgrenzung bzw. Erläuterung bedarf:

Die Weltgesundheitsorganisation WHO hat 1964 anstelle der vielfältigen und die Diskussion verwirrenden Begriffe, die sowohl in der Pharmakologie und der Medizin, als auch im Strafrecht gebraucht wurden, den Begriff "Drogenabhängigkeit" eingeführt und damit definiert einen "Zustand physischer oder psychischer und körperlicher Abhängigkeit von einer Substanz mit zentral-nervöser Wirkung, die zeitweise oder fortgesetzt eingenommen wird".
Diese Definition ist umfangreicher als die dem Jugendstaatsanwalt sich darstellende Problematik:
Im Bereich des Jugendstrafrechts interessieren im wesentlichen die Delikte nach dem BTMG, Beschaffungs- und Folgekriminalität, sowie der Alkoholmißbrauch.

Der Begriff "Jugend" hat in fast allen rechtlichen Bereichen seit dem 1.1.75 seine Einengung durch das "Gesetz über die Herabsetzung des Volljährigkeitsalters" dahingehend erfahren, daß nur Menschen bis zur Vollendung des 18. Lebensjahres darunterfallen (1). Im Jugendstrafrecht indessen bleibt es auch in Zukunft bei der Altersgrenze von 21 Jahren, sodaß das im folgenden zu Sagende den gesamten Personenkreis der Kinder bis 14, der Jugendlichen zwischen 14 und 18 und der Heranwachsenden zwischen 18 und 21 Jahren umfaßt (2).

Das im gestellten Thema umrissene Problem ist kein spezifisches des Jugendstaatsanwalts, sondern eine zentrale Herausforderung und Aufgabe aller in der Jugendstrafrechtspflege Beteiligten, der Polizei, des Jugendstaatsanwalts, des Jugendrichters, der Jugendgerichtshilfe und der Bewährungshilfe. Wenn ich hier aus der Sicht des Jugendstaatsanwalts spreche, so bringe ich gleichwohl nicht nur meine, sondern die Situation aller genannten Berufsgruppen mit ein, unsere Schwierigkeiten und die Sorge, mit unzulänglichen Mitteln personeller und institutioneller Art vor einem Problem zu stehen, das von Jahr zu Jahr beklemmender und katastrophaler wird.

Ich werde der Versuchung widerstehen, Ausflüge in die Bereiche soziologischer, psychologischer oder gar medizinischer Überlegungen zu machen. Hierzu bin ich nicht Fachmann.
Gleichwohl will dieses Referat Anstoß sein, daß all diese Fachbereiche zusammenwirken, Kooperationsmöglichkeiten zu entwickeln versuchen, um nicht mit Mißtrauen und Ablehnung *gegeneinander*, sondern mit Verständnis und Vertrauen *miteinander* an der besseren Lösung des Drogenproblems Jugendlicher zu arbeiten.

Stoffe im Sinne des § 1 BTMG und Alkohol sind also die Suchtmittel, die im Bereich der Jugendkriminalität von wesentlicher Bedeutung sind.

Im folgenden soll im wesentlichen die Problematik im Hinblick auf das BTMG dargestellt werden.

2. Umfang der Delikte im Bereich der "Drogenszene"

Nach der polizeistatistischen Erfassung fallen unter diesen Begriff nicht nur die eigentlichen Verstöße gegen das BTMG, sondern auch Raub, Diebstahl von Betäubungsmitteln aus Apotheken, Krankenhäusern und Arztpraxen, sowie Rezeptfälschungen zur Erlangung von Betäubungsmitteln (3).
Es liegt auf der Hand, daß ein Langzeitvergleich der Statistik ein sprunghaftes Ansteigen dieser Deliquenz ausweist. So ergibt die Gegenüberstellung der polizeilichen Täter-Statistik in Baden-Württemberg

im Jahre 1965	118 Täter	und
im Jahre 1974	4.220 Täter	(4)

Dies alleine sagt jedoch wenig, denn es ist klar, daß am Anfang einer Erscheinung wie der "Drogenwelle" auch die Täterzahl gering ist verglichen mit der "Blütezeit".
Interessanter und den Trend besser beleuchtend ist die Gegenüberstellung der letzten beiden Jahre: Hier zeigt sich in Baden-Württemberg folgendes:

Gesamtzahl der Täter	1973:	4010	(5)
	1974:	4220	
davon bis 14 Jahre:	1973:	19	
	1974:	25	(+ 6)
von 14 - 18 Jahre:	1973:	940	
	1974:	965	(+ 25)
von 18 - 21 Jahre:	1973:	1572	
	1974:	1593	(+ 21) (6)

Dies bedeutet: Die RAuschgiftkriminalität stieg 1974 gegenüber 1973 um insgesamt 5,2%. Der Anteil der unter 21 Jahre alten Täter stieg um insgesamt 65, bzw. 2,1%. Der prozentuale Anteil der Minderjährigen betrug 61,2% und lag damit rein statistisch gegenüber der Prozentzahl von 63,1% etwas niedriger als 1973.

Hieraus jedoch den Trend ablesen zu wollen, der Anteil des Jugendlichen an Rauschgiftdelikten würde langsam zurückgehen, wäre aus vielen Gründen verfehlt:
Zum einen trügen die Prozentzahlen. Fest steht, daß die Anzahl der Täter unter 21 Jahren absolut um 65 gestiegen ist, und zwar - was besonders erschreckend ist -, gerade auch bei Kindern und Jugendlichen. Die Gegenüberstellung der Prozentzahlen des Anteils der Minderjährigen an der Gesamtkriminalität in der Drogenszene besagt somit nur, daß 1974 noch mehr Erwachsene in derartige Deliquenz verwickelt waren als 1973. Zieht man zur Erklärung dieser Erscheinung die Statistik der Wiederholungstäter heran (7), die ebenfalls in den letzten Jahren eine steile Kurve nach oben beschreibt, und berücksichtigt man, daß seit eh und je die Anzahl der Minderjährigen im Bereich der Rauschgiftdelikte rund 2/3 aller Täter ausmacht, so ist der Schluß nicht verwegen, daß die statistisch signifikante Zunahme der Erwachsenen sich aus heranwachsenden und jugendlichen Tätern der letzten Jahre rekrutiert.

Zum anderen dürfte in keiner Deliktsgruppe, die statistisch erfaßt werden kann, die Dunkelziffer generell so hoch sein wie im Bereich der Verstöße gegen das BTMG. Hinzu kommt - hierauf wird noch näher einzugehen sein - eine starke Überlastung der Polizei, die zur Folge hat, daß die vorhandenen Kräfte zunehmend zur Aufklärung nur schwerer Verstöße eingesetzt werden, während die Erfassung geringerer Delikte (Rauchen von Haschisch u.ä.) kaum noch intensiv betrieben werden kann. Vor einer Verniedlichung des Problems, die leider ab und an versucht wird, kann deshalb nur dringend gewarnt werden.

Gibt allein die quantitative Auswertung der Statistik schon genügend Anlaß zur Sorge, so wird diese noch verstärkt, wenn man betrachtet, wie sich der Trend der konsumierten Drogenarten veränderte.
Während bis vor wenigen Jahren überwiegend sog. "weiche" Rauschmittel, also im wesentlichen Cannabis u.ä. auf dem Markt waren, ist seit 1971 eine deutliche Zunahme "harter" Drogen, insbesondere von Heroin feststellbar. So wurden beispielsweise 1973 in Baden-Württemberg 1,06 kg Heroin sichergestellt, während 1974 7,82 kg dieses Stoffes beschlagnahmt wurden. Dies ist ein Mehr von 640%! (8).

Diese erschreckende Zunahme des Verbrauchs harter Drogen hat zudem noch einige gravierende Folgeerscheinungen:
Es ist wohl nicht bestreitbar, daß sich die Zahl der nahezu unheilbar Drogenkranken durch die enorme Zunahme der Fixer harter Drogen wesentlich erhöht. Mag die Diskussion, ob Haschisch physisch und/oder psychisch abhängig macht, noch im Gange sein, so unterliegt es doch wohl keinem Zweifel, daß der Fixer - wenn überhaupt - so nur unter besonders glücklichen Umständen gerettet werden kann.

Der Einbruch des Heroins hat zu einer zunehmenden Professionalisierung des Drogenhandels und zu einer erheblichen Brutalisierung innerhalb der Drogenszene geführt. Die Händlerringe sind bestens organisiert, die Schliche beim Schmuggel schwer zu durchschauen. Das Organisationsnetz überzieht nahezu das gesamte Land, so daß die Arbeit der Polizei wesentlich erschwert ist. Hinzu kommt, daß infolge der Brutalisierung der Szene Hinweise aus Kreisen der Drogenabhängigen wesentlich spärlicher geworden sind als früher. Die Angst vor Repressalien ist eindeutig erkennbar.

Erschreckend ist letztlich die Zunahme der Todesfälle: 25 Menschen starben 1974 in Baden-Württemberg im Zusammenhang mit der Einnahme von Drogen, 19 wegen einer Überdosis, die restlichen durch Suicid (9). In Freiburg beispielsweise wurde bei einem Toten sogar eine Vermengung von Heroin und Strychnin festgestellt.

Der sich in Baden-Württemberg zeigende Trend wird bestätigt durch die Gesamtzahlen für die Bundesrepublik Deutschland. Allerdings liegt die vom Bundeskriminalamt Wiesbaden verfaßte Statistik für 1974 noch nicht vor. Jedoch zeigt der Vergleich der Jahre 1972 zu 1973 ein Ansteigen der Rauschgiftkriminalität um 5,2% oder in absoluten Zahlen ausgedrückt:
1972 25.679 Fälle
1973 27.027 Fälle (10)

3. Auf diesem Hintergrund der quantitativen Zunahme und qualitativen Veränderung der Drogendelikte ist zunächst die *Aufklärungsarbeit* des Jugendstaatsanwalts zu sehen, die er in Zusammenarbeit mit der Polizei zu leisten hat (11).

Es wurde bereits betont, daß in kaum einer anderen Deliktsgruppe die Dunkelziffer so hoch ist wie im Bereich der Verstöße gegen das BTMG. Eine Vielzahl von derartigen Vergehen entzieht sich demnach von vornherein unserer Kenntnis.

Entscheidend kommt jedoch hinzu, daß die Polizei zur wirksamen Bekämpfung von Handel, Schmuggel, Kleinvertrieb und Besitz von Drogen personell kaum in der Lage ist. Zeitungsberichte über spektakuläre Erfolge - Sprengung größerer Händlerringe, Sicherstellung von großen Mengen Rauschgift - trügen gerade im Hinblick auf unsere Arbeitsmöglichkeiten im Bereich der Jugendkriminalität. In Freiburg beispielsweise ist es für die zwei, höchstens drei Beamten, die das Rauschgiftdezernat darstellen, nicht möglich, gezielt kleineren Verstößen gegen das BTMG nachzugehen. Die Ermittlung jugendlicher Konsumenten oder jugendlicher Kleindealer sind zumeist Zufalls- oder Abfallprodukte bei Ermittlungen anderer Art.
Gerade dies indessen erschwert die Arbeit des Jugendstaatsanwalts erheblich. Um dies klarzustellen:
Es geht nicht darum, jugendliche Drogenkonsumenten zu fassen, um sie sinnlos zu bestrafen. Dies ist nicht Aufgabe des Jugendrechts und damit auch nicht des Jugendstaatsanwalts. Das JGG zielt auf die Erziehung des jungen Menschen ab und ist unter der Garantie des § 1 JWG zu sehen, wonach "jedes ....Kind ein Recht auf Erziehung zur leiblichen, seelischen und gesellschaftlichen Tüchtigkeit hat" (12).
Würden wir indessen mehr junge Menschen gleich zu Beginn ihrer Drogenkarriere ermitteln oder gar noch in jenem Stadium neugierigen Probierens, weil dies "chic" oder "in" ist, so könnten Beratung und Aufklärung sicherlich in nicht wenigen Fällen diese Jugendlichen vor weiterer Betätigung in der "Szene" abhalten. Wenn wir wegen Personalmangels insbesondere bei der Polizei an einen Großteil der unter 21 Jahre alten Hascher, aber auch an einen Teil derjenigen, die bereits ab und zu gefixt haben, nicht herankommen, ist individuelle Aufklärung, Warnung und Beratung nicht möglich.

4. Gesetzliche Möglichkeiten des JGG

Das JGG in der Fassung vom 11.12.74 (13) kennt eine Vielzahl von Möglichkeiten, gerade auch auf Menschen unter 21 Jahren, die in irgendeiner Form mit Drogen in Berührung gekommen und hierdurch straffällig geworden sind, einzuwirken.
Zu nennen sind in erster Linie folgende:
Nach § 7 JGG in Verbindung mit §§ 61, Ziff. 1 und 2, 63, 64 StGB kann die Unterbringung in einem psychiatrischen Krankenhaus oder in einer Entziehungsanstalt angeordnet werden. § 93 a JGG bestimmt ergänzend, daß die Unterbringung in einer Entziehungsanstalt "in einer Einrichtung vollzogen wird, in der die für die Behandlung suchtkranker Jugendlicher erforderlichen besonderen therapeutischen Mittel und sozialen Hilfen zur Verfügung stehen. Um das angestrebte Behandlungsziel zu erreichen, kann der Vollzug aufgelockert und weitgehend in freien Formen durchgeführt werden".

§ 10 II JGG ermöglicht dem Jugendrichter die Auflage an den Jugendlichen, sich mit Einwilligung des gesetzlichen Vertreters "einer heilerzieherischen Behandlung durch einen Sachverständigen oder einer Erziehungskur zu unterziehen". Im Gegensatz zu § 7 JGG ist hier eine ambulante Behandlung, bzw. Entziehungskur gemeint.
Jugendstrafe nach § 17 JGG kann, wenn sie nicht höher als 1 Jahr, in Ausnahmefällen 2 Jahre beträgt, nach § 21 JGG zur Bewährung ausgesetzt werden mit der Folge, daß dem jungen Menschen ein Bewährungshelfer bestellt wird, der "dem Jugendlichen helfend und betreuend zur Seite steht".
Das zwar in den meisten Fällen nicht geeignete, gleichwohl aber manchmal notwendige Mittel ist letztlich der Vollzug einer Jugendstrafe.

§ 45 JGG gibt eine vielfältige Möglichkeit sowohl für den Jugendstaatsanwalt, als auch - in Verbindung mit § 47 JGG - für den Richter, insbesondere sogenannte "Probierer" bzw. Minderjährige, die noch nicht abhängig sind, zu beeinflussen. Der Jugendrichter kann auf Antrag oder mit Zustimmung des Jugendstaatsanwalts außerhalb einer Hauptverhandlung dem jungen Menschen Weisungen, die seine Erziehung fördern sollen, erteilen. Insbesondere ist hier an die Möglichkeit zu denken, dem Jugendlichen aufzuerlegen, eine Drogenberatungsstelle - soweit vorhanden - aufzusuchen. Auch besteht die Möglichkeit für den Jugendstaatsanwalt, ein gegen einen drogeneinnehmenden Jugendlichen anhängiges Verfahren dann ohne weiteres einzustellen, wenn eine entsprechende erzieherische Maßnahme unabhängig vom Eingreifen der Justizorgane bereits eingeleitet ist.

Dies sind im wesentlichen die vom JGG angebotenen Möglichkeiten, auf unter 21 Jahre alte Täter auch im Bereich der Drogendeliquenz einzuwirken. Die Frage ist jedoch, wie effizient dieses Angebot des JGG in der Praxis genutzt werden kann.

5. Die Bewährungshilfe bei Drogenabhängigen

ist in vieler Hinsicht problematisch, wenn auch für uns die Verhängung von Jugendstrafe und deren Aussetzung zur Bewährung derzeit zumeist der einzige praktisch durchführbare Ausweg ist.

Der Bewährungshelfer ist zwar ausgebildeter Sozialarbeiter, jedoch fehlen in der Regel sowohl bei den Fachhochschulen für Sozialwesen, als auch später in der berufsbegleitenden Fortbildung Spezialausbildungen über den Umgang mit Drogenabhängigen. Gerade in diesem therapeutischen Feld wären indessen solche speziellen Kenntnisse zur Arbei mit den Probanden vonnöten.

Hinzu kommt, daß in der gesamten Bundesrepublik die Fallzahlen der Bewährungshelfer wesentlich zu hoch sind (14). Wenn der einzelne Bewährungshelfer im Durchschnitt zwischen 60 und 70, oftmals noch mehr Probanden zu betreuen hat, ist methodisch richtiges Arbeiten ebensowenig möglich wie das Aufbringen der für intensive Gespräche mit dem Probanden nötigen Zeit.

Grundsätzlich ist überdies die Frage zu stellen, ob überhaupt eine ambulante Behandlung des Drogenabhängigen möglich und erfolgversprechend ist (15). Diese Fragestellung betrifft zwar nicht nur die Bewährungshelfer, jedoch bleiben sie ansonsten in ihren alten Bezügen, in der "Scene" und nehmen weiter Rauschmittel ein.

Die bisherigen Erfahrungen sind überwiegend negativ. Die Jugendlichen erfüllen zwar oftmals ihre Auflagen, sie halten Kontakt zum Bewährungshelfer, jedoch bleiben sie ansonsten in ihren alten Bezügen, in der "Scne" und nehmen weiter Rauschmittel ein.

Die Bewährungshelfer sagen übereinstimmend aus, daß in den meisten Fällen das Gespräch von drogenabhängigen Probanden intellektuell, distanziert und oberflächlich gestaltet wird, daß ein tragfähiger emotionaler Bezug zwischen Bewährungshelfer und Proband nicht hergestellt werden kann, und daß somit schon im Ansatz die Möglichkeiten methodischer Sozialarbeit in der Bewährungshilfe mit Drogenabhängigen äußerst beschränkt sind. Ganz selten gelingt es, die eigentliche Hintergrundproblematik des Jugendlichen anzugehen und damit einen Schritt hin auf das Ziel der Bewährungshilfe zu unternehmen, den Jugendlichen zu befähigen, mit seiner individuellen Konfliktsituation ohne Drogen fertig zu werden.

Die generelle Schwierigkeit für den Bewährungshelfer, daß er aus der subjektiven Sicht des Jugendlichen als verlängerter Arm der Justiz, des Richters oder gar des Staatsanwalts angesehen wird, sei hier nur am Rande erwähnt (16).

6. Geeignete Beratungsstellen,

in denen beispielsweise eine Weisung nach § 10 II JGG durchgeführt werden kann, fehlen zumeist. Dies gilt vor allem für ländliche Bezirke, jedoch ist das Angebot auch in den Städten zu beschränkt, wenn auch nicht verkannt werden darf, daß in den letzten Jahren sich die Stadt- und Landkreise bemüht haben, für Jugendliche, die mit Drogen zu tun haben, Einrichtungen aufzubauen. Das Angebot ist jedoch nach wie vor viel zu gering. Hier sind dem Jugendstaatsanwalt und Jugendrichter trotz bestehender gesetzlicher Regelung die Hände gebunden, denn die Durchführung einer heilerzieherischen Behandlung oder ambulanter Entziehungskur scheitert an den fehlenden Einrichtungen.

Der Appell gerade an die Ärzteschaft, in diesem Bereich sich zur Verfügung zu stellen und uns in der Jugendstrafrechtspflege Tätigen zu ermöglichen, sinnvoller arbeiten zu können, möge gehört werden!

Katastrophal sieht es im Bereich der Entziehungsanstalten aus.

In vielen psychiatrischen Landeskrankenhäusern fehlen, zumindest in Baden-Württemberg, eigene Abteilungen für die Behandlung Drogenabhängiger. Oft sind die Süchtigen mit anderen psychisch Kranken zusammengelegt, was ihre Bereitschaft, im Krankenhaus zu verbleiben, zunichtemacht.
Die wenigen sonstigen Anstalten und Heime sind hoffnungslos überfüllt und haben Wartezeiten bis zu einem halben Jahr und länger. Die Anordnung der Unterbringung in einer Entziehungsanstalt durch den Jugendrichter ist jedoch umsonst, wenn sie nicht sofort vollzogen werden kann. Der Jugendliche beispielsweise, der aus der Untersuchungshaft nicht sofort in die Entziehungsanstalt überführt werden kann, wird seine akut vorhandene Bereitschaft, bei der Entziehungskur mitzuarbeiten, sofort verlieren, wenn er aus der Haft entlassen werden muß, und er erneut in die "Scene" abgleitet.
Es kann an dieser Stelle nicht Sache eines Juristen sein, auszuführen, wie solche Einrichtungen, insbesondere geschlossener Art, auszusehen haben. Jedoch kann darauf hingewiesen werden, daß anhand der bisherigen Erfahrungen, die nicht nur in Deutschland gemacht wurden, Modellvorstellungen entwickelt sind, die der Realisierung harren und die möglicherweise erfolgversprechender sind als manche Einrichtungen, die nur unter dem Druck der öffentlichen Meinung und halbherzig an irgendein psychiatrisches Landeskrankenhaus angegliedert ist (17).

In diesem Zusammenhang muß ein grundsätzliches Problem angegangen werden:
Nahezu alle vorhandenen Einrichtungen verlangen vom jugendlichen Drogenabhängigen als Voraussetzung der Aufnahme absolute "Freiwilligkeit". In den Bedingungen ist oft zu lesen, daß eine Aufnahme im Zusammenhang oder infolge eines Strafverfahrens abgelehnt wird. Dies bindet uns die Hände erneut und verhindert, daß der jugendliche drogenabhängige Deliquent durch den Jugendrichter der einzig sinnvollen Maßnahme zugeführt wird. Ich deutete es schon an: der Vollzug der Jugendstrafe in unseren deutschen Jugendstrafanstalten ist sicherlich der weniger geeignete Weg zur Therapie, als die Einweisung in eine Entziehungsanstalt. Wenn zudem die Bewährungshilfe bei diesem Probandenkreis auch nicht effektiv arbeiten kann, muß auch von Seiten der

Einrichtungen die Möglichkeit einer Einweisung im Rahmen des Jugendstrafverfahrens eröffnet werden (18).
Die Frage muß erlaubt sein, ob die Entscheidung des vor dem physisch/psychischen Ruin stehenden Jugendlichen, zur Vermeidung des totalen Zusammenbruchs lieber in eine Entziehungsanstalt zu geben, ein Mehr an "Freiwilligkeit" enthält als diejenige, der Jugendstrafanstalt das Entziehungsheim vorziehen! Ich bezweifle dies!

7. Die bisher skizzierten Überlegungen lassen sich ohne Abstriche auf das Problem "Alkoholismus und Jugend" übertragen.
Der einzige Unterschied mag darin bestehen, daß die geschätzten Zahlen der jugendlichen Alkoholabhängigen noch weniger statistisch gesichert sind als bei sonstigen Drogenabhängigen. Dies hängt in erster Linie damit zusammen, daß der Genuß von Alkohol - im Gegensatz zum Genuß anderer Drogen - nicht unter Strafe gestellt ist und deshalb die polizeilichen Statistiken kein verwertbares Zahlenmaterial enthalten, wenn man von wenigen Straftaten absieht, die im Zusammenhang mit Alkohol begangen werden (beispielsweise Trunkenheit am Steuer oder Delikte im Vollrausch) (19).
Trotzdem ist unbestritten, daß der Alkoholismus nach wie vor das Suchtproblem Nummer 1 ist (20) und daß der prozentuale Anteil der Jugendlichen an der zunehmenden Zahl der Alkoholabhängigen überdurchschnittlich steigt (21).

Es kann deshalb keinem Zweifel unterliegen, daß für die jugendlichen Alkoholabhängigen oder -gefährdeten in gleichem Maße Hilfsangebote vorhanden sein müßten, die auch die in der Jugendstrafrechtspflege Tätigen anbieten können sollten. Es gilt das bereits Gesagte, daß die gesetzlichen Grundlagen im Jugendrecht verwirklicht sind, nach denen die Überweisung in eine Behandlung ermöglicht wird, daß indessen nur in seltenen Fällen die Einrichtungen ambulanter und stationärer Art in genügender Weise vorhanden sind, um von den rechtlichen Möglichkeiten in allen gebotenen Fällen vernünftigen Gebrauch machen zu können.

8. Zusammenfassend ist zu sagen:
Auch durch ein gutes Jugendstrafrecht - und ich halte das deutsche Jugendgerichtsgesetz für ein vernünftiges, praktikables Gesetz - kann das Problem des drogenabhängigen Jugendlichen nicht gelöst werden. Was wir brauchen sind Ärzte, auch und gerade psychiatrisch ausgebildete, Psychologen, Sozialarbeiter, ganz allgemein: Therapeuten, denen wir aufgrund der geltenden Gesetze die Jugendlichen übergeben können, denn gerade in dem Bereich der Abhängigen ist Heilen - wenn überhaupt - dann nur in ganz engen Grenzen mit den herkömmlichen Mitteln des Jugendstrafrechts möglich.

Mißtrauen abzubauen und für vertrauensvolles Zusammenarbeiten zwischen Arzt und dem in der Jugendstrafrechtspflege Tätigen zu werben, war Sinn dieser Ausführungen.

Anmerkungen und Literaturverzeichnis

1. Gesetz zur Neuregelung des Volljährigkeitsalters vom 31.7.1974 (BGBl I S. 1713)
2. § 1 Jugendgerichtsgesetz (JGG)
3. Jahresbericht 1973 über die Rauschgiftkriminalität in Baden-Württemberg. Herausgegeben vom Landeskriminalamt Stuttgart

4. Jahresbericht 1974 über die Rauschgiftkriminalität in Baden-Württemberg. Herausgegeben vom Landeskriminalamt Stuttgart
5. wie Ziff. 4, S. 2
6. wie Ziff. 4, S. 3
7. wie Ziff. 4, S. 30
8. wie Ziff. 4, S. 11
9. wie Ziff. 4, S. 31; Münchner Med. Wochenschrift Heft 29/30
10. Jahresbericht 1973 des Bundeskriminalamtes Wiesbaden über die Rauschgiftkriminalität in der BRD, S. 2
11. §§ 160, 163 StPO
12. Adam, H.: Jugendhilferecht II. Stuttgart: Kohlhammer, FHS-Skript, Heft B 6, S. 14, 15, 1974
13. BGBl I S. 3427
14. Vorschläge zur Lage der Bewährungshelfer und Gerichtshelfer. Bericht der Kommission für Bewährungs- und Gerichtshelfer beim Justizministerium Baden-Württemberg 1974, S. 16
15. Kleiner: Probleme des Rauschgiftmißbrauchs für die Jugendkriminalrechtspflege aus jugendpsychiatrischer Sicht. MSchKrim 1971 3/4 Heft
16. Vgl. hierzu Winter: Bewährungshelfer im Rollenkonflikt. Kriminologische Schriftenreihe Bd. 57. Hamburg: Kriminalistik Verlag
17. Barth: Probleme der Rauschmittelsucht. Med. Welt 1973/94-97
18. Kleiner a.a.
19. §§ 316, 330a StGB
20. Feuerlein: Chronischer Alkoholismus. In: Der Nervenarzt (1972) S. 389
21. Mitteilungsblatt der Aktion "Jugendschutz Baden-Württemberg" Nr. 3/75

Sachverzeichnis

Monographien aus dem Gesamtgebiete der Psychiatrie
Psychiatry Series

Herausgeber: H. Hippius, W. Janzarik, M. Müller

1. Band: K. Hartmann
Theoretische und empirische Beiträge zur Verwahrlosungsforschung
2., neubearbeitete und erweiterte Auflage. 1977. 16 Abbildungen, 34 Tabellen. XII, 180 Seiten
ISBN 3-540-07925-4

2. Band: P. Matussek
Die Konzentrationslagerhaft und ihre Folgen
Mit R. Grigat, H. Haiböck, G. Halbach, R. Kemmler, D. Mantell, A. Triebel, M. Vardy, G. Wedel
1971. 19 Abbildungen, 73 Tabellen. X, 272 Seiten
ISBN 3-540-05214-3

3. Band: A. E. Adams
Informationstheorie und Psychopathologie des Gedächtnisses
Methodische Beiträge zur experimentellen und klinischen Beurteilung mnestischer Leistungen
1971. 12 Abbildungen. IX, 124 Seiten
ISBN 3-540-05215-1

4. Band: G. Nissen
Depressive Syndrome im Kindes- und Jugendalter
Beitrag zur Symptomatologie, Genese und Prognose
1971. 11 Abbildungen, 51 Tabellen. IX, 174 Seiten
ISBN 3-540-05493-6

5. Band: A. Moser
Die langfristige Entwicklung Oligophrener
Mit einem Vorwort von Chr. Müller
1971. 4 Abbildungen, 30 Tabellen. X, 102 Seiten
ISBN 3-540-05599-1

6. Band: H. Feldmann
Hypochondrie
Leibbezogenheit. Risikoverhalten. Entwicklungsdynamik
1972. 36 Abbildungen, 5 Tabellen. VI, 118 Seiten
ISBN 3-540-05753-6

7. Band: S. Meyer-Osterkamp, R. Cohen
Zur Größenkonstanz bei Schizophrenen
Eine experimentalpsychologische Untersuchung. Mit einem einführenden Geleitwort von H. Heimann
1973. 5 Abbildungen. VII, 91 Seiten
ISBN 3-540-06147-9

8. Band: K. Diebold
Die erblichen myoklonisch-epileptisch-dementiellen Kernsyndrome
Progressive Myoklonusepilepsien – Dyssinergia cerebellaris myoclonica – myoklonische Varianten der drei nachinfantilen Formen der amaurotischen Idiotie
1973. 31 Abbildungen. IX, 254 Seiten
ISBN 3-540-06117-7

9. Band: C. Eggers
Verlaufsweisen kindlicher und präpuberaler Schizophrenien
1973. 3 Abbildungen. IX, 250 Seiten
ISBN 3-540-06163-0

10. Band: M. Schrenk
Über den Umgag mit Geisteskranken
Die Entwicklung der psychiatrischen Therapie vom „moralischen Regime" in England und Frankreich zu den „psychischen Curmethoden" in Deutschland
1973. 20 Abbildungen. IX, 194 Seiten
ISBN 3-540-06267-X

11. Band: Heinz Schepank
Erb- und Umweltfaktoren bei Neurosen
Tiefenpsychologische Untersuchungen an 50 Zwillingspaaren Unter Mitarbeit von P. E. Becker, A. Heigl-Evers, C. O. Köhler, Helga Schepank, G. Wagner
1974. 1 Abbildung, 82 Tabellen. VIII, 227 Seiten
ISBN 3-540-06647-0

12. Band: L. Ciompi, C. Müller
Lebensweg und Alter der Schizophrenen
Eine katamnestische Langzeitstudie bis ins Senium
27 Fallbeispiele. 1976. 23 Abbildungen, 48 Tabellen. IX, 242 Seiten
ISBN 3-540-07567-4

13. Band: L. Süllwold
Symptome schizophrener Erkrankungen
Uncharakteristische Basisstörungen
1977. 15 Tabellen. VIII, 112 Seiten
ISBN 3-540-08203-4

14. Band: **The Appalic Syndrome**
Editors: G. Dalle Ore, F. Gerstenbrand, C.H. Lücking, G. Peters, U.H. Peters
With the editorial assistance of E. Rothemund
1977. 67 figures, 17 tables. XV, 259 pages
ISBN 3-540-08301-4

15. Band: O. Benkert
Sexuelle Impotenz
Neuroendokrinologische und pharmakotherapeutische Untersuchungen
1977. 33 Abbildungen, 20 Tabellen. VIII, 139 Seiten
ISBN 3-540-08427-4

16. Band: R. Avenarius
Der Größenwahn
Erscheinungsbilder und Entstehungsweise
1978. VI, 98 Seiten
ISBN 3-540-08547-5

17. Band: **Psychiatrische Epidemiologie**
Geschichte, Einführung und ausgewählte Forschungsergebnisse
Herausgeber: H. Häfner
1978. 20 Abbildungen, 91 Tabellen. X, 252 Seiten
ISBN 3-540-08629-3

18. Band: **Transmethylations and the Central Nervous System**
Edited by V.M. Andreoli, A. Agnoli, C. Fazio
1978. 45 figures, 42 tables. Approx. 220 pages
ISBN 3-540-08693-5

19. Band: **Psychiatrische Therapie-Forschung**
Ethische und juristische Probleme
Herausgeber: H. Helmchen, B. Müller-Oerlinghausen
1978. Etwa 165 Seiten
ISBN 3-540-08732-X

In Vorbereitung
R.M. Torack
The Pathological-Physiology of Demetia

Preisänderungen vorbehalten

Psychiatrie der Gegenwart

Forschung und Praxis
Herausgeber: K. P. Kisker, J.-E. Meyer, M. Müller, E. Strömgren

Band 2, Teil 1
Klinische Psychiatrie 1
2. Auflage. 1972. 11 Abbildungen.
XII, 1073 Seiten (72 Seiten in Englisch, 40 Seiten in Französisch)
Gebunden DM 285,–; US $ 142.50
Subskriptionspreis
Gebunden DM 228,–; US $ 114.00
Subskriptionspreis gültig bei Abnahme des gesamten 2. Bandes bis zum Erscheinen des letzten Teilbandes
ISBN 3-540-05608-4
Bearbeitet von P. Berner, M. Bleuler, G. Bosch, W. Bräutigam, M. G. Gelder, H. Kind, R. Lempp, K. Leonard, H. Mester, A.-E. Meyer, H.-H. Meyer, J.-E. Meyer, C. Müller, M. Müller-Küppers, Ø. Ødegård, B. Pauleikhoff, N. Petrilowitsch, H. Quint, W. Schmitt, P.-B. Schneider, W. Schwidder, W. Spiel, H. Strotzka, E. Strömgren, H. Stutte, H. J. Weitbrecht

Band 2, Teil 2
Klinische Psychiatrie 2
2. Auflage. 1972. 88 Abbildungen.
VIII, 1275 Seiten (114 Seiten in Englisch, 16 Seiten in Französisch)
Gebunden DM 295,–; US $ 147.50
Subskriptionspreis
Gebunden DM 236,–; US $ 118.00
Subskriptionspreis gültig bei Abnahme des gesamten 2. Bandes bis zum Erscheinen des letzten Teilbandes
ISBN 3-540-05609-2
Bearbeitet von R. Battegay, L. Ciompi, R. Dreyer, A. Dupont, C. Faust, K. Conrad, B. Harvald, R. Havighurst, H. Helmchen, H. Hippius, G. Huber, D. Janz, P. Kielholz, V. A. Kral, D. Ladewig, H. Landolt, H. Lauter, G. Lundquist, C. Müller, H. Penin, F. Post, T. Rabinowicz, K. Riegel, W. Scheid, H. Solms, F. Specht, J. L. Villa, S. Wieser, E. Zerbin-Rüdin
Völlig neubearbeitete Darstellung der gegenwärtigen klinischen Psychiatrie mit besonderem Schwerpunkt auf Neurosen und endogenen Psychosen. Weitgehende Aufgliederung in von verschiedenen Autoren bearbeitete Kapitel entspricht zunehmender Differenzierung des klinischen Erfahrungsfeldes.

Band 3
Soziale und angewandte Psychiatrie
Bearbeitet von H. Argelander, R. Battegay, N. Bejerot, D. Bennett, W. Böker, E. Bönisch, G. Bosch, M. von Cranach, H. Feldmann, C. von Ferber, A. Finzen, R. K. Freudenberg, F. Heigl, A. Heigl-Evers, L. Kaufmann, H. Krüger, E. L. Margetts, P. Matussek, J.-E. Meyer, W. Mombour, H. B. M. Murphy, Ø. Ødegård, G. F. M. Russell, P. Sainsbury, H. Schipperges, M. Shepherd, E. Sperling, U. Venzlaff, J. K. Wing, W. T. Winkler
2. Auflage. 1975. 26 Abbildungen, 54 Tabellen.
IX, 1020 Seiten (davon 312 in Englisch)
Gebunden DM 295,–; US $ 147.50
Subskriptionspreis
Gebunden DM 236,–; US $ 118.00
ISBN 3-540-07089-3
Aus den Besprechungen:
Seit der 1. Auflage dieses Bandes im Jahr 1961 wurden die Wechselwirkungen zwischen dem gesellschaftlichen Feld und der Psychiatrie intensiver und weiter. Diese 2. Auflage wurde daher in der Wahl der Themen und Autoren weitgehend neu konzipiert. Über die klinischen Beiträge hinaus bringt sie Neues und Notwendiges zu einer Psychiatrie, die in ihrer Theorie und Praxis die Beziehungen zwischen dem Einzelnen und seiner Mitwelt aufzunehmen hat.
Praxisorientierte, kompakte Beiträge kompetenter Autoren behandeln daher ein breites Spektrum, das von soziologisch-epidemiologischen Forschungsergebnissen bis zur Darstellung praktisch-institutioneller, insbesondere gemeindenaher Therapieformen reicht.
Aus den Besprechungen der 1. Auflage: „In dem vorliegenden 3. Band wird so recht deutlich, daß die Psychiatrie sich aus einer gewissen Erstarrung zu lösen beginnt und die verschiedensten Bereiche des öffentlichen und gesellschaftlichen Lebens umfaßt und durchdringt. Die Psychiatrie ist kein reiner Anstalts- bzw. Klinikbetrieb mehr, sondern verlagert einen großen Teil ihrer Aufgaben und Probleme in die Außenbezirke und Grenzgebiete."

„Das Deutsche Gesundheitswesen"

**Springer-Verlag
Berlin Heidelberg New York**